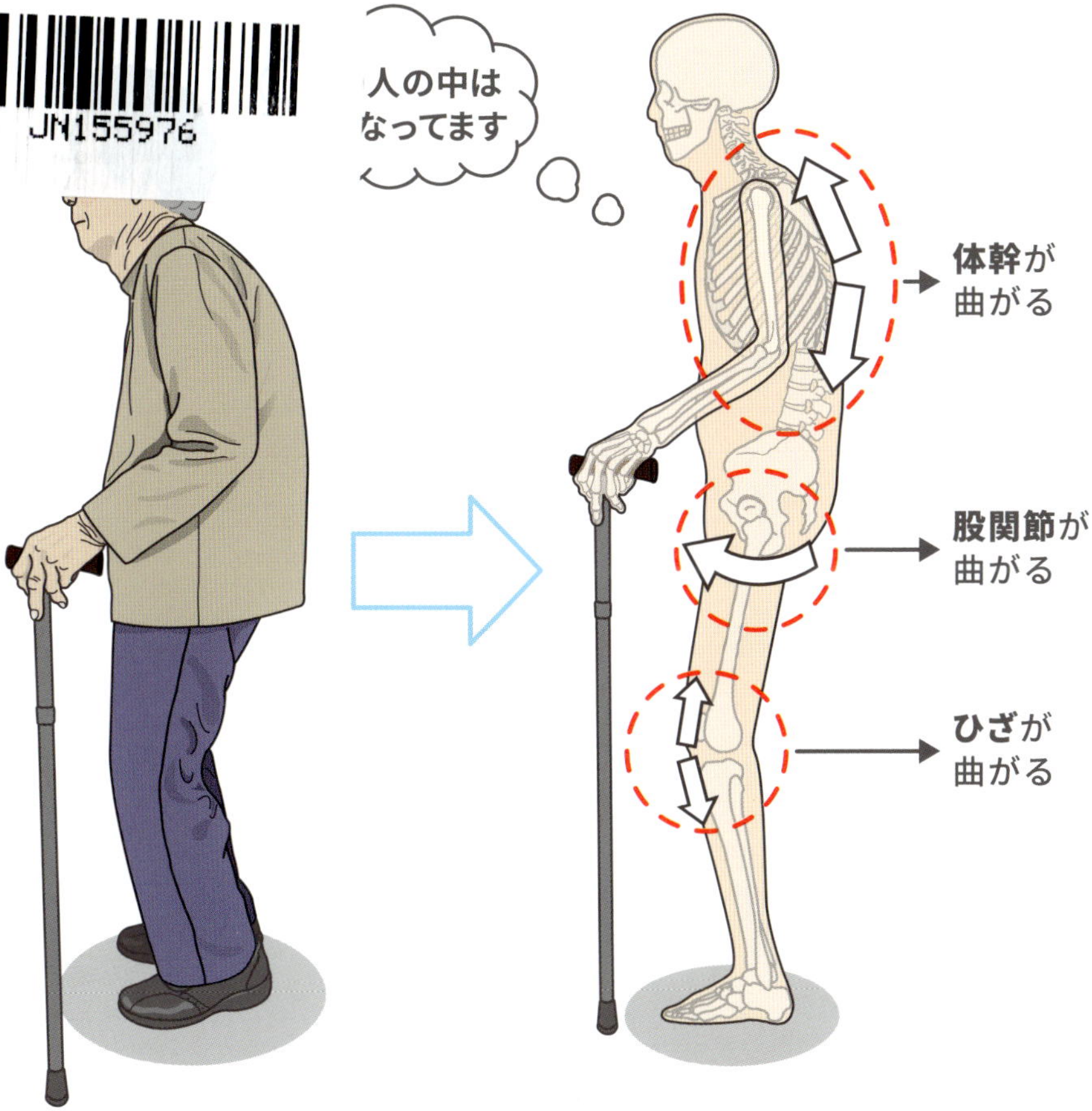


よくみるお年寄りの姿勢

## この姿勢になっている自分を想像して、あなたはどう思いますか。

こうなる前に予防したいと誰もが思うはずです！
この本を読んだあなたは、
自分で自分の将来を変えることができます。

# 目次

# 健康寿命が10年延びるからだのつくり方

## 特典2：WEB動画内容

① 体幹の側屈エクササイズ
② 体幹の回旋エクササイズ
③ キャットアンドドックエクササイズ
④ 座位での骨盤前傾エクササイズ
⑤ 猫の伸びポーズ（肢位）
⑥ 肩甲骨のエクササイズ
⑦ 背もたれを利用した
胸椎を伸ばすエクササイズ
⑧ 前後開脚エクササイズ
⑨ 股関節を伸ばす動きを意識した
ウォーキングエクササイズ

※WEB動画視聴方法は
次のページに記載してあります。

⑩ お風呂でのひざの曲げ伸ばし運動
⑪ セッティング
⑫ 座位での足踏み運動
（腸腰筋のエクササイズ）
⑬ 四つばいの太もも後ろ挙げ運動
（大殿筋のエクササイズ）
⑭ 椅子からの立ち上がり
（大腿四頭筋のエクササイズ）
⑮ 踏み台昇降運動
（大腿四頭筋のエクササイズ）
⑯ 片足バランスエクササイズ
⑰ 片足バランスエクササイズ（閉眼）
⑱ 良い姿勢のためのエクササイズ

《 健康寿命が10年延びるからだの作り方 》

# WEB動画視聴方法

本書に掲載されているエクササイズ法を著者自らが分かりやすくWEB動画で説明しています。視聴方法は以下のURLからアクセスしてください。

| 動画タイトル | URL | 掲載頁 |
|---|---|---|
| ① 体幹の側屈エクササイズ | https://youtu.be/Y9ss_cCXLik | 54 |
| ② 体幹の回旋エクササイズ | https://youtu.be/yYUzjSbdxkg | 56 |
| ③ キャットアンドドッグエクササイズ | https://youtu.be/3RWpgXl7wzY | 58 |
| ④ 座位での骨盤前傾エクササイズ | https://youtu.be/ubEfhe664js | 60 |
| ⑤ 猫の伸びのポーズ | https://youtu.be/un-6Y6ONi30 | 62 |
| ⑥ 肩甲骨のエクササイズ | https://youtu.be/YCe1pRwGDuA | 63 |
| ⑦ 背もたれを利用した胸椎を伸ばすエクササイズ | https://youtu.be/eTHD1Q1rf4w | 64 |
| ⑧ 前後開脚エクササイズ | https://youtu.be/zDJ7a9O8LNs | 70 |
| ⑨ 股関節を伸ばす動きを意識したウォーキングエクササイズ | https://youtu.be/OAwTnvJ65_0 | 73 |
| ⑩ お風呂でひざの曲げ伸ばし運動 | https://youtu.be/0VsM7grYXVg | 78 |
| ⑪ セッティング | https://youtu.be/drc-REG-CwA | 79 |
| ⑫ 座位での足踏み運動（腸腰筋のエクササイズ） | https://youtu.be/XYkzbdyV3XE | 92 |
| ⑬ 四つばいの太もも後ろ挙げ運動（大殿筋のエクササイズ） | https://youtu.be/OwAjFzHicmE | 96 |
| ⑭ 椅子からの立ち上がり（大腿四頭筋のエクササイズ） | https://youtu.be/7BKKMFD_Y3U | 100 |
| ⑮ 踏み台昇降運動（大腿四頭筋のエクササイズ） | https://youtu.be/TTkU1ejjDlY | 102 |
| ⑯ 片足バランスエクササイズ | https://youtu.be/Ga_S2SwbJvs | 126 |
| ⑰ 片足バランスエクササイズ（閉眼） | https://youtu.be/4V3RWqOwZ0M | 127 |
| ⑱ よい姿勢のためのエクササイズ | https://youtu.be/yDt9j6XrcEY | 128 |

はじめに

# 健康寿命を延ばすことは すべての人の願い

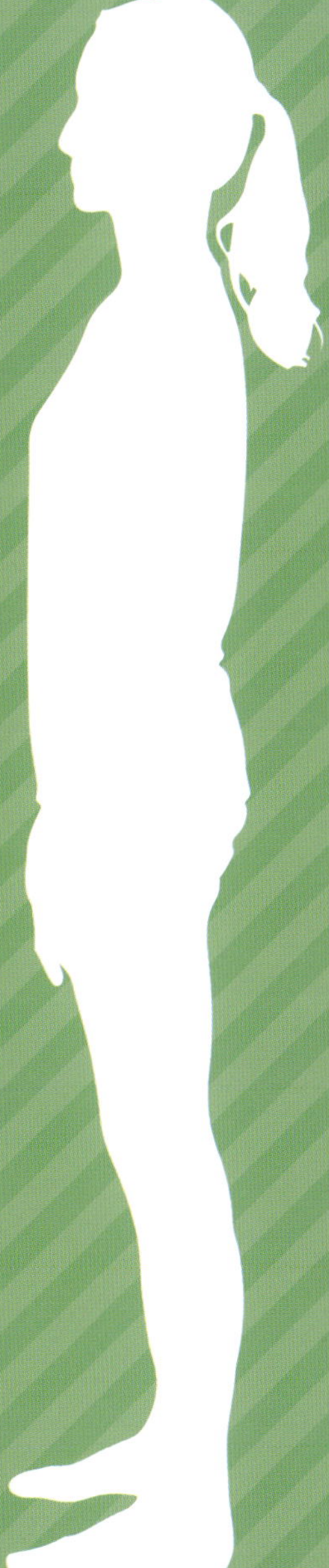

# はじめに
# 健康寿命を延ばすことはすべての人の願い

日本人の平均寿命は年々延び続け、現在では80歳を超えるようになりました。しかし、健康な状態で80歳を迎えられる人が多いかというと、非常に疑問を感じるところがあります。

何歳まで生きられるかを示す言葉を**「平均寿命」**というのに対して、何歳まで『健康』で生きられるかを示す言葉を**「健康寿命」**といいます。この本のタイトルにありますように、「健康でしかも長生きできる」ことは、すべての人の願いであると私は考えています。

「私はそんなに長生きしたくないよ」と言う人がいるかもしれませんが、この言葉の裏には「からだが弱ってまで」「人に迷惑をかけてまで」ということが念頭

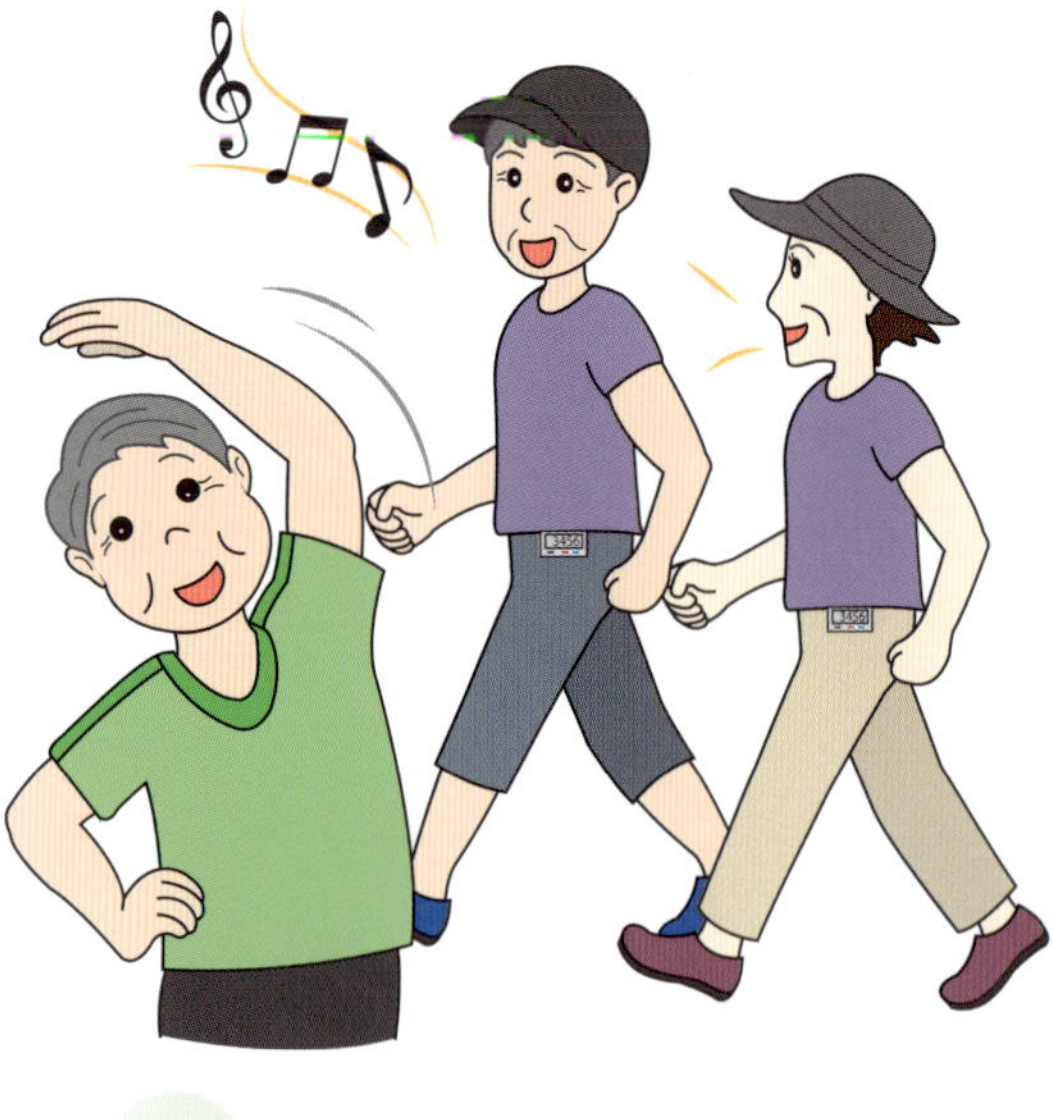

**健康寿命とは**
何歳まで『健康』で生きられるかを示します。

にあるのではないでしょうか。つまり、健康を維持できるなら「長生きしたい」と思うことに例外はないと思います。そう考えると、**健康で長生きすることはすべての人の願いである**ということがいえるわけです。だから、**健康寿命に貢献することは、すべての人に貢献できることでもある**と私は考えています。

このことに気づいた時から、**「リハビリの仕事に携わる一人として、健康寿命にどんな貢献ができるのか」**という私の追求が始まったように思います。

理学療法士（リハビリ医療に関わる国家資格）として、私はこれまで25年以上にわたり、老若男女を問わずたくさんの患者さんを診させて頂きました。その経験の中で言えることは、人間は60歳までのからだの機能は、普通に生活しているだけでも概ね維持することが可能です。しかし60歳以降になると、人によってからだの機能に大きな差が生じてくると感じています。

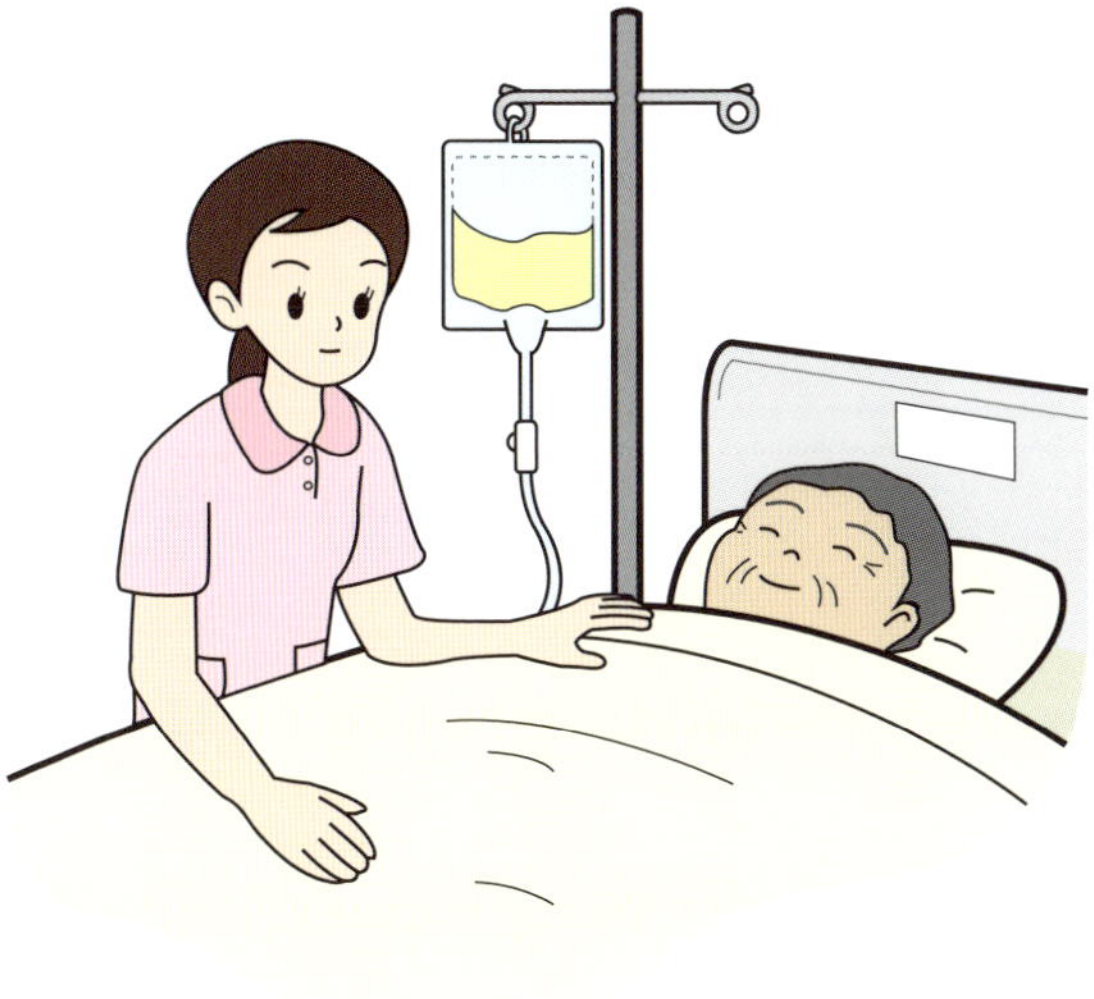

**平均寿命とは**

何歳まで生きられるかを示します。

例えば、いくつになってもテニスができるほど活発に動いている人がいる一方で、活動性が低くなって歩くのもおっくうになっていく人、寝たきりになっていく人がいます。

この原因として、60歳を超えると人間は急速にからだが硬くなったり、変形してきたり、筋力が弱くなったりすることと関連していると思われます。このためこの実態を把握し、**からだが衰えてくる原因を取り除く方法を知ることは、健康寿命に大きく寄与できる**と私は考えています。

この本では、そのことについてしっかりと説明します。そしてこの本を読んだ皆さん自身が理解し、必要な運動を実践することで、より健康な状態に改善したり、また健康を維持したりすることに貢献できると私は考えています。

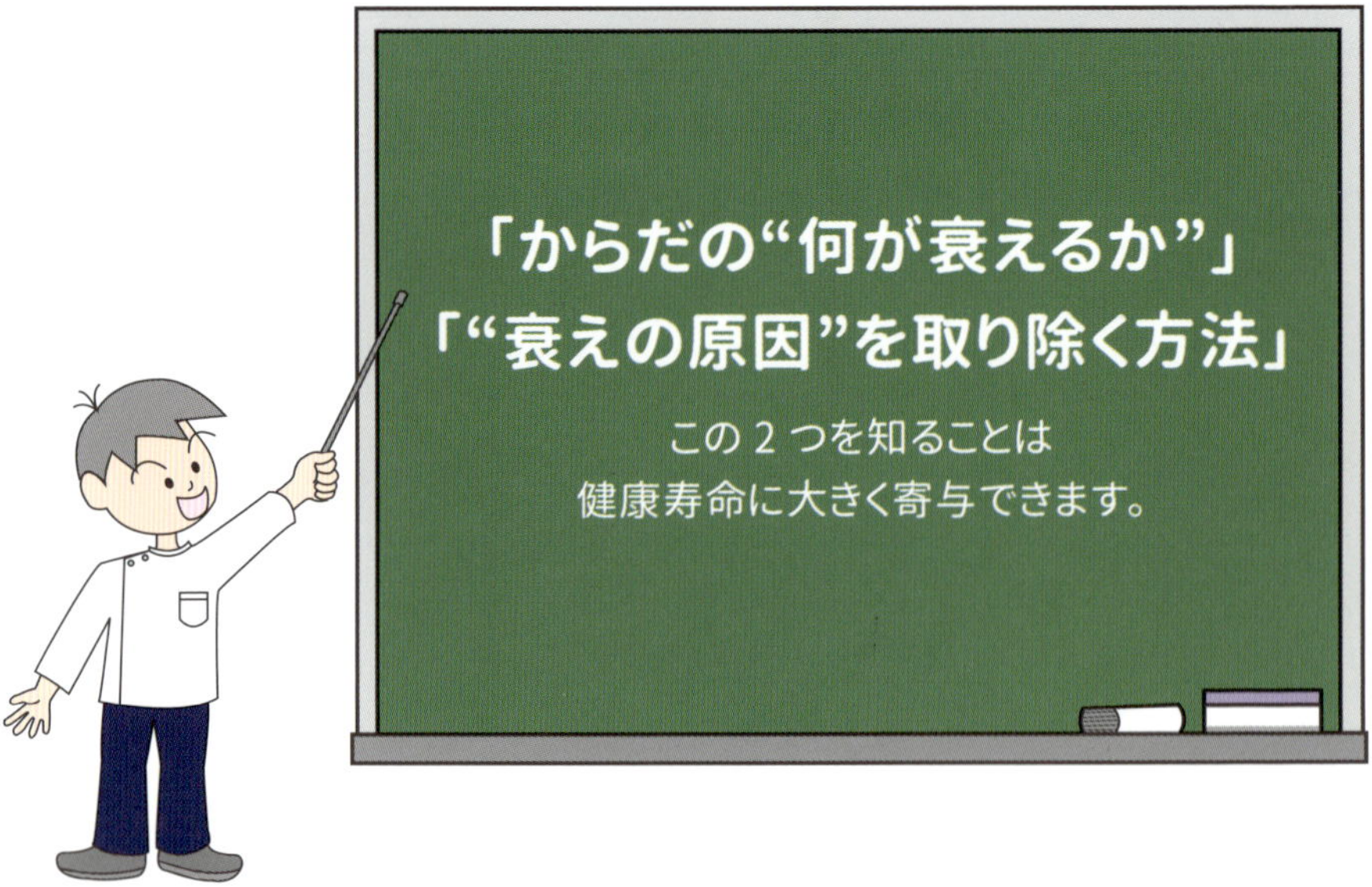
「からだの“何が衰えるか”」
「“衰えの原因”を取り除く方法」
この２つを知ることは
健康寿命に大きく寄与できます。

## ●老化は待ってくれません！

## 何もしなければ…約10年間、介護を必要とする晩年があなたにも訪れます。

**「寝たきり」**や**「要介護状態」**になることは、単に**加齢、病気、ケガ**が原因ではありません。確かに、きっかけは**加齢、病気、ケガ**であることが多いのは事実の様です。しかし、最も大きな原因はからだを使わない生活を続けた結果による**『衰え（足腰の廃用症候群）』**なのです。

**40代以降は、何もしなければ、からだは少しずつ硬くなっていき、毎年約1%ずつ筋力が減少していきます。**

**何もしないで衰えていくのを待っているのか…**
**今からでも少しずつ始めていくのか…**

この本を読んでいる**あなたは、それを選ぶことができます。**

# まずは自分のからだをチェックしよう！

## 【3分間でわかる簡単チェック】

この本を読み進める前にまずは自分のからだをチェックしてみましょう。

次の6つのテストを行ってみましょう。1つでもできない項目があれば、すでに『からだの衰え』が始まっていると考えて良いでしょう。またすべての項目で問題がなかった読者の方も、それで安心してよいわけではありません。人生は長いわけですから、最も大切なことは、より良い状態をできるだけ長く維持することです。そのことを踏まえ、この本に書かれているからだの運動機能で「何が衰えやすいの

### ●あなたの姿勢は？

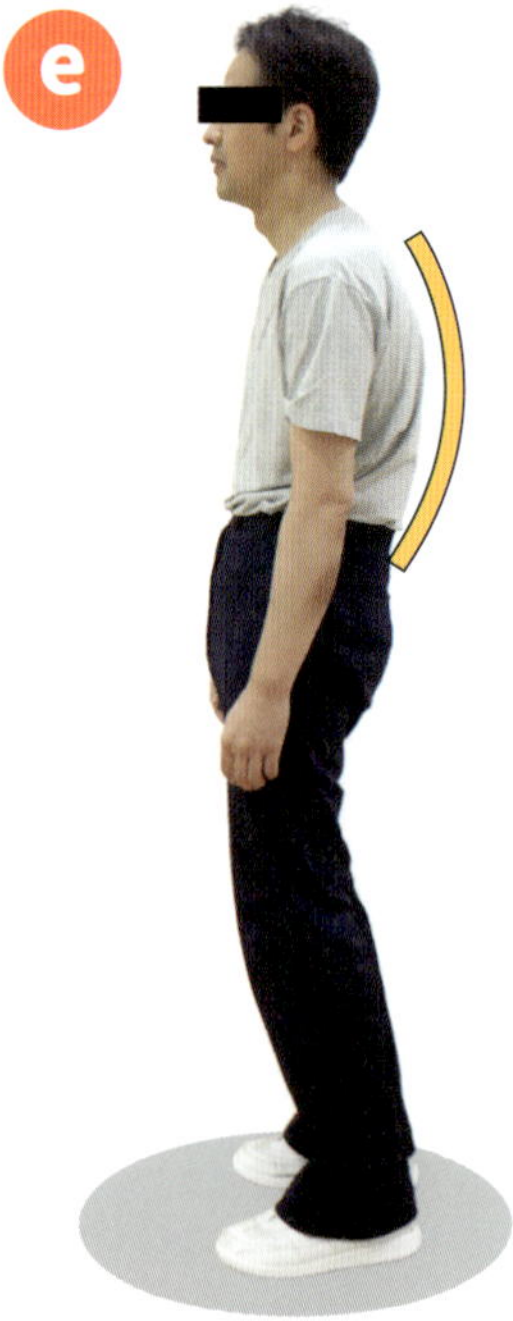


**要注意** 背中が過度に丸まっている

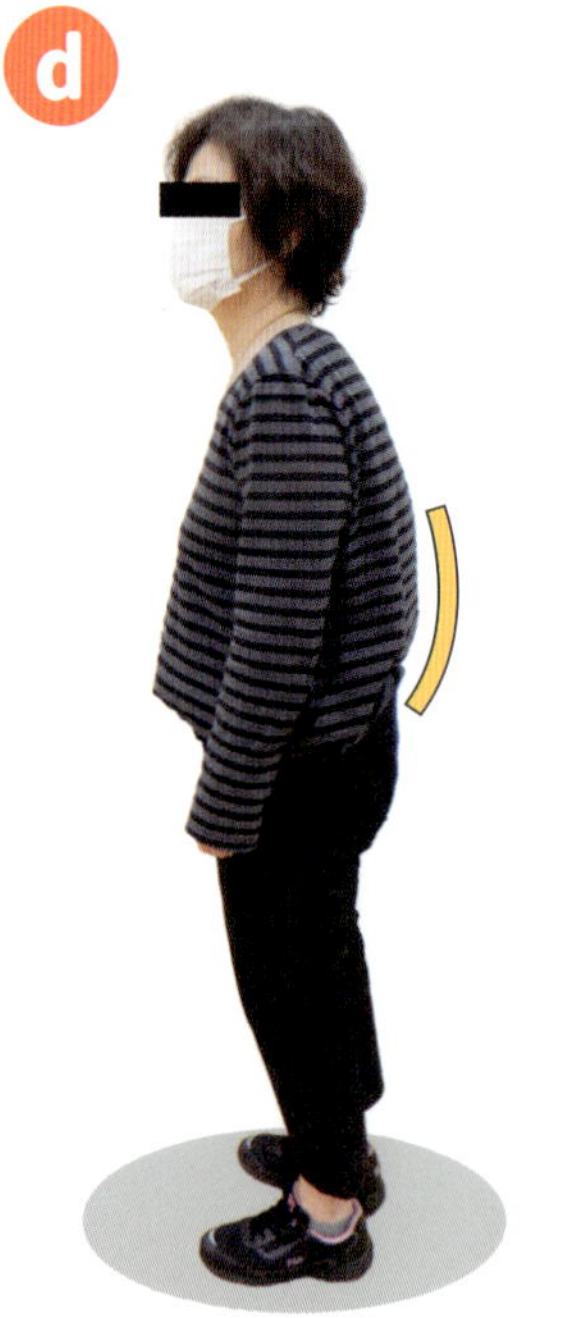


**要注意** 腰が過度に丸まっている

か」「どうすれば改善できるのか」をしっかり理解して、より良い状態を維持することが大切なのです。

## ❶ 体幹の硬さチェック

立った姿勢で、鏡で側面の姿勢を観察します。もしくは、写真のように側面の写真を撮ってもらいます。

**正常** 写真 ⓐ のように、お尻と背中の後ろを結んだ線は、ほぼ垂直になっています。

**要注意** ⓑ のように、背中に対してお尻が過度に前にある。ⓒ のように、背中に対してお尻が過度に後ろにある。また、ⓓ や ⓔ のように、腰と胸の湾曲に異常がある。いずれかを伴っているようであれば、**体幹**が硬くなっている可能性があります。

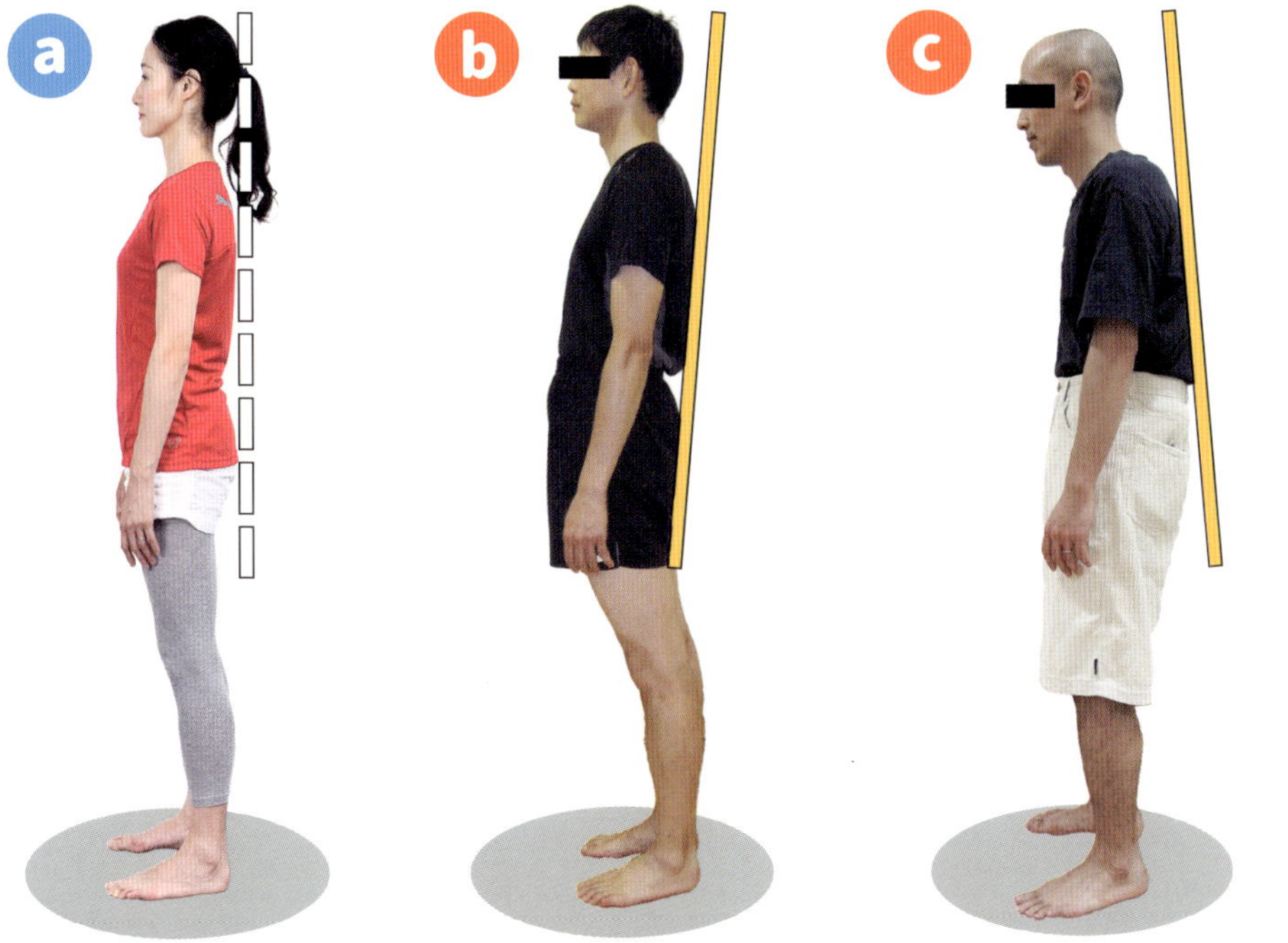


**正常** お尻と背中を結んだ線は、ほぼ垂直

**要注意** お尻が背中より過度に前にある

**要注意** お尻が背中より過度に後ろにある

## ❷ 股関節の硬さチェック

仰向けになって、片方の脚（あし）を両手で抱えます。これを左右行います。

**正常** 反対の**ひざ**が曲がらずに、抱えた脚（あし）が胸につきます。

**要注意** 反対の**ひざ**が曲がってしまうようであれば、反対側の**股関節**が硬くなっている可能性があります。

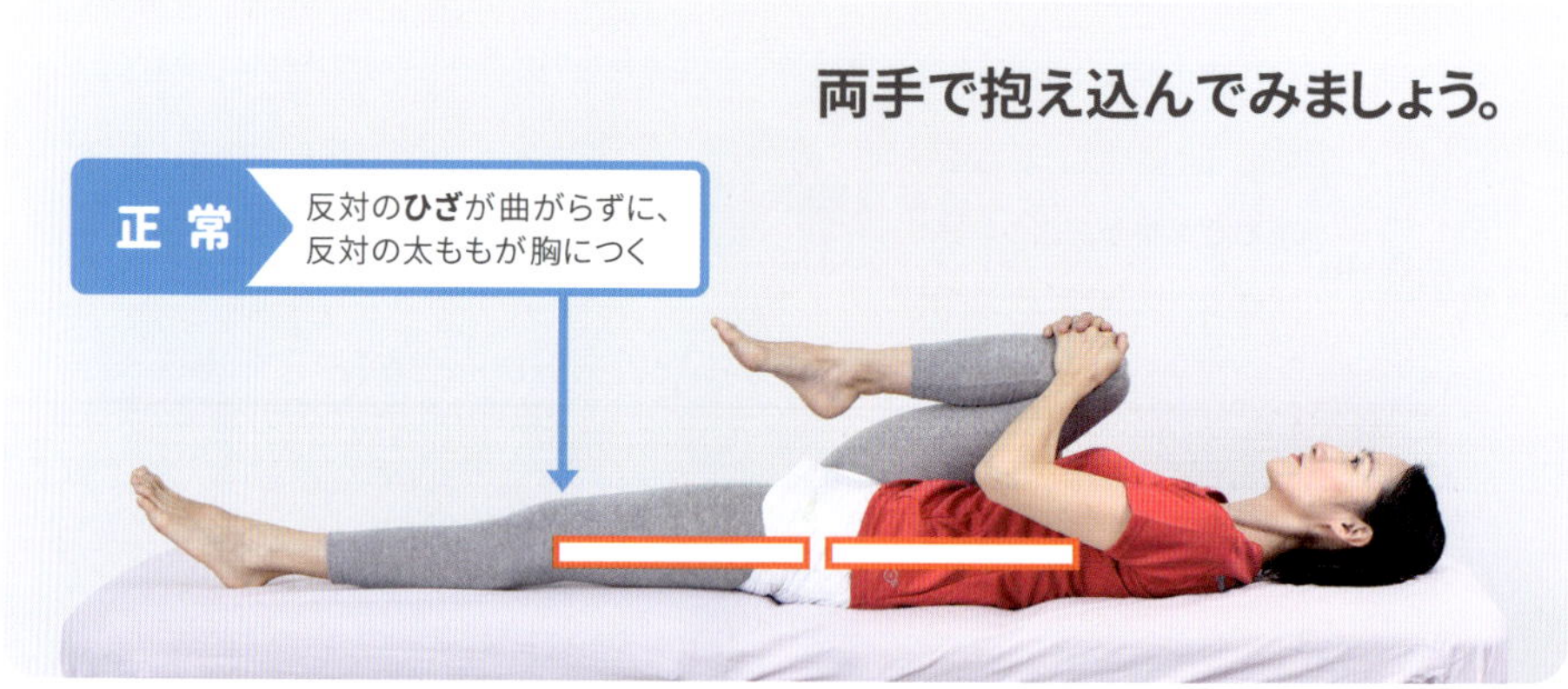

両手で抱え込んでみましょう。
正常
反対のひざが曲がらずに、
反対の太ももが胸につく


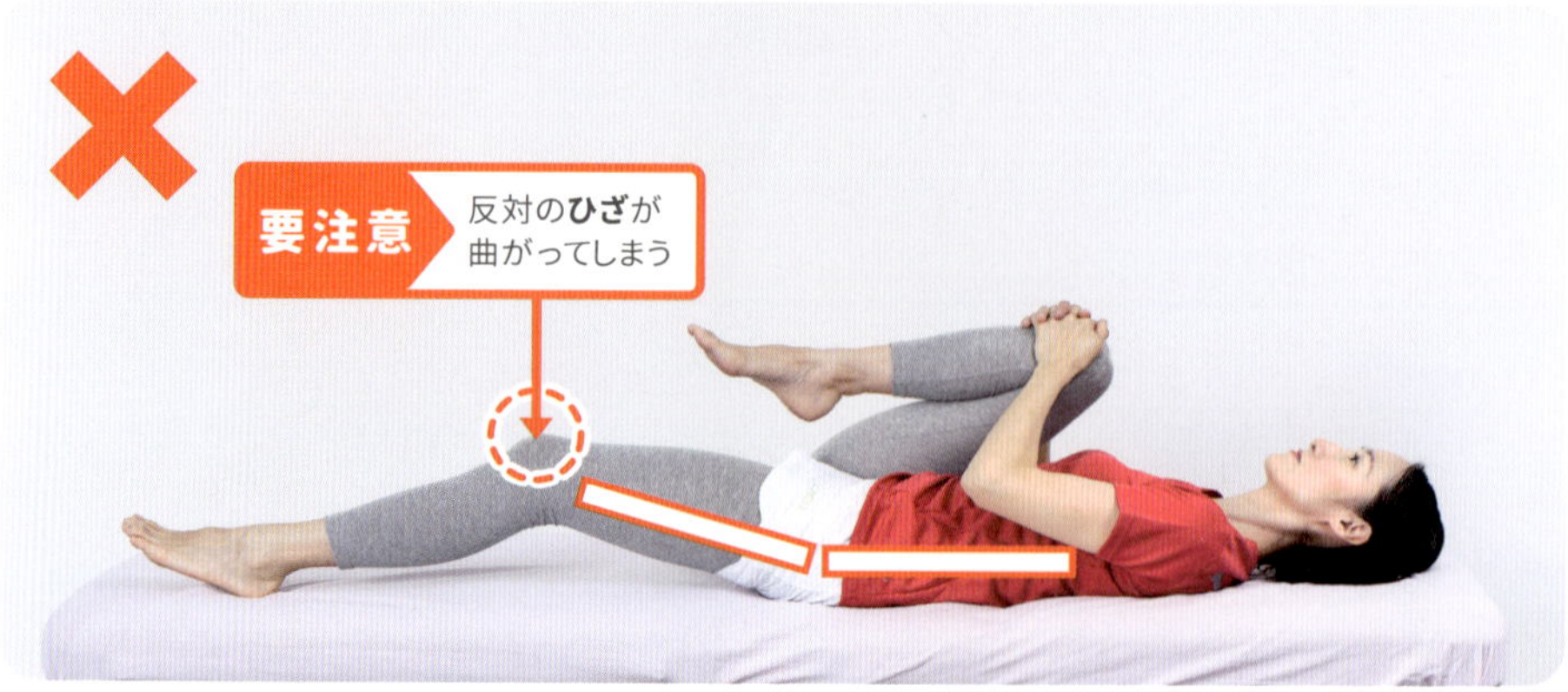

要注意
反対のひざが
曲がってしまう

## ❸ ひざの硬さチェック

床に脚（あし）を伸ばして、座ります。

**正常** **ひざ**の裏が、床にべたっとつきます。

**要注意** **ひざ**の裏が床につかなかったり**ひざ**の高さに左右差を感じるようであれば、**ひざ**が硬くなっている可能性があります。

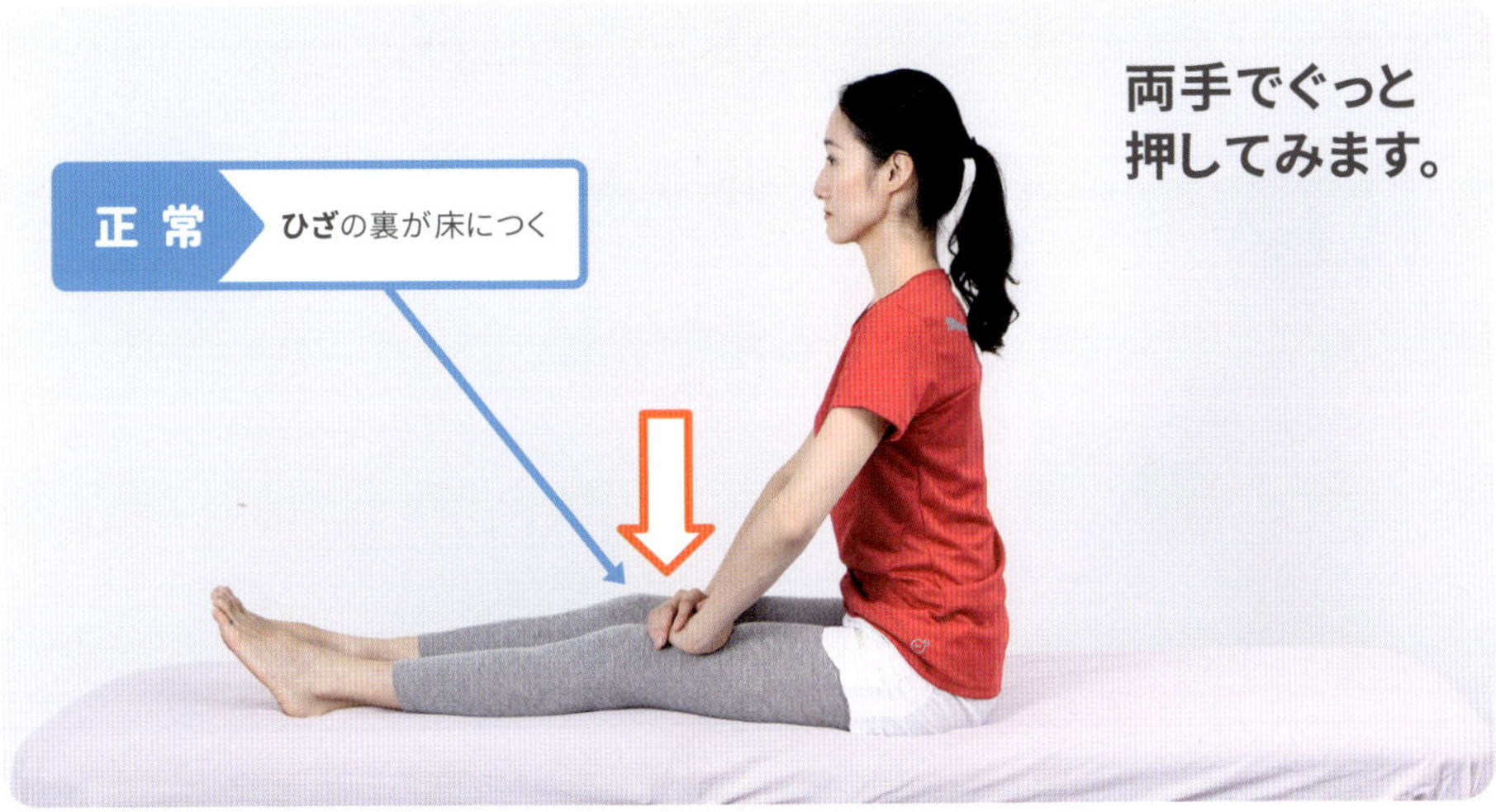
両手でぐっと押してみます。
正常
ひざの裏が床につく

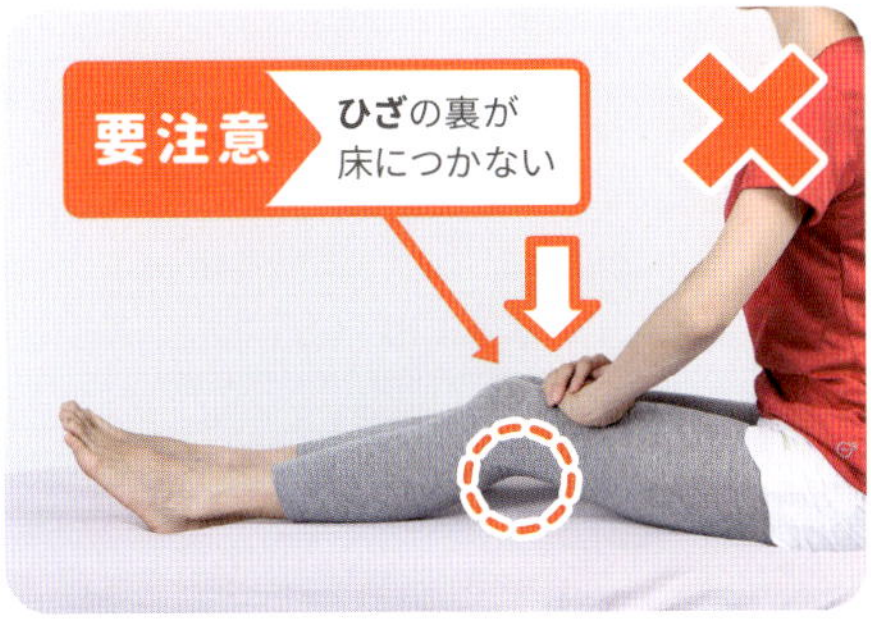
要注意
ひざの裏が床につかない

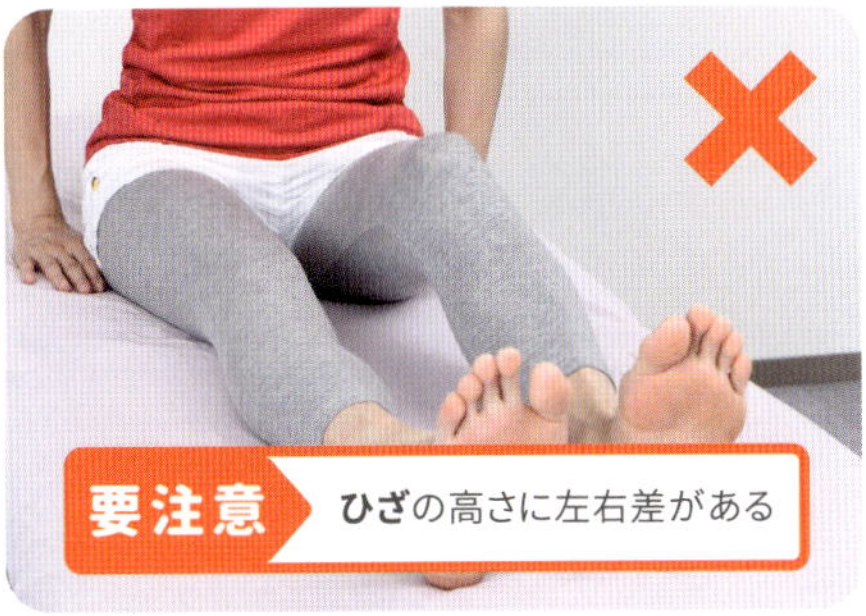
要注意
ひざの高さに左右差がある

## ❹ 椅子からの立ち上がりチェック

座った姿勢で、写真のように片足を挙げます。
その姿勢から、片足だけで椅子から立ち上がります。

**正常** バランスを崩さずに、立ち上がることができます。

**要注意** 立ち上がれない、もしくは立ち上がってからバランスを崩してしまうようであれば、大腿四頭筋や大殿筋の筋力が低下している可能性があります。

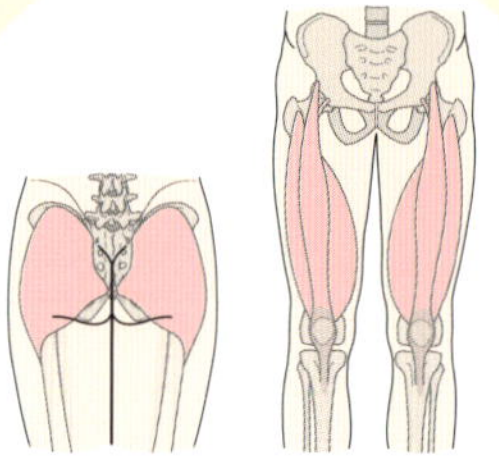
大殿筋《だいでんきん》
大腿四頭筋《だいたいしとうきん》

※大腿四頭筋：太ももの筋肉
大殿筋：お尻の筋肉

### スッと立てるかをチェック！

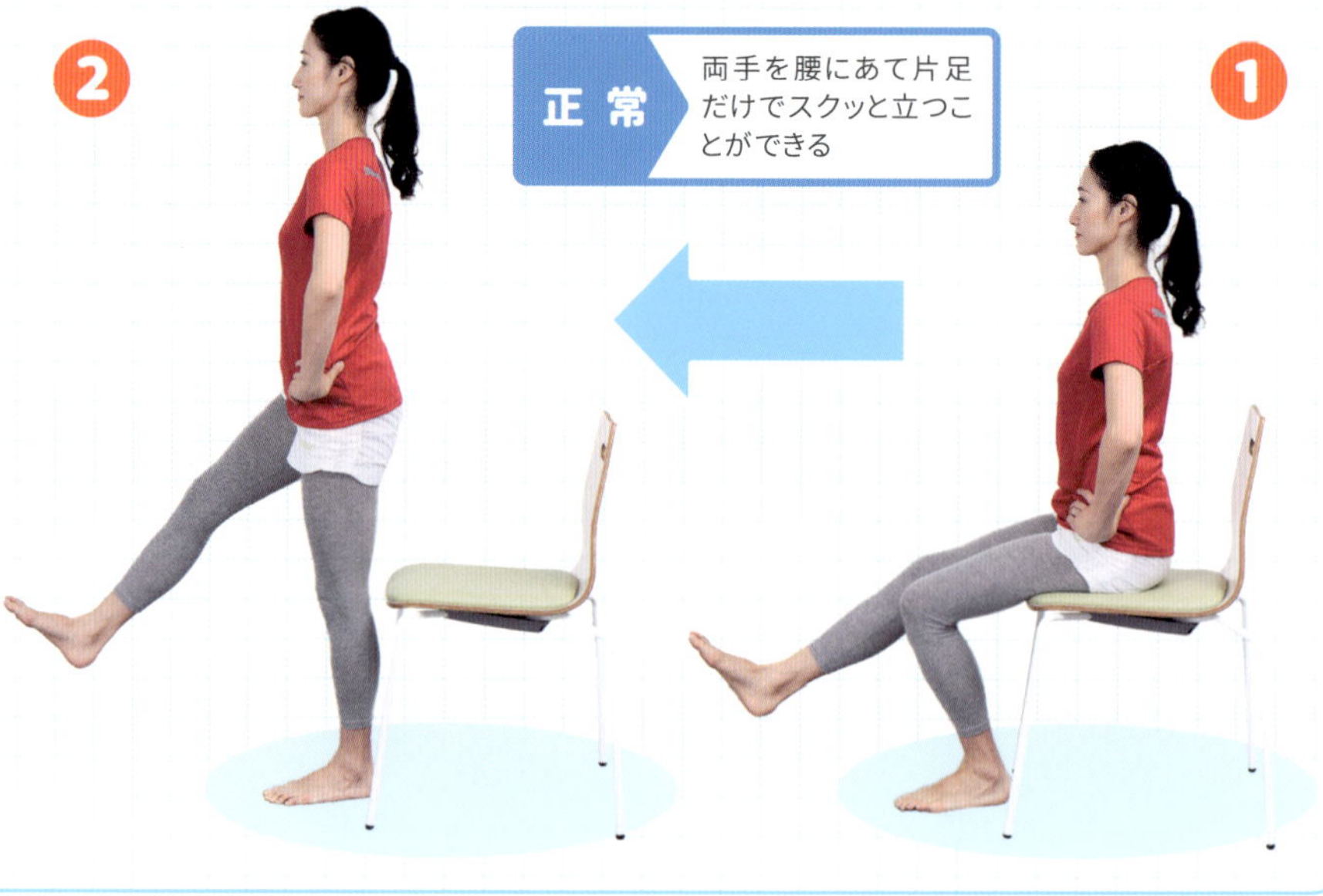
2
正常
両手を腰にあて片足だけでスクッと立つことができる
1

## ❺ 座位でのもも挙げチェック

座った姿勢で、写真のように背中を伸ばして片方の太ももを挙げて、両手で抱えます。
その姿勢から、両手を離しても、太ももが下に落ちないように保ちます。

**正常** 両手を離しても、太ももが挙がった状態を保つことができます。

**要注意** 太ももが下に落ちてしまうようであれば、腸腰筋の筋力が低下している可能性があります。

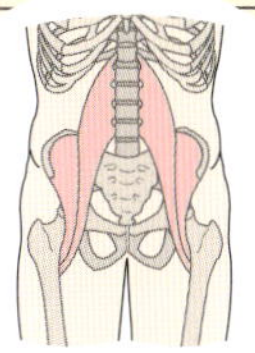

腸腰筋《ちょうようきん》

※腸腰筋：腰のあたりの内側の筋肉

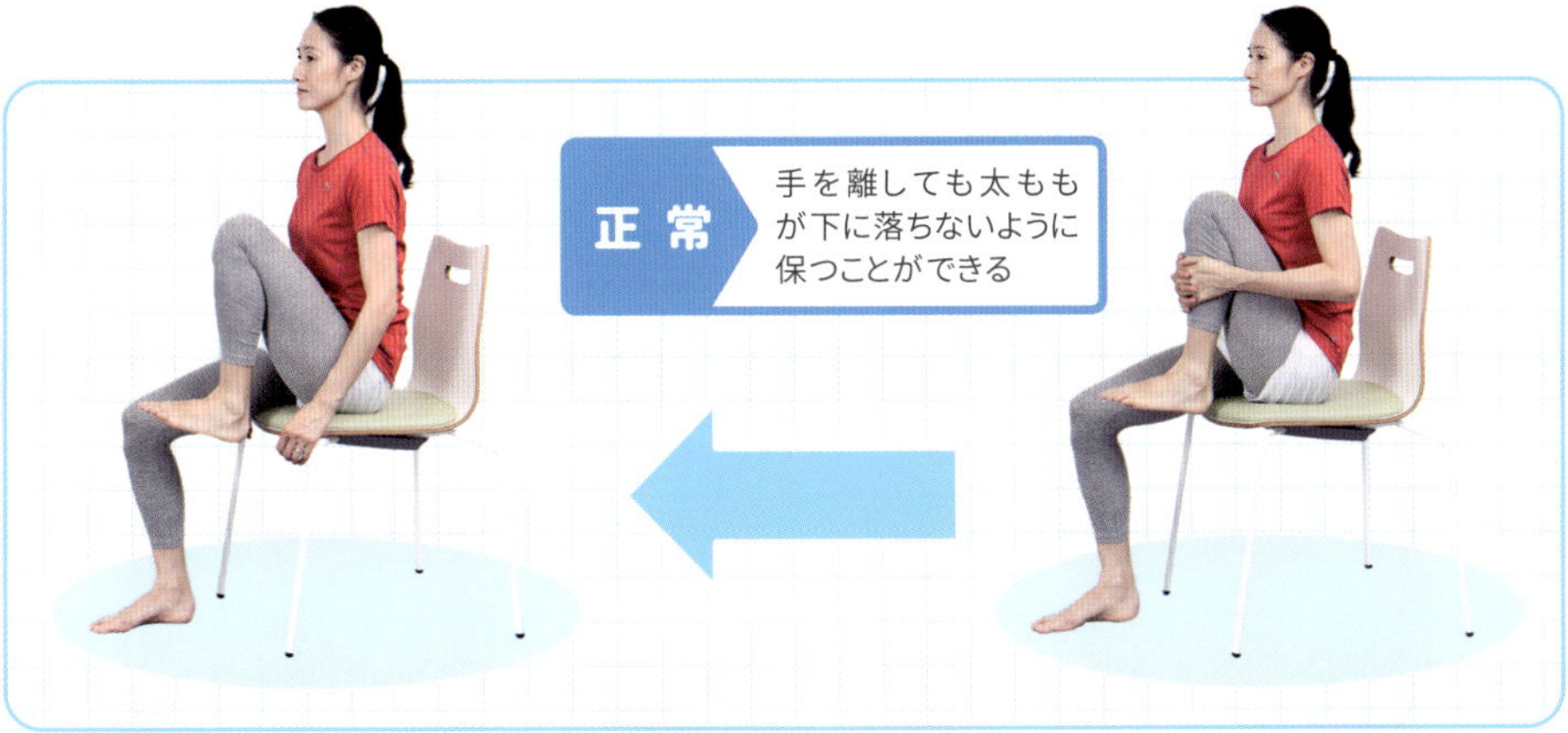
正常
手を離しても太ももが下に落ちないように保つことができる

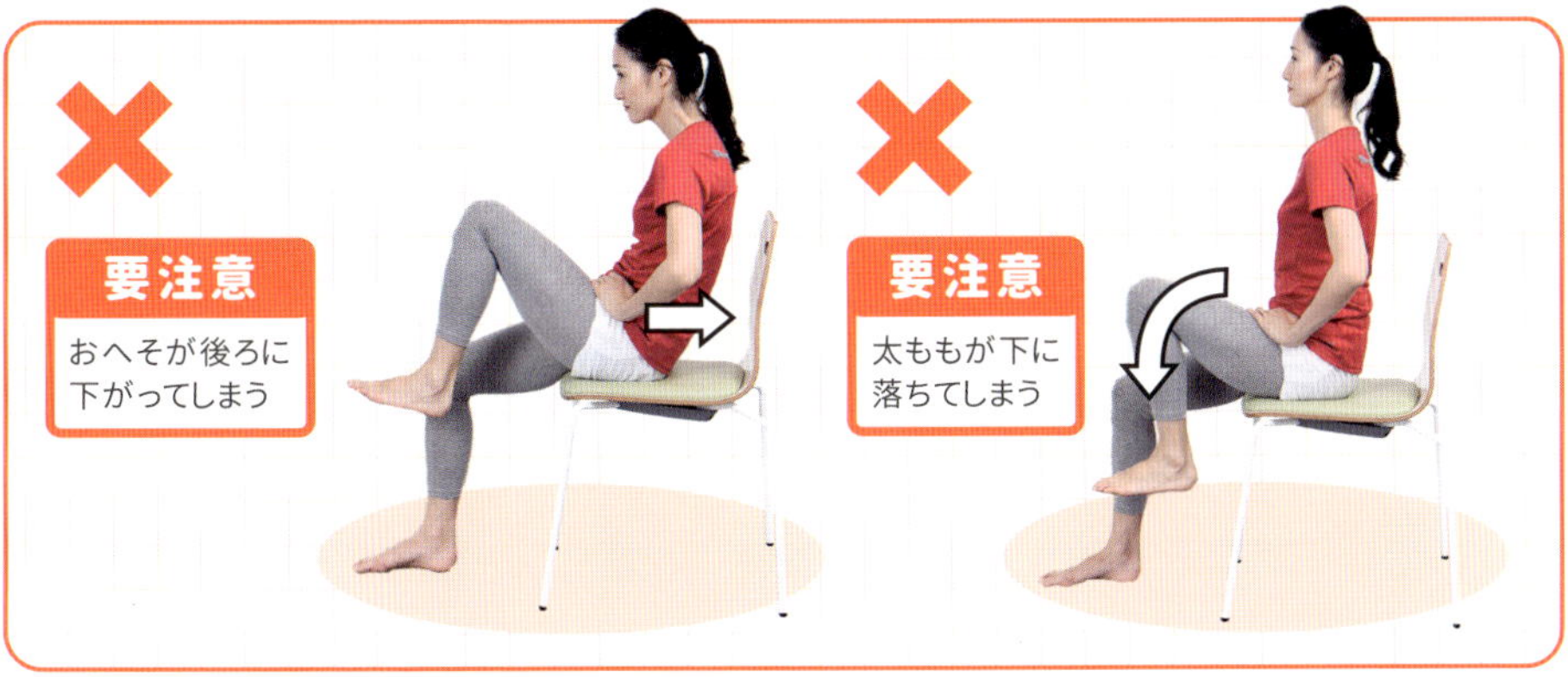
要注意
おへそが後ろに下がってしまう
要注意
太ももが下に落ちてしまう

## ❻ バランスのチェック

立った姿勢から、片足立ちを行います。

**正常** 30秒間、片足でバランスを保つことができます。また可能な場合、目を閉じても10秒間、片足でバランスを保つことができます。

**要注意** 30秒間、片足でバランスを保つことができない。もしくは、目を閉じても10秒間片足でバランスを保つことができないようであれば、バランス機能に問題がある可能性があります（左ページ参照）。

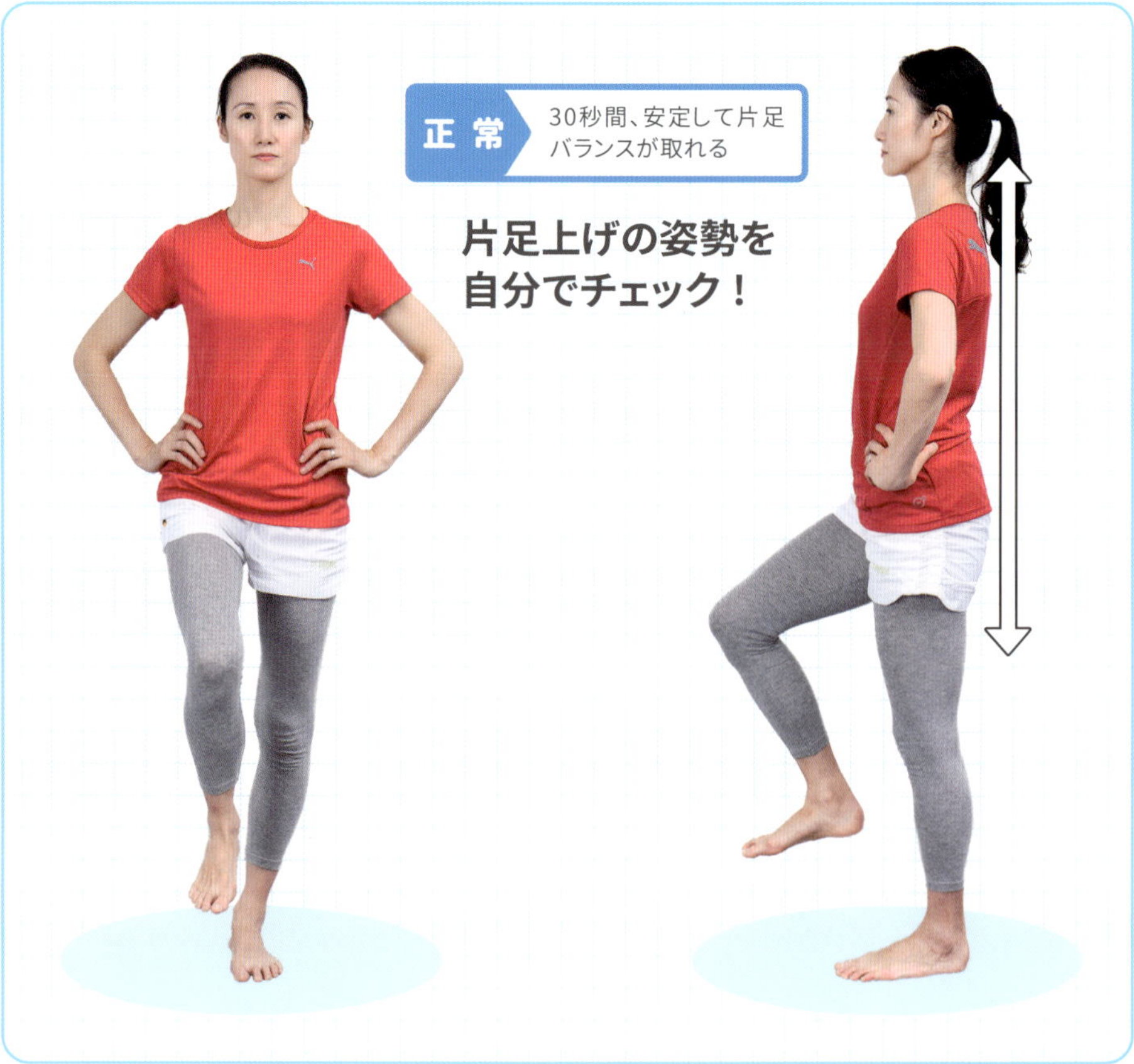
正常
30秒間、安定して片足
バランスが取れる
片足上げの姿勢を
自分でチェック！

**要注意** 片足バランスを保つことができない。もしくは、体をまっすぐに保つことができない。

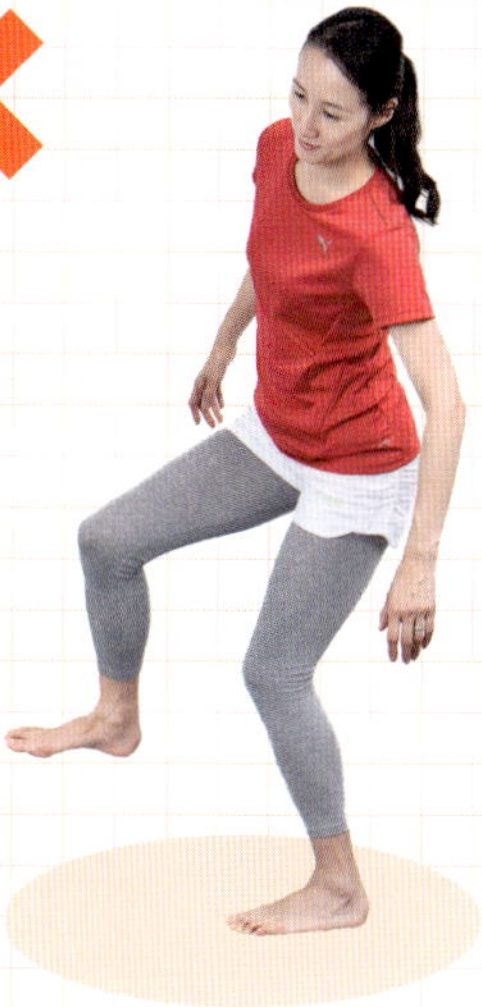

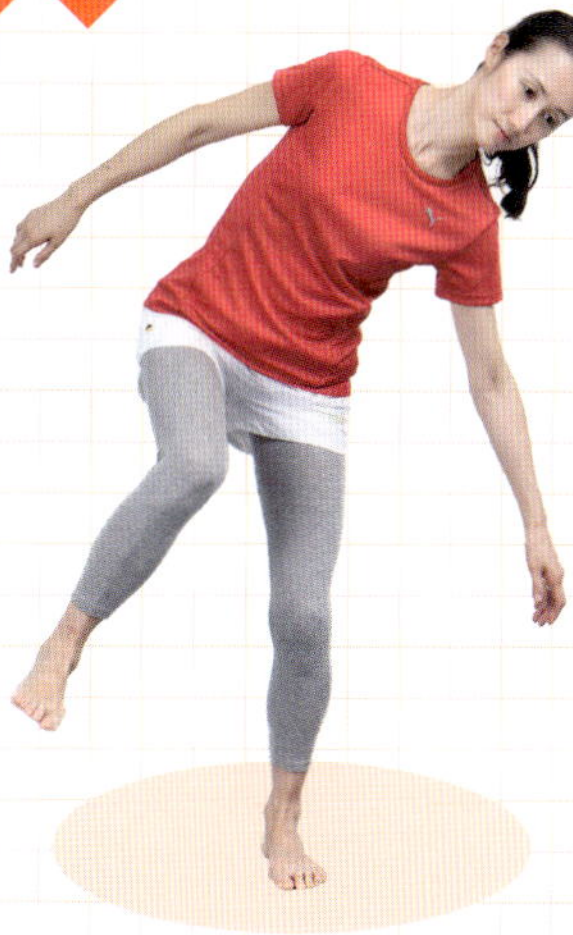

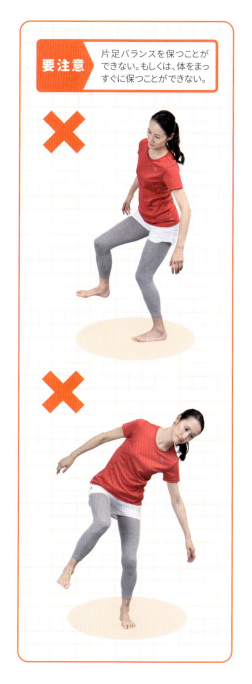

**正 常** 目を閉じて10秒間、片足バランスが取れる

**目を閉じてのバランスもチェックしてみましょう！**

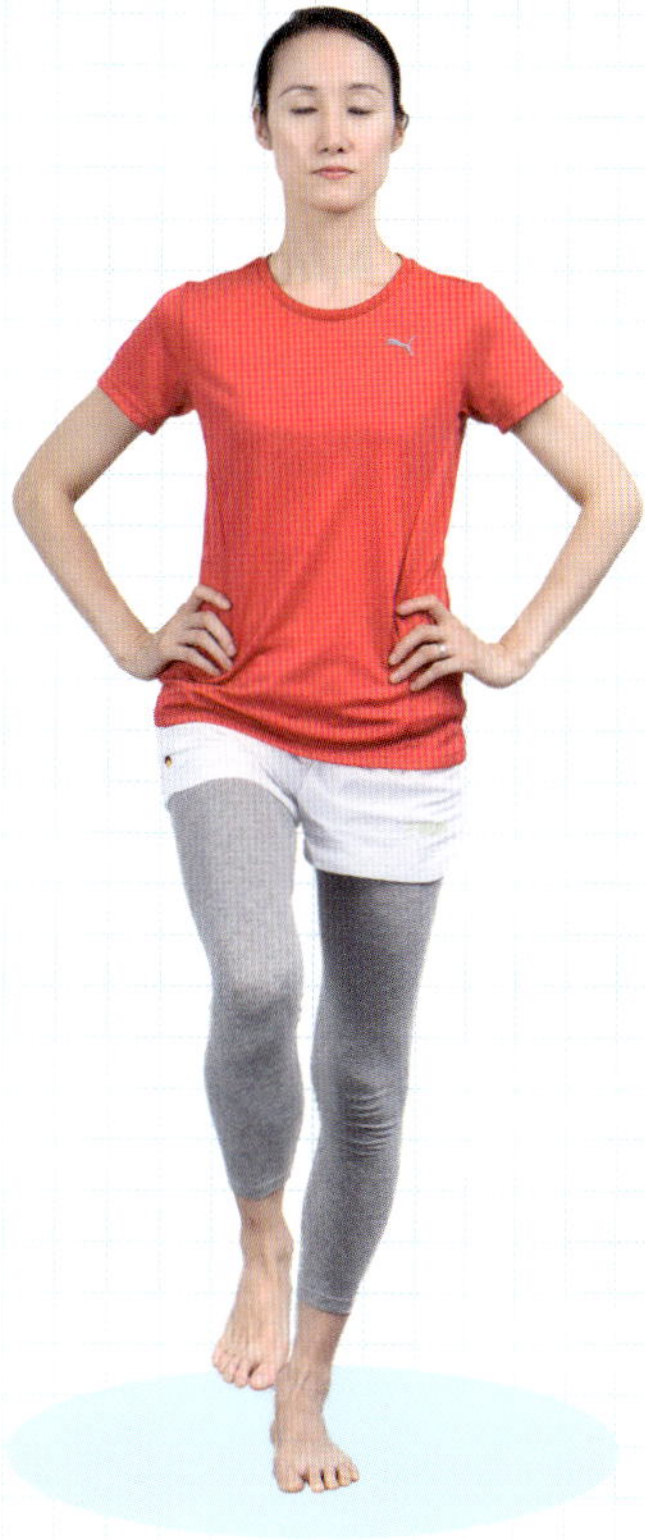

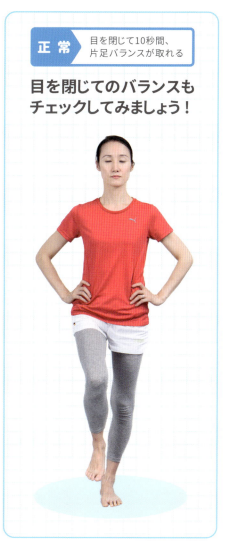

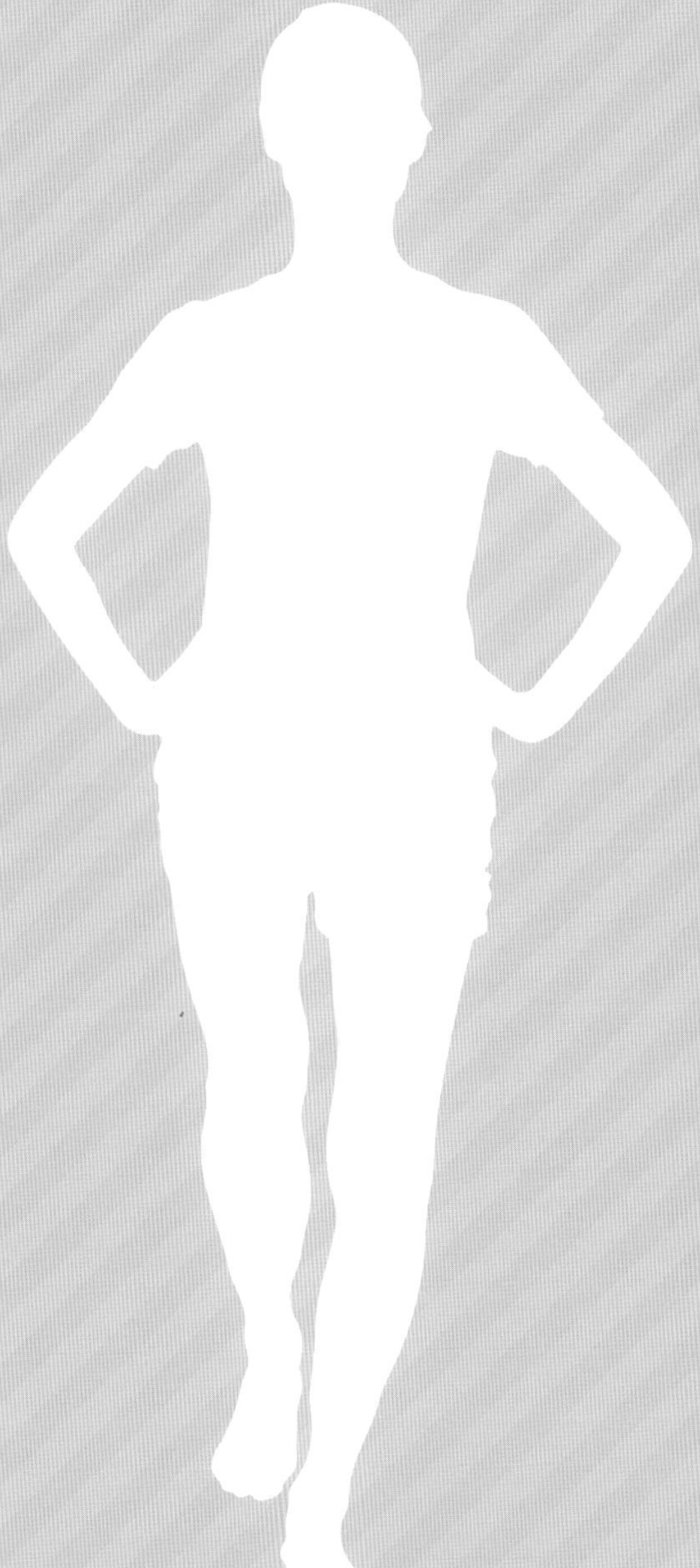

# 序章

# ただ長生きするだけでは、良い人生の晩年を迎えられない

# 序章

# ただ長生きするだけでは、良い人生の晩年を迎えられない

## ❶ 長生きは元気じゃなきゃ！

少しショックな言葉ですが「ピンピンコロリ」という言葉をご存知でしょうか。これは「歳をとってもピンピンと元気で活動し、亡くなるときは介護などを必要とせずにコロリと逝く」といった意味の言葉です。

近年、昔に比べて長生きできるようになりましたが、ただ長生きするだけでなく、**「お年寄りになってもピンピンと活動でき、そして『時』が来たらコロリと大往生したい」**と誰もが望んでいるのではないでしょうか。

### 男性の平均寿命と健康寿命

| 平均寿命 | 健康寿命 | 要介護の期間 |
|---|---|---|
| 80.21歳 | 71.19歳 | 9.02歳 |

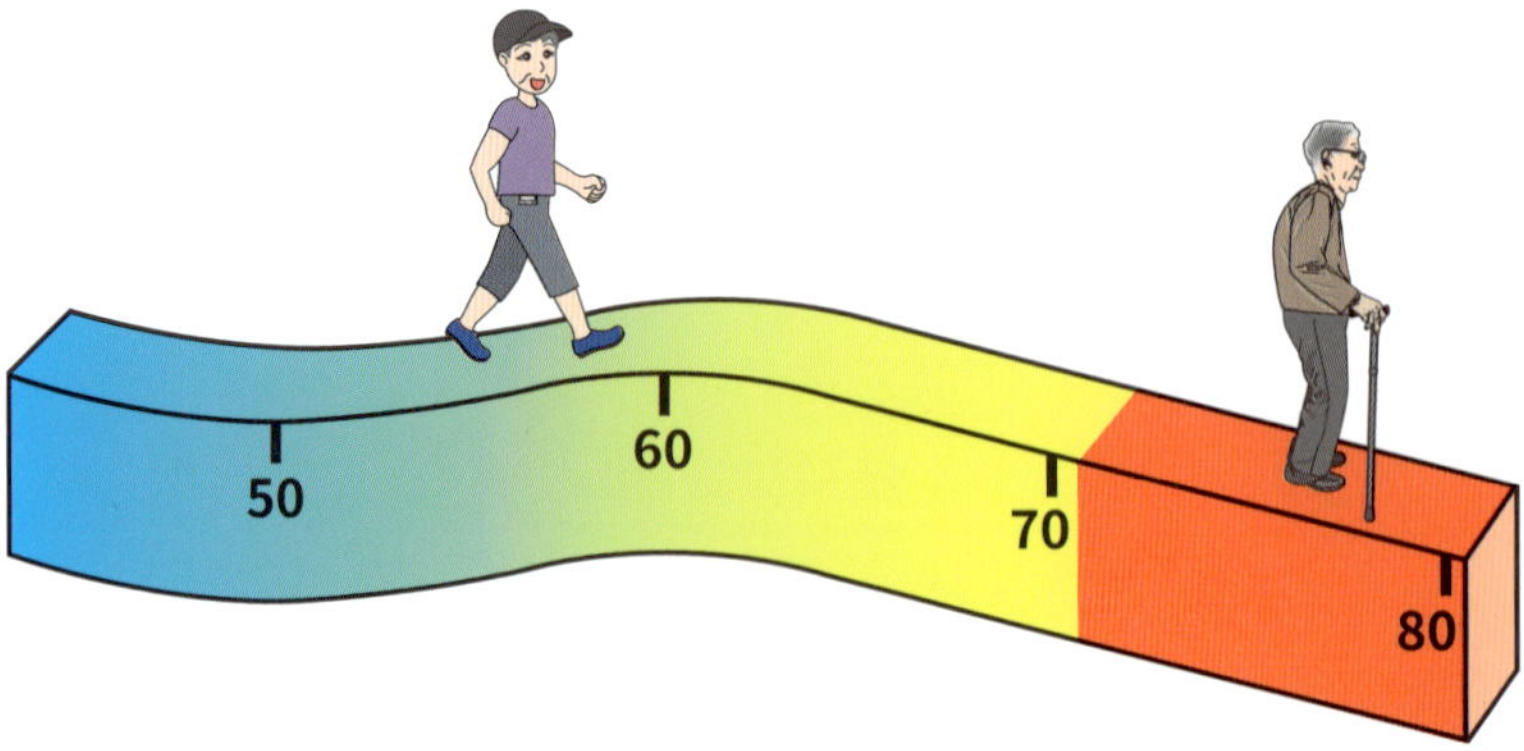

厚生労働省の調べでは、「平均寿命」は男性が80・21歳、女性が86・61歳であるのに対し、「健康寿命」は男性が71・19歳、女性が74・21歳だそうです。「平均寿命」と「健康寿命」の間には、男性で約9年、女性で約12年の差があります。これが何を意味するか分かりますか。**なんと、約10年のもの期間、何らかの介護を必要としないと生活できない状況が晩年に訪れることを意味します。**

とても驚いた方もいらっしゃると思いますが、ただ長生きするだけでは、多くの人に手を借りないと生活ができなくなりますし、人生を最後まで楽しめないのも事実だと思います。病院に勤務していると、「子供に迷惑をかけたくない」という言葉を多くの患者さんから聞きます。でもこの本を読んでくださっているあなたも、今から何もしなければ、そうなってしまう可能性も決して少なくはありません。

## 女性の平均寿命と健康寿命

| 平均寿命 | 健康寿命 | 要介護の期間 |
|---|---|---|
| 86.61歳 | 74.21歳 | 12.4歳 |

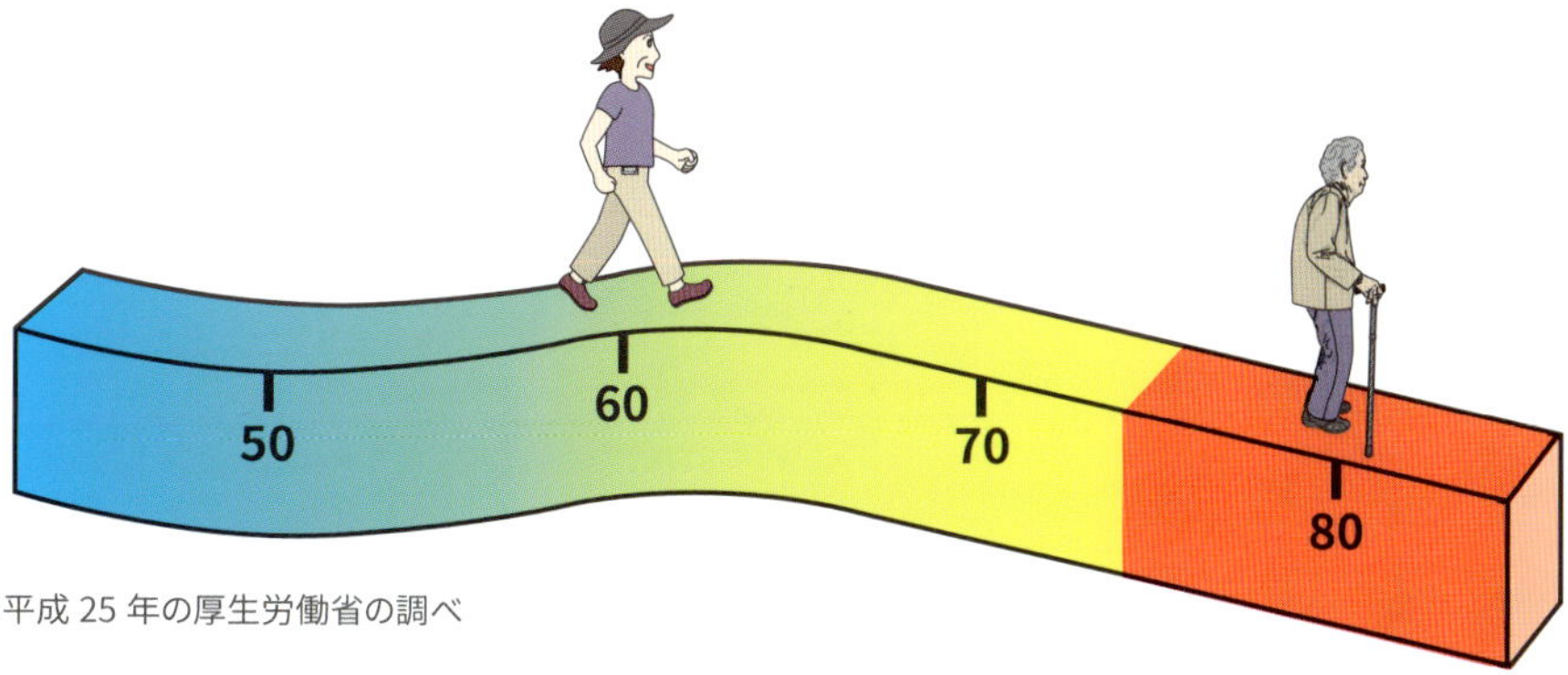


※平成25年の厚生労働省の調べ

「健康寿命」と「平均寿命」に差があることはたくさんの問題を生じますが、最も大きな問題は次の2点といえるでしょう。

## セカンドライフの生活の質が変わってしまう

セカンドライフを、より楽しく、より豊かで、より充実して過ごすために、最も必要なことは何だと思いますか。「お金」でしょうか、「人間関係」でしょうか、「環境」でしょうか。

そのどれも必要だと思いますが、最も必要なことは、「健康」だと思います。より楽しく、より豊かで、より充実したセカンドライフは、「健康」であって初めて達成できるものです。「健康」でなければ、どんなにお金があっても、どんなに素晴らしい環境があっても、人生を楽しむことは難しいでしょう。

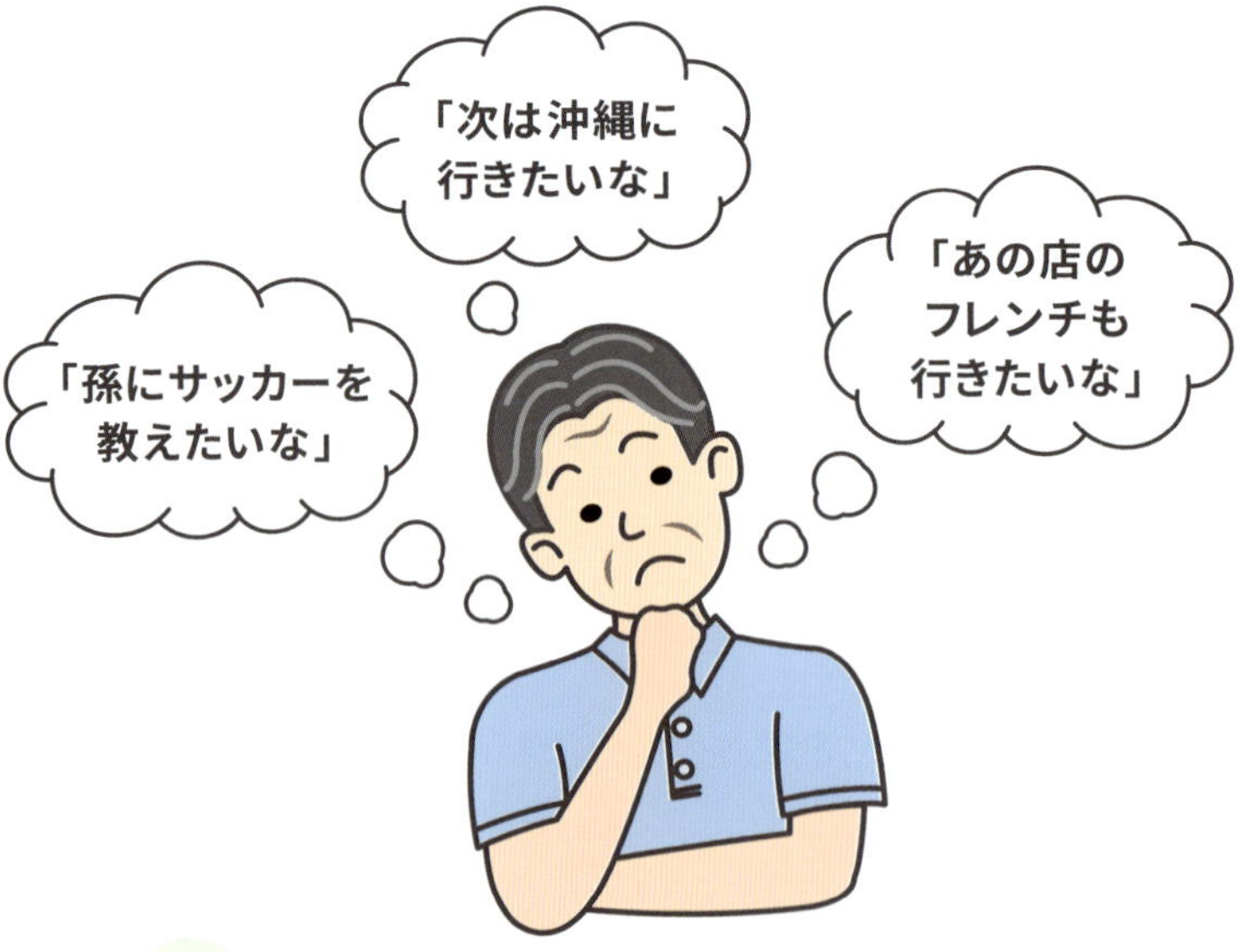
「次は沖縄に行きたいな」
「あの店のフレンチも行きたいな」
「孫にサッカーを教えたいな」

**セカンドライフの生活の質への影響**
これらの願望はすべて「健康」であってはじめてできるのです。

「旅行に行きたい！」「美味しいものが食べたい！」「孫と遊びたい！」そんなあたり前のことも、「健康」であってはじめてできるのです。今、あなたが描いているセカンドライフでの願望は、あなたの健康に依存しているのです。

## とにかくお金がかかる

家計への影響は特にあなどれません。たくさんの患者さんの人生を見てきた立場から言わせて頂くと、**「介護が必要になると、かなりのお金がかかる」**ということを知っておく必要があります。

介護にかかるお金には幅はありますが、例えば、自力で生活できなくなり施設に入るとなると、月に約20～30万程度のお金がかかります。また自宅で介護サービスを受ける場合も、日本では介護保険制度があるとはいえ、サービスを受けるのはそれなりのお金がかかります。

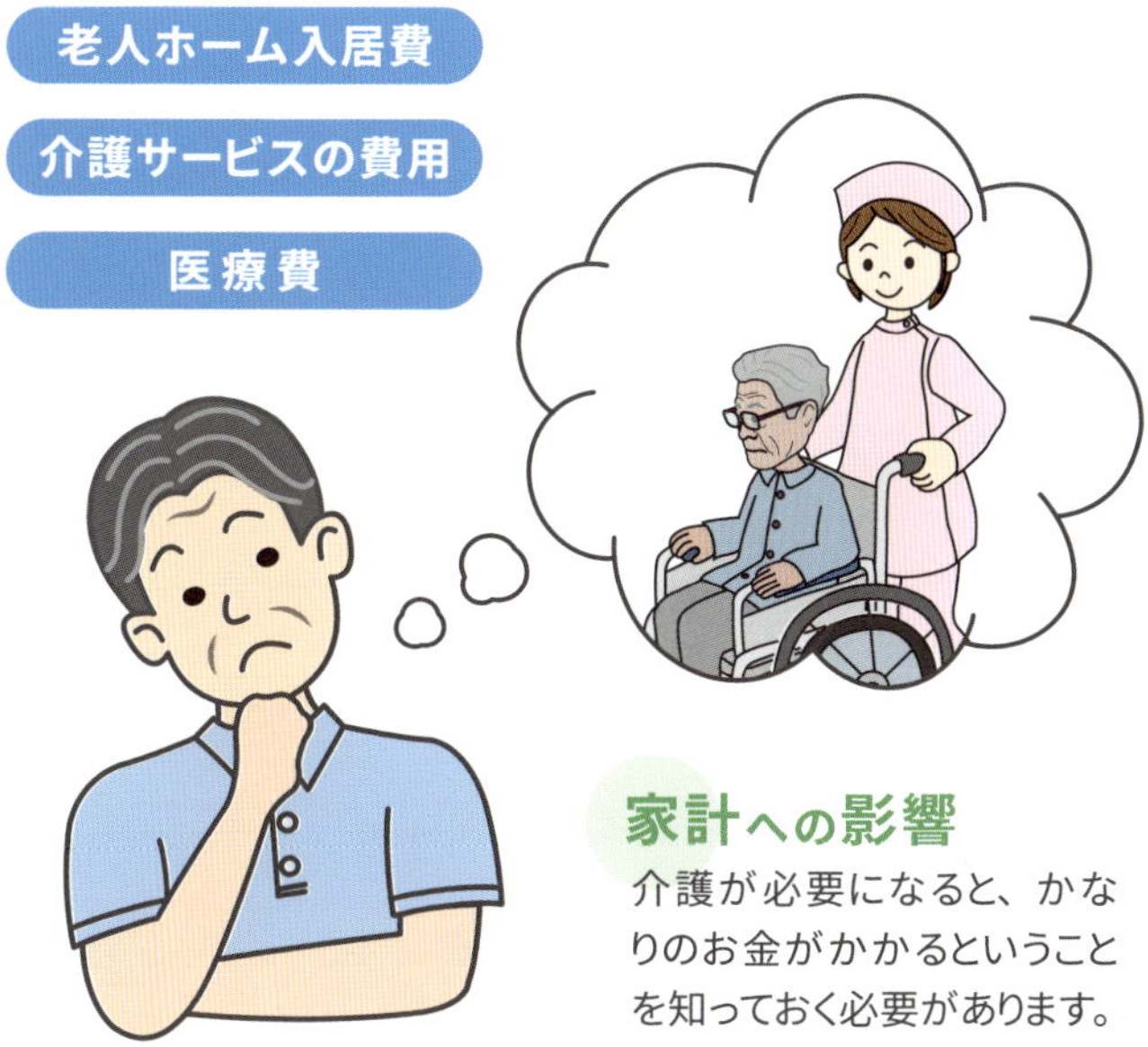
老人ホーム入居費
介護サービスの費用
医療費

**家計への影響**

介護が必要になると、かなりのお金がかかるということを知っておく必要があります。

さらに、かかるお金は介護サービスに関することだけではありません。「健康」でなければ、医療費も当然膨れあがります。ある調査では、70歳以降の約10年間で人生の半分の医療費がかかるという結果が出ています。

以上のことからも、**自らの管理によって「健康」を長く保つことができれば、介護や医療にかかるお金を大幅に抑えることができ、さらにセカンドライフをより豊かにすることができるのが分かります。**こうしたことからも「健康寿命」を延ばし、ピンピンコロリの人生を全うできることは、どの人にとっても、とてもとても大事なことだと私は考えています。そしてこの本があなたの「健康寿命」に貢献できればとても嬉しく思います。

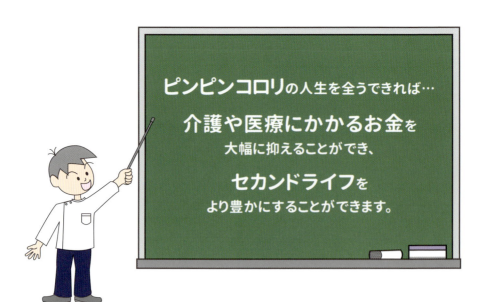

## ❷ なぜ、この本をリハビリの先生が書くのか？

歳をとると、内臓も、運動機能も、頭の機能もすべてが衰えていくのは事実でしょう。これらは各々単独で衰えていくわけではなく、相互に関連し合っています。

例えば、内臓が悪くなれば、食事がとれなくなったり、呼吸が苦しくなったりして、活動性は一気に低下します。このため、運動機能も、頭の機能も当然衰えていきます。こうした影響は、運動機能についても同様です。運動機能が衰え、歩くことがままならなくなれば、運動しなくなることで内臓は弱っていき、人や社会との関わりが少なくなっていくので、頭の機能もどうしても衰えやすくなります。頭の機能の低下も、運動機能や内臓の機能に影響を及ぼすことは言うまでもありません。

### からだの機能の相互関係

歳をとると、内臓も、運動機能も、頭の機能もすべて衰えていくのは事実でしょう。ただし、これらは各々単独で衰えていくわけではなく、相互に関連し合っています。

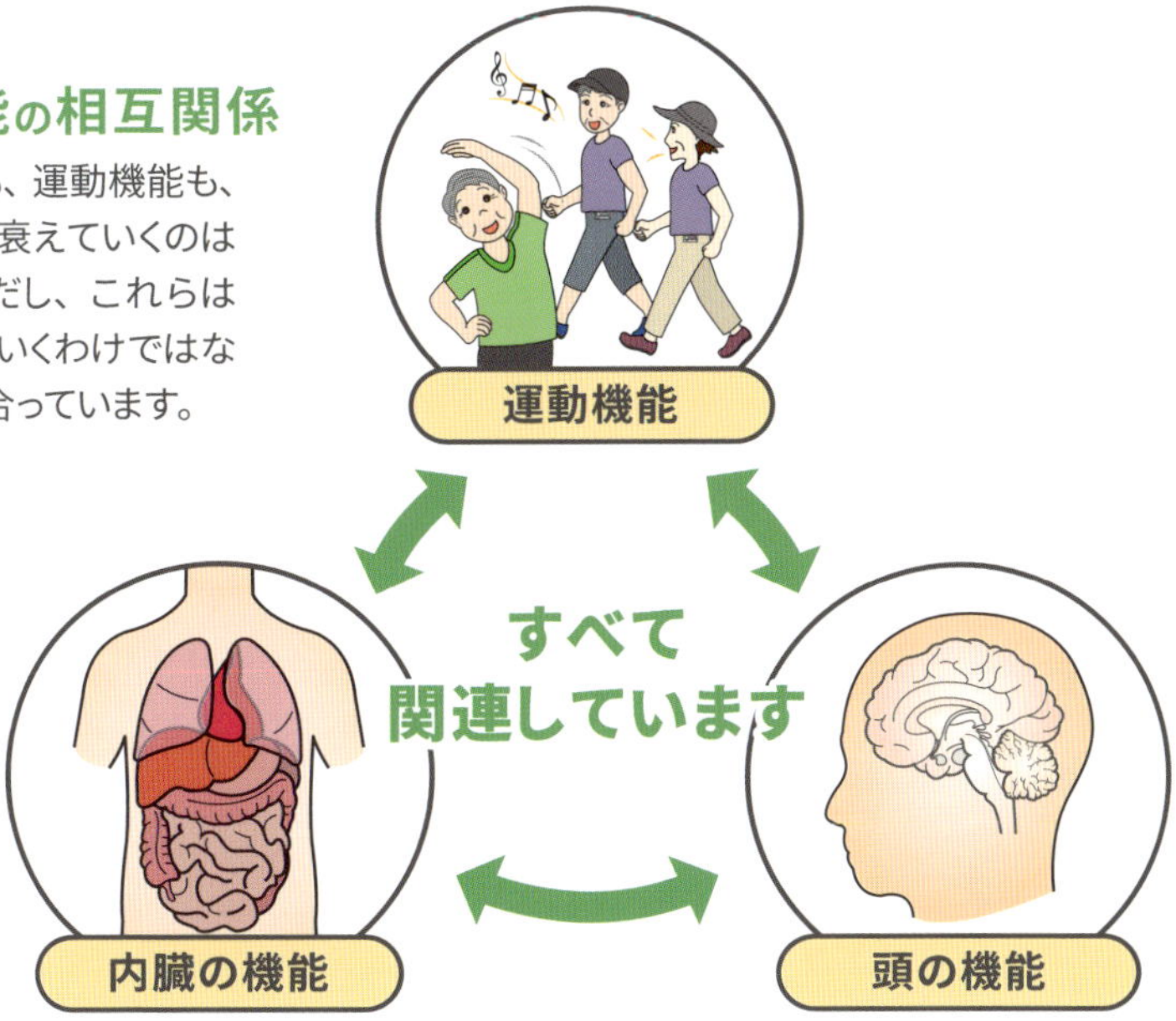
運動機能
すべて
関連しています
内臓の機能
頭の機能

つまり、健康寿命を延ばすためにこれらすべてのことが重要なのです。その中でも、自分自身の意思や努力によって最も維持しやすいのは、運動機能であると私は考えています。そして、運動機能を維持することによって、からだの多くの機能が維持しやすくなるといえます。例えば運動機能を維持し健康な活動性を保っていれば、食欲も湧くので内臓機能も維持できます。また新陳代謝を活発にし、血流も維持できることから、血管の病気を予防することにもつながります。つまり、脳卒中や心臓病の予防にもつながっていくわけです。さらには人や社会との関わりについても、運動機能が維持されていれば、自分の意思で参加することもでき、頭の機能が衰えることを予防することにもつながるでしょう。

このような理由から、**運動機能を維持することは健康寿命にとても大きな意味を持っています。**しかも**それは自分自身の意志で維持できるのですから、その方法を知っておくことはとても重要である**ことが分かります。

それでは運動機能が衰えないようにするためにはどうしたら良いのでしょうか。そのためには、**加齢に伴って衰えていく運動機能が何であるかを知っていることがとても大切です。**このことを一番知っている人は誰だと思いますか。医師も、看護師も、厚生労働省の役人もそれをよく知る職業だと思いますが、中でも最もよく知っているのは、実はリハビリの先生だと私は考えています。なぜなら、我々リハビリの先生は、老若男女を問わず、毎日たくさんの人の運動機能を改善させる仕事をしています。そしてリハビリの先生は、**歳をとると「どこが硬くなるのか」「どこが弱くなるのか」「どこが変形してくるのか」「どの機能が衰えていくのか」、そういったことを医療的観点で一番よく**

知っている職業なのです。

こうしたことからも、健康寿命に関わるこの本をリハビリの先生が書くことは、大きな意義があると私は感じています。そして信頼できる私の仲間のリハビリの先生とともに、たくさんの議論を重ねてこの本を作り上げました。毎日たくさんの患者さんを見る中で、**リハビリの現場でしか得られない多くの経験と知識に基づいた1冊**となっています。


リハビリの先生は、歳をとると…

「どこが硬くなるのか」

「どこが弱くなるのか」

「どこが変形してくるのか」

「どの機能が衰えていくのか」

一番よく知っている職業なのです。

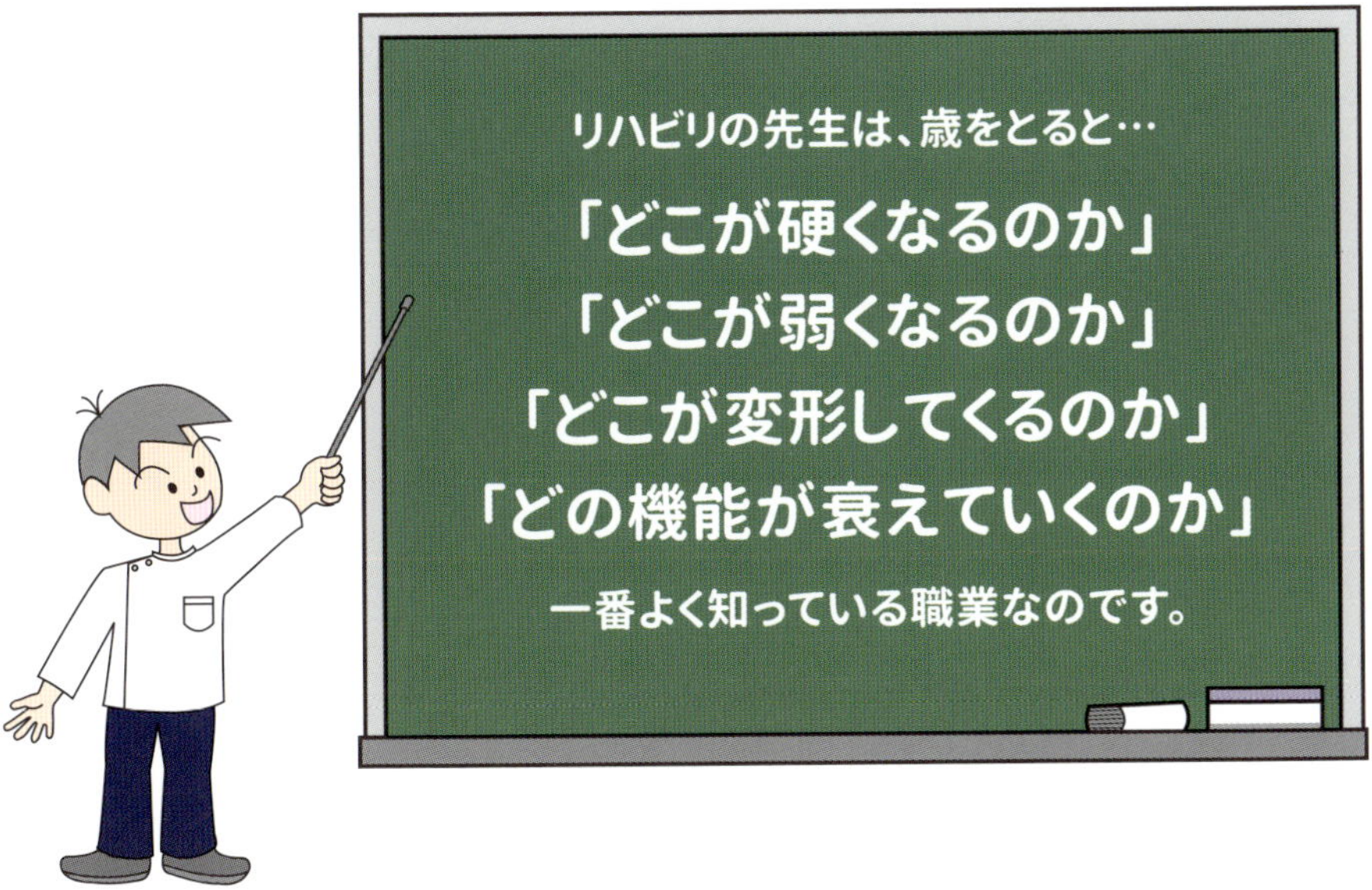

## ❸ 何が衰えていくのか？

加齢に伴って衰える運動機能は3つに集約できると私は考えています。

その3つとは、**「柔軟性」「筋力」「バランス能力」**です。

たった3つと思うかもしれませんが、全身のすべての部位でこれらの機能が衰えていくのです。全身のすべての部位とは、例えば人間には265個の骨があって、それぞれが関節を作り、さらに600を超える筋肉があります。そして、これらの全ての機能が衰えるということなのです。そう考えると、衰えるのを防ぐというのはとても難しいと感じるかもしれません。しかし、実際には**「柔軟性」「筋力」「バランス能力」ともに、最も衰えやすい部位があり、それを維持することで、全身の機能が維持しやすくなるのです。**

それではここから、その3つの機能について、どこが衰えやすくて、そしてどのようにしたらそれを予防することができるのか、そういったことについてこの本で分かりやすく説明していきたいと思います。

この本をいま読んでくださっている皆さんは、少なくとも「健康で長生きしたい」という想いをしっかり持っている方だと思います。その想いをさらに強く持っていただき、この本に書いてある内容をよく理解してください。そして「健康で長生きしたい」という強い想いを持って、必要な運動を継続してください。そのことで、**「より健康で」「より若く」「より長寿で」「より生きがいを持った」人生を送ることができれば、私はとても嬉しく思います。**

## ここまでをまとめてみましょう

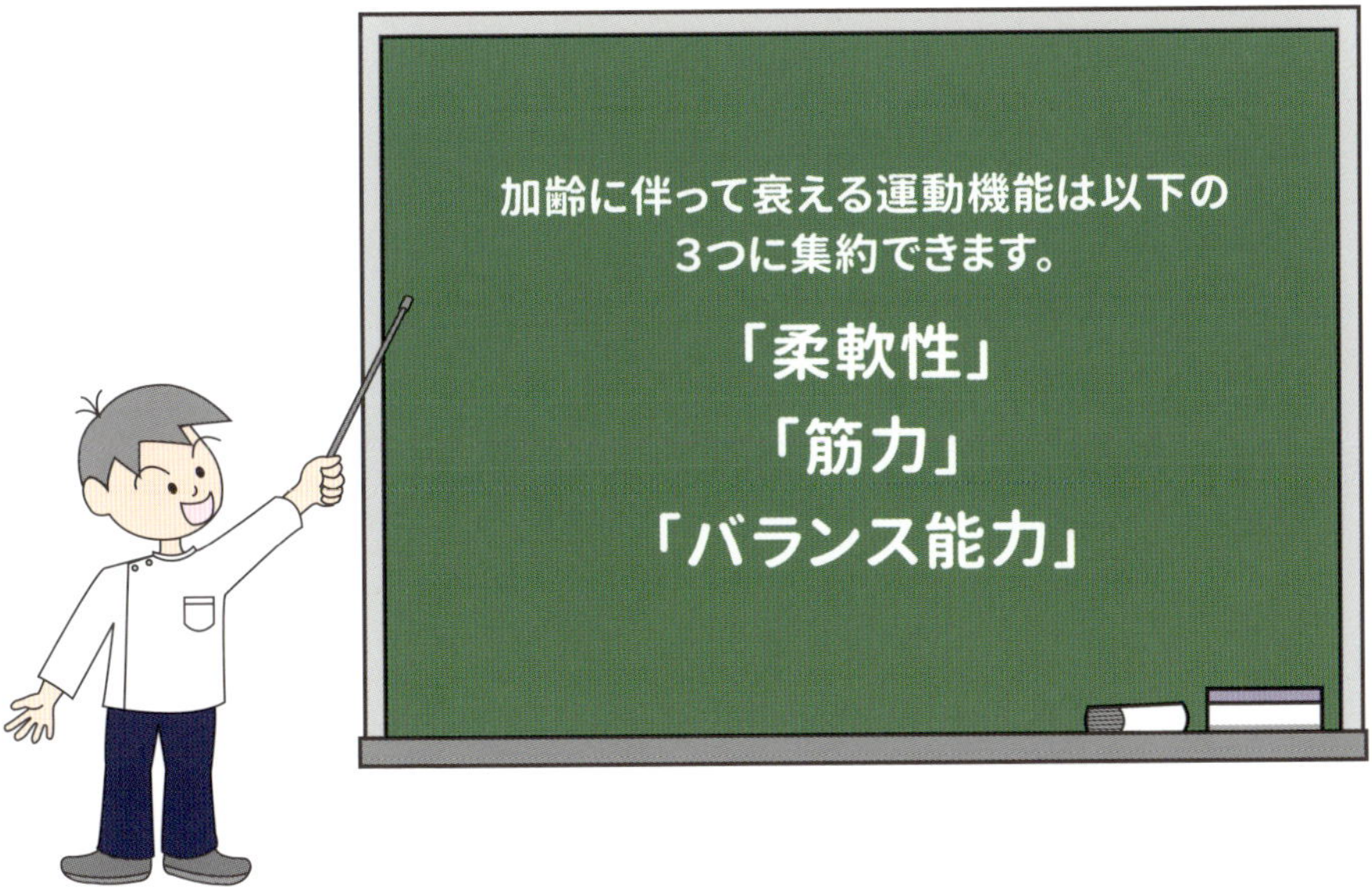
加齢に伴って衰える運動機能は以下の
3つに集約できます。

「柔軟性」

「筋力」

「バランス能力」

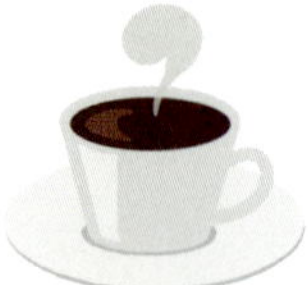

## ちょっとコーヒーブレイク①

# 日常の生活の中に

　昔と比べて、今の時代は何でもかんでもとても便利になったと思います。移動手段も同様なことが言え、昔は階段で上っていたところへは、エスカレーターやエレベーターが設置されています。また首都圏に住んでいれば、電車、タクシー、バスが整備されているので歩くことも年々少なくなっているように思います。少し移動距離が長いと、『動く歩道』なんてあったりしますよね（笑）

　でも**便利な今だからこそ、積極的に自分から「からだを使う」ようにすることを心がけることが大事**だと私は思っています。

　私の勤めている病院は9階建てで、リハビリ室は地下にあります。しかも各階の天井の高さが通常より高いので、階段を使うのは少し大変な建物かもしれません。でも、私は患者さんの病室に行くときには、あえてエレベーターではなく階段を使います。私の担当する患者さんは7階、8階の方が多いのですが、どの階でも階段を使います。この話を人にすると、よく『無駄』だと言われます。しかし私は階段を使うことで、**「無**

**料でからだを鍛えることができる」**と考えています。しかも、エレベーターは結構待ち時間が長いので、時間的なロスもほとんどありません。このように考えると、健康に良くて、待ち時間のイライラがなくて、しかも毎日使うと苦ではなくなるなど、たくさんの利点がある一方で、私にとっても勤務している病院にとっても、何にもマイナスはないように思っています。

お金をかけてフィットネスクラブに通ったり、時間をかけて特別な運動することも決して悪くはないですが、日常の中でも自分のからだを有効に鍛える機会はたくさん作ることができると私は思っています。

例えば、私の知人で会社の帰りだけ歩いて帰るようにしている人がいます。会社から歩いて帰ると40分かかるそうですが、電車で帰っても歩いて帰っても10分ぐらいしか違わないそうです。たったそれだけのことを2年続けたことで、**15キロの減量**ができたそうです。さらに食べるものも美味しくなり、からだを動かすのも軽くなるなどたくさんの利点があったと言っています。

たったこれだけのことですが、便利な現代においても工夫次第で、**日常生活の中に健康のためにできること**をたくさん見つけることができると思います。

# 第1章

# 柔軟性を改善する

## （からだの柔らかさが決め手！）

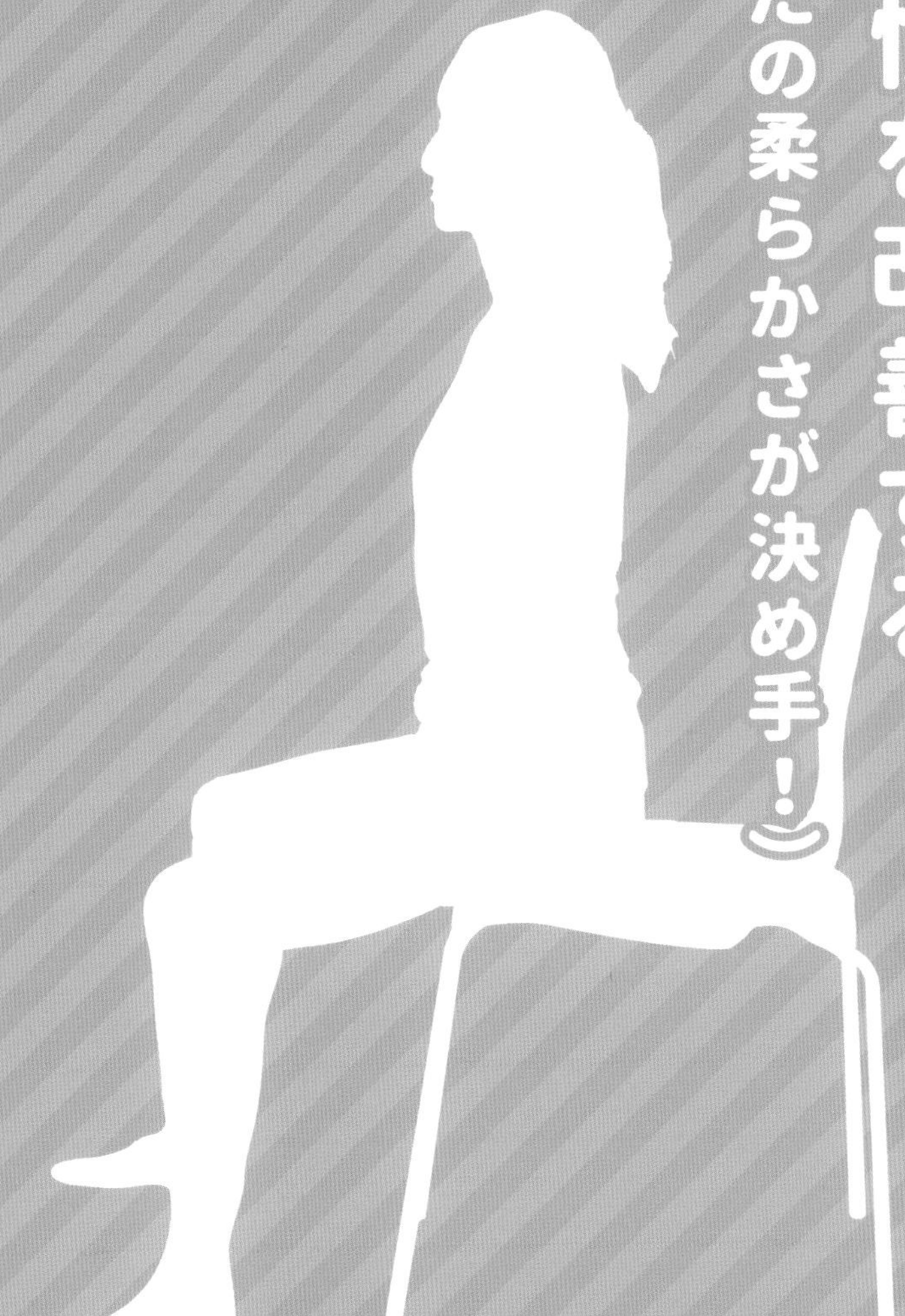

## ❶ なぜからだは硬くなるのか？

からだを構成している組織はたくさんあります。この中で、からだの柔軟性に関与する組織は「筋肉」「靭帯《じんたい》」「関節包《かんせつほう》」「腱《けん》」「脂肪体（皮下脂肪とは異なる組織）」などが挙げられます。これらの組織は軟部組織といい、関節を動かしたり、安定させたりする役割を担っています。

一般に、軟部組織は年齢が高くなるほど硬くなってくることが分かっています。その理由はたくさんありますが、最も大きな理由はこれらの組織自体が変化することです。「筋肉」「靭帯」「腱」などの軟部組織には、コラーゲンやエラスチンというタンパク質が多く含まれ、これによりゴムのような柔軟性がつくられています。しかし、これらが加齢とともに失われていき、年々軟部組織の柔軟性が失われていくのです。この変化は、新しい柔らかいゴムが、劣化していくにしたがい硬いゴムに変わっていくのをイメージすると、分かりやすいかもしれません。

このようなことから歳を重ねていくと、どうしてもからだが硬くなっていきます。だから中高年以降では、からだの柔軟性を保つためには、ストレッチングや可動域エクササイズのような予防的な運動が不可欠になると私は考えています。

## ● 痛くなりがちなひざの構造を見てみましょう

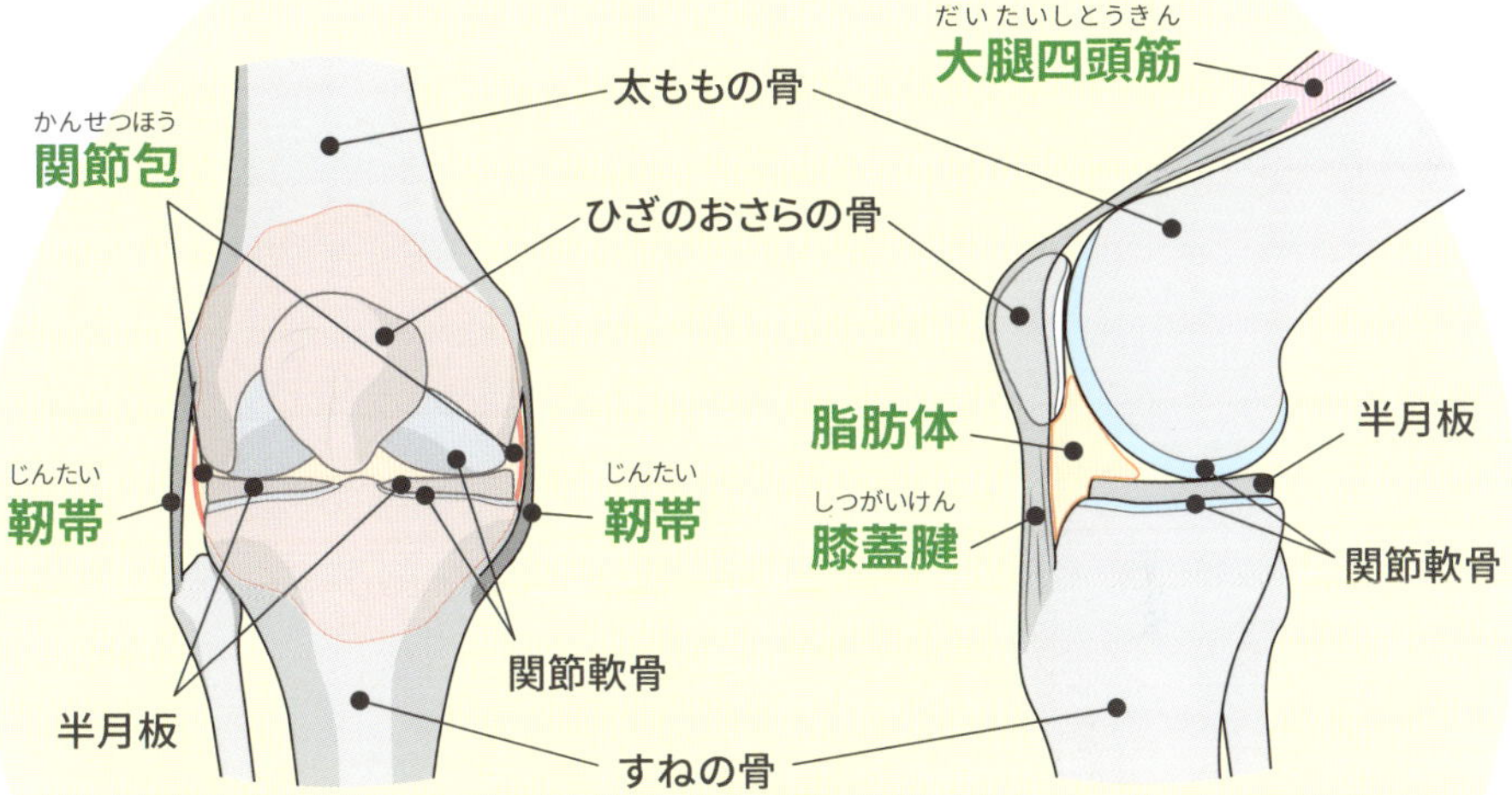


### 軟部組織（ひざ）

からだの柔軟性に関与する組織は「筋肉」「靭帯」「関節包」「腱」「脂肪体」などが挙げられます。これらの組織は軟部組織といい、関節を動かしたり、安定させたりする役割を担っています。

## ❷ からだが硬くなることの影響

からだが硬くなることによってたくさんの問題が生じます。特に次の4つの問題が生じることを知っておきましょう。

### ●ケガや転倒が多くなる

1つ目の影響として、ケガが多くなることを挙げることができます。例えば筋肉が硬くなると、肉離れや腱損傷などのケガが多くなります。また靭帯や関節包が硬くなると、体重のかけ方が偏ってきますので、それによって捻挫や転倒などのケガも多くなります。

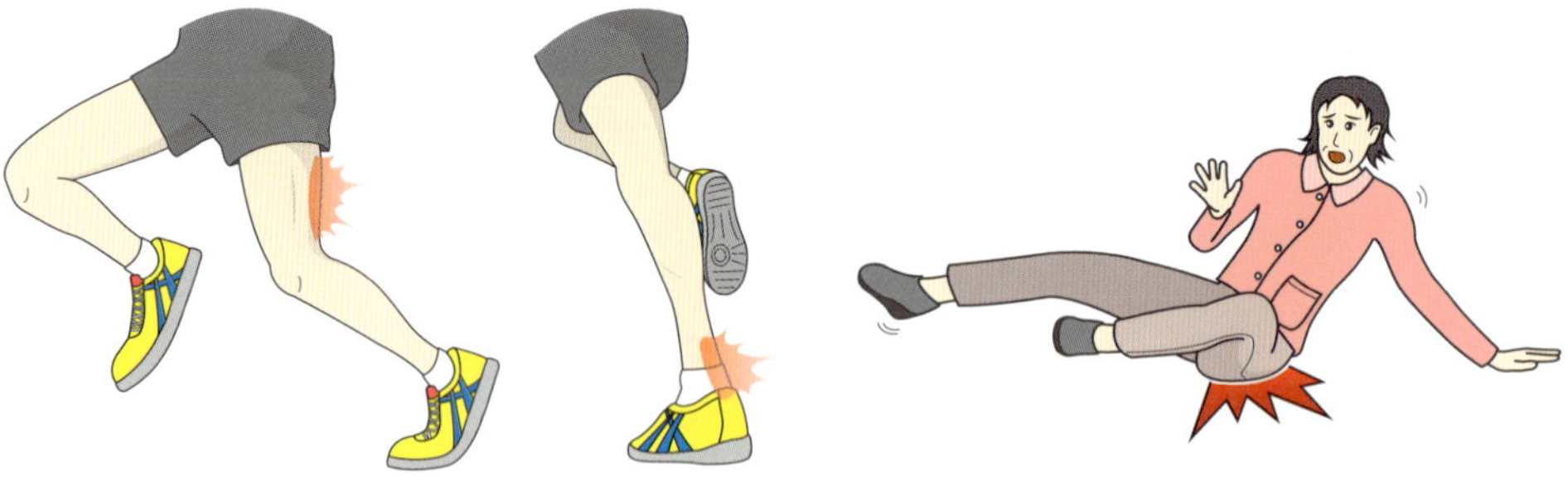

ハムストリングスの肉離れ　アキレス腱の断裂　転倒

**からだが硬くなることの影響**（ケガや転倒が多くなる）

硬い筋肉では、肉離れや腱損傷など筋肉のケガや転倒が多くなります。

※ハムストリングス：太ももの裏側の筋肉

## ●変形を生じやすくなる

例えば、歳をとると腰や背中が丸まりやすくなります。

からだが丸まってしまうのにも様々なタイプがあります。

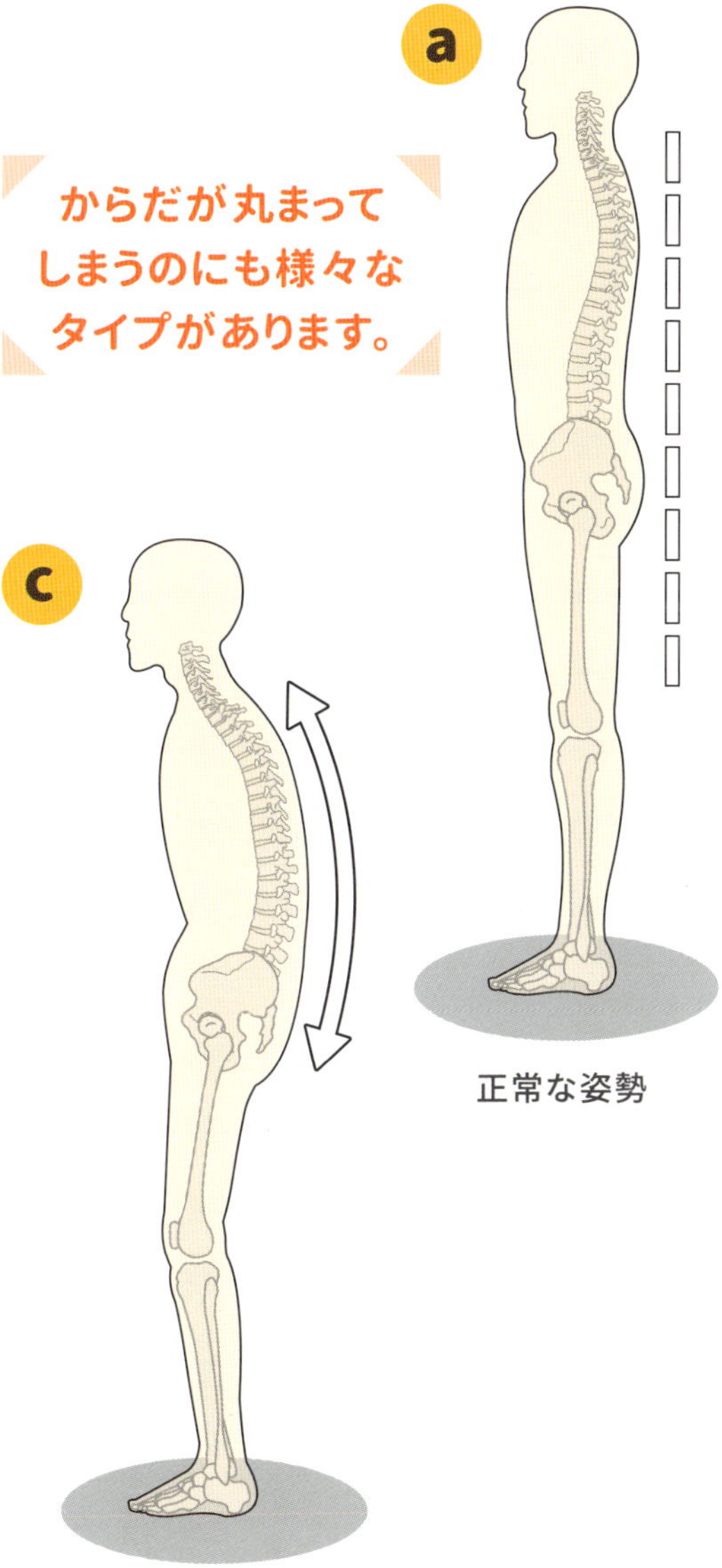


正常な姿勢

腰が丸くなる姿勢

背中が丸くなる姿勢

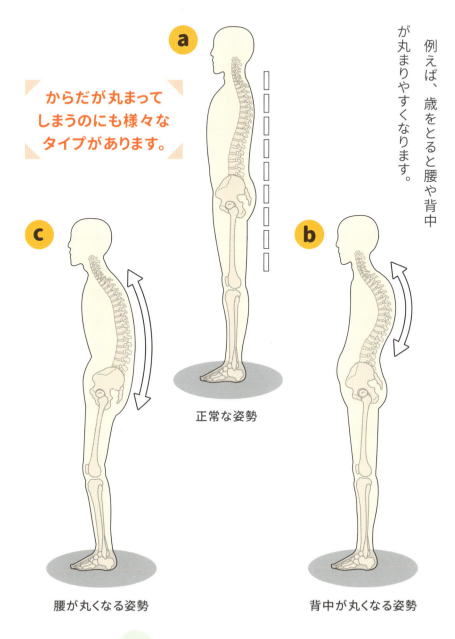

歳をとると起こりやすい姿勢

腰や背中が丸くなる理由はいくつかありますが、特に**体幹**が硬くなることと関連があります。例えば腰には5つの椎骨《ついこつ》という骨があり、これらの椎骨は上下の骨同士で関節を作っています。この一つ一つの関節が後ろに反らす動きが硬くなって、腰が丸まってくるのです。

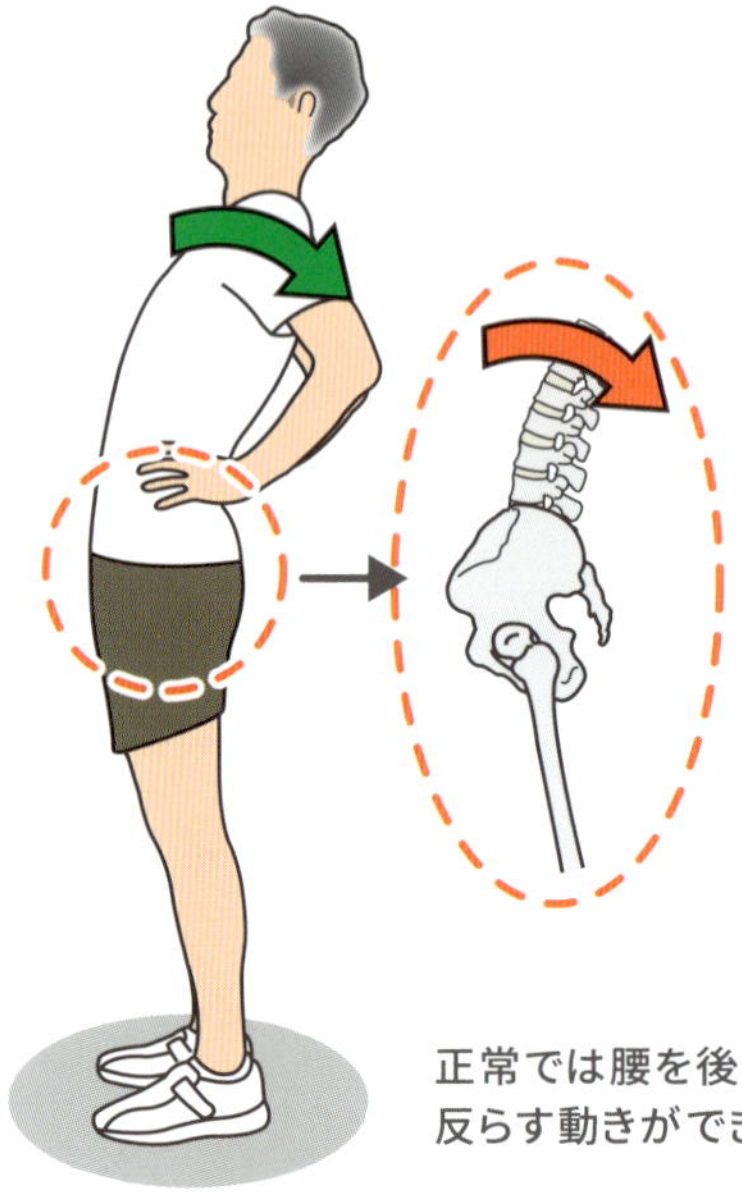

正常では腰を後ろに
反らす動きができる。

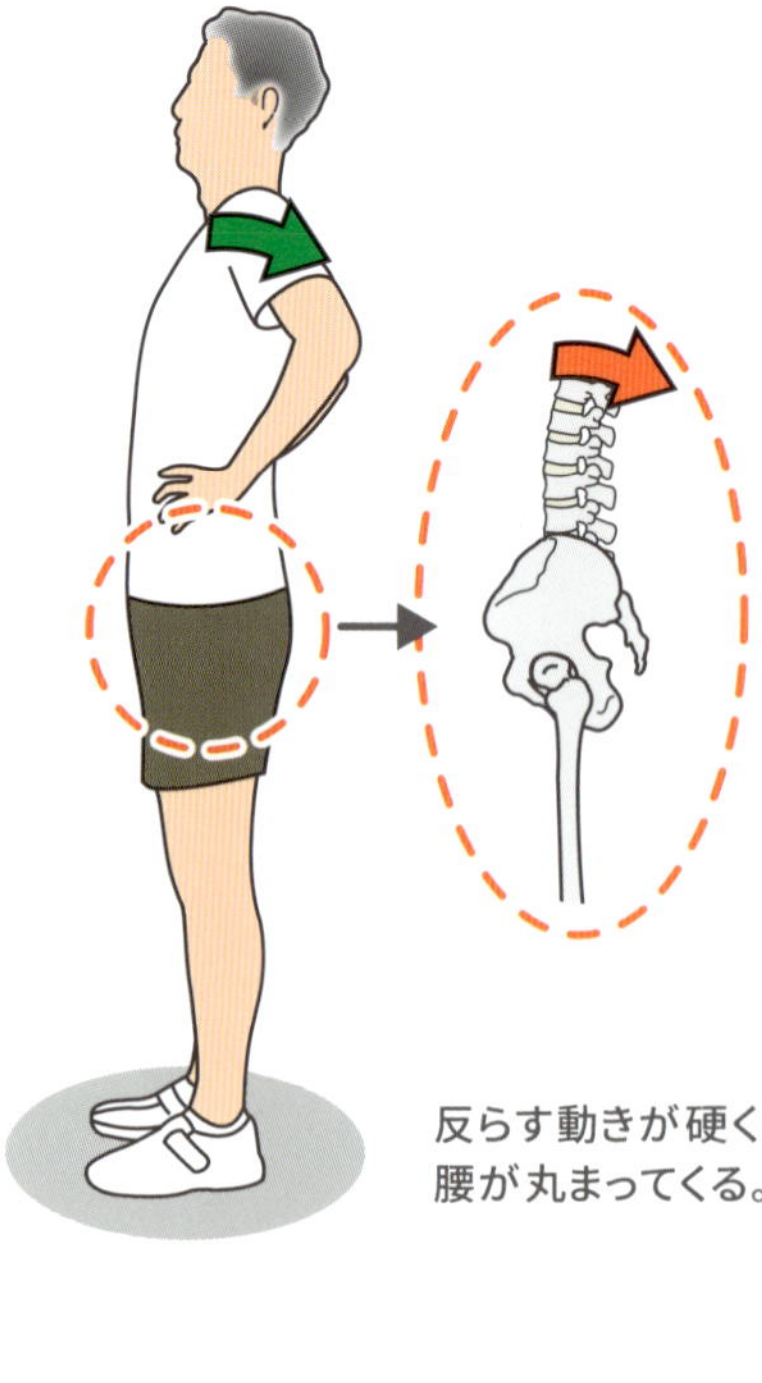

反らす動きが硬くなると、
腰が丸まってくる。

## 腰を後ろに反らす動き

歳をとると腰が丸まりやすくなりますが、これは腰を後ろに反る方向への動きが硬くなることで生じます。

## ●痛みが生じやすくなる

関節や筋肉の硬さは、様々な痛みと関連があります。例えば、ひざが伸びなくなった状態を例に挙げましょう。ひざはまっすぐに伸びているときに最も安定する関節です。このためひざが伸びなくなると、ひざは不安定な状態になります。また、使用する筋肉の活動が過剰になります。

これだけ考えても、ひざが不安定になり、さらにその動きをコントロールする筋肉の活動も過剰になるわけですから、ひざに様々な負担がかかるのも容易に想像できます。

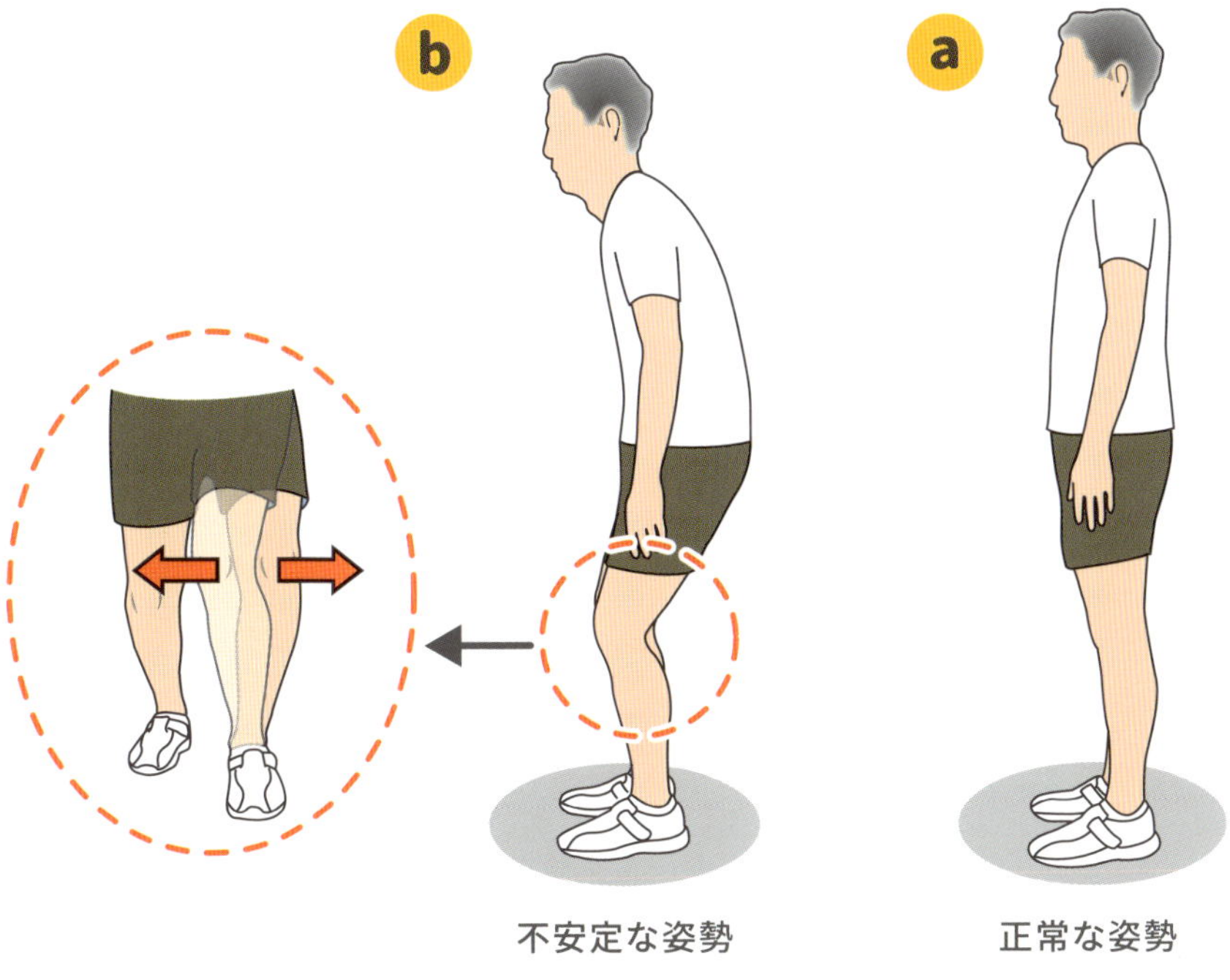


**からだが硬くなる影響（痛みが生じやすくなる）**

**ひざ**はまっすぐに伸びているときに最も安定する関節です。このため **b** のように、**ひざ**が伸びなくなると、**ひざ**は不安定な状態になります。

## ●他の部位に負担がかかる

また硬いところがあると、隣接する関節に負担をかけ、様々な痛みの原因となります。

一つの関節の動きは他の関節の動きにも影響を与えます。例えば**股関節**が硬くなると、図のようにひざも曲がり、足首も曲がります。つまり隣接

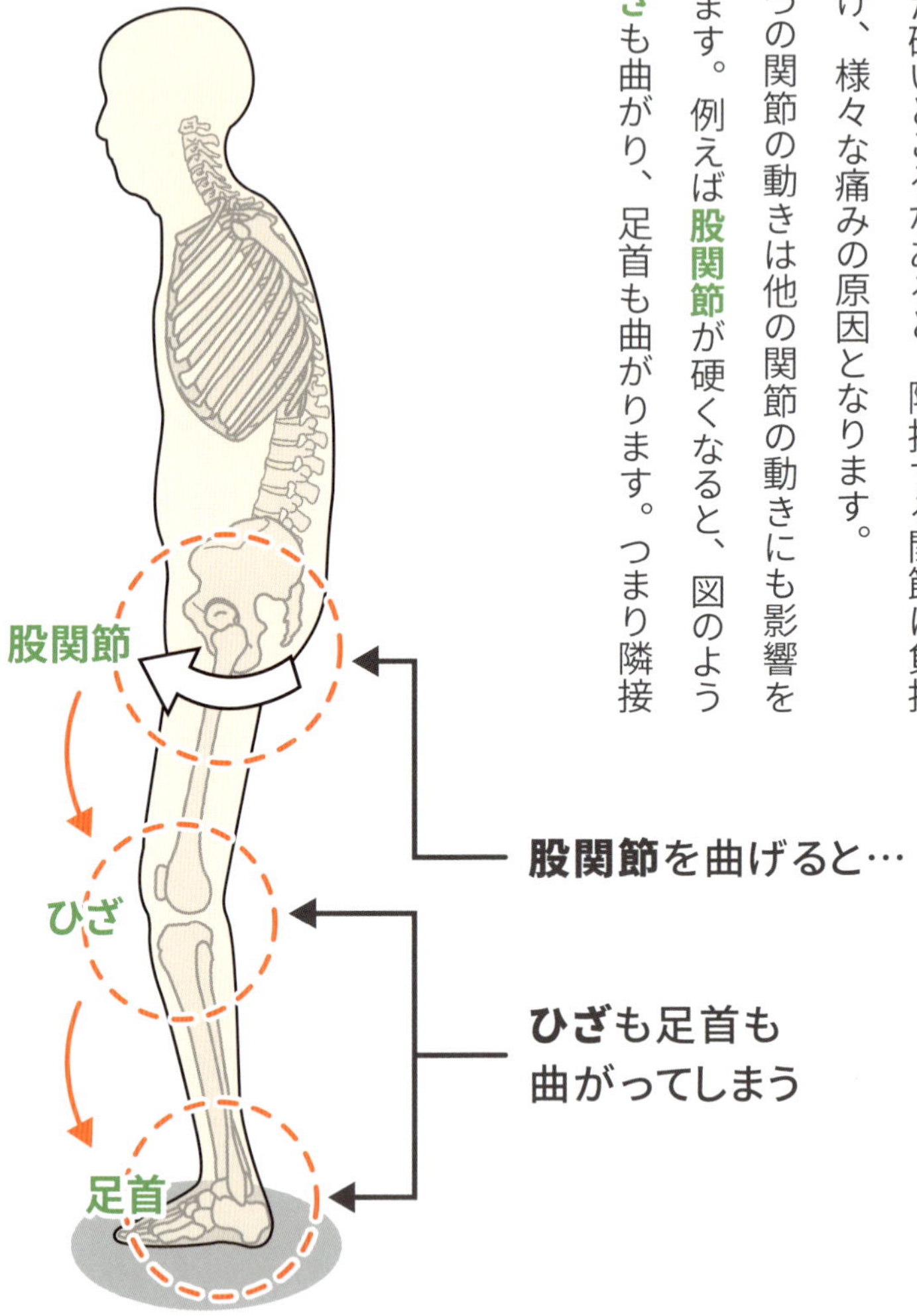


### からだが硬くなる影響（他の部位に負担をかける）

**股関節**を曲げると必ず**ひざ**も曲がり、足首も曲がってしまいます。

する関節にも大きな影響を与えます。こうしたことから、一つの関節が硬くなることは、その関節はもちろんのこと、隣接する関節に大きな負担がかかるようになり、その結果、からだに様々な痛みが生じるようになります。

ここでは**股関節**を例に挙げましたが、その他の関節でも同様です。偏った硬さが生じると、関節が硬くなかった時と比べ、からだの様々の部位への負担が大きくなります。

からだが硬くなると…

「ケガや転倒が多くなる」

「変形が生じやすくなる」

「痛みが生じやすくなる」

「他の部位に負担がかかる」

などの問題が生じることを知っておきましょう。

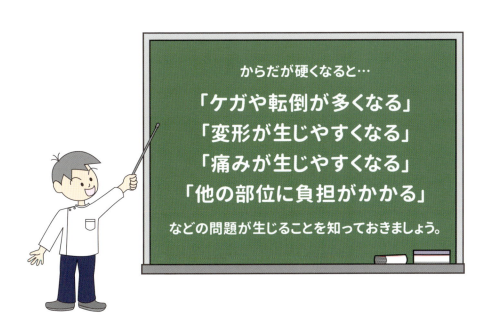

## ❸ からだのどこが硬くなるのか？

歳をとると、からだの様々な部位が硬くなることは説明しました。では、**特にどこが硬くなるのでしょうか。このことを知っておけば、柔軟性を改善する部位の『的』を絞ることができます。**

特に硬くなるところは、主に次の3つの部位です。それは、**「体幹」「股関節」「ひざ」**です。歳をとると、これらの部位は伸びる方向への可動性が小さくなるのです。このため、各々の部位が曲がる方向に変形してきて、伸ばすことができなくなっていきます。

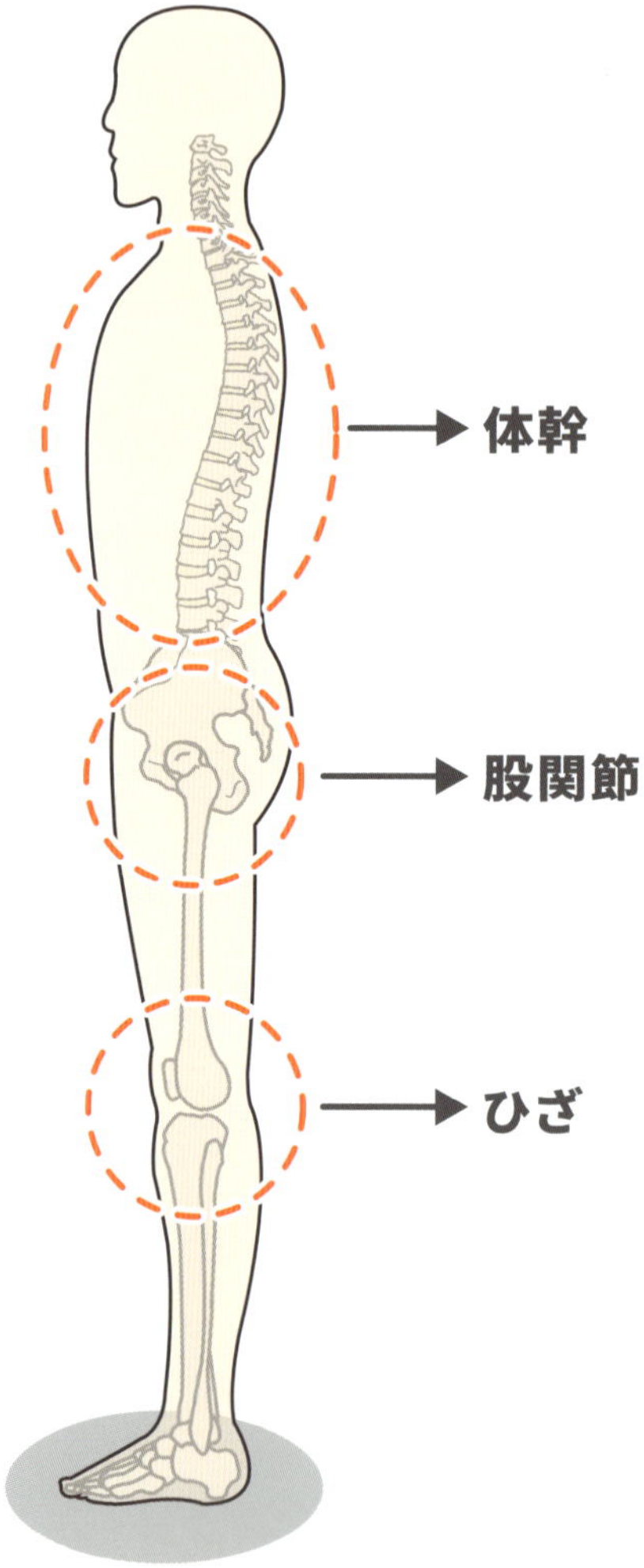


**加齢によって硬くなる部位**

歳をとると、**「体幹」「股関節」「ひざ」**は伸びる方向への可動性が小さくなるのです。

**図左**の姿勢を見てください。この姿勢って、よくみるお年寄りの姿勢ではないですか。これがまさに**「体幹」「股関節」「ひざ」**が曲がってしまっている姿勢です。**この姿勢になっている自分を想像して、あなたはどう思いますか。**こうなる前に予防したいと誰もが思いますよね。また、こうなってしまった後も何とか少しでも改善したいと誰もが思うものです。こうなってから改善することは決して不可能ではないのですが、最善策はこうならないように事前に予防することなのです。

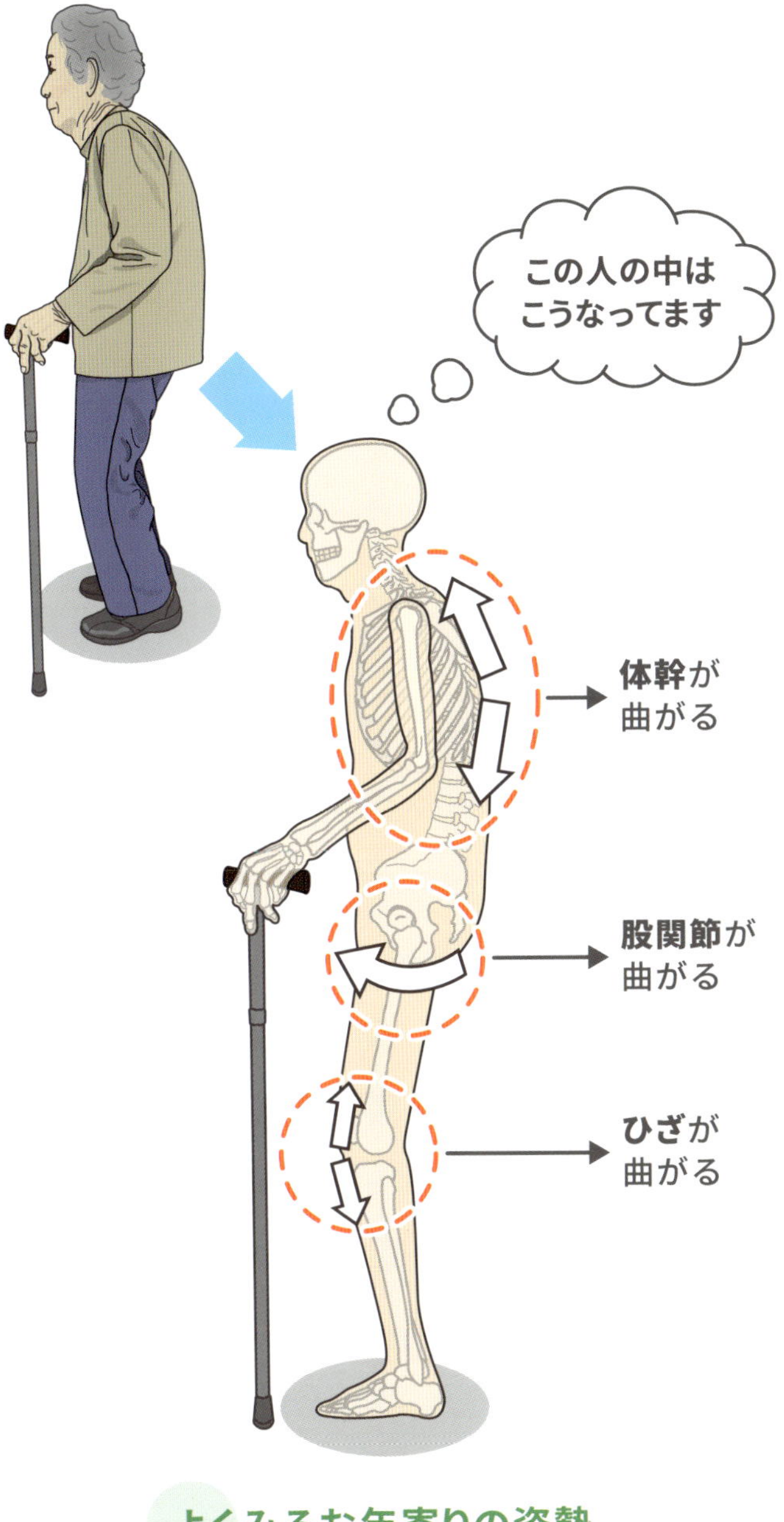
この人の中は
こうなってます
体幹が
曲がる
股関節が
曲がる
ひざが
曲がる

よくみるお年寄りの姿勢

「**体幹**」「**股関節**」「**ひざ**」の曲がりは相互に関連し合っています。例えば、**体幹**（背中・腰）を丸めた姿勢をとってください。そうすると、**股関節**や**ひざ**も自然に曲がってしまうのが分かります**（写真右）**。また逆に、**股関節**と**ひざ**を軽く曲げた姿勢をとってみてください。そうすると、体幹が丸まってしまうのが分かります**（写真左）**。つまり、硬さが1箇所に生じてしまうと、その影響は他の部位にも必ず及ぶことになります。このため各々の関節が硬くならないように、予防とチェック方法を知っておくことは、とても重要なことだと分かります。

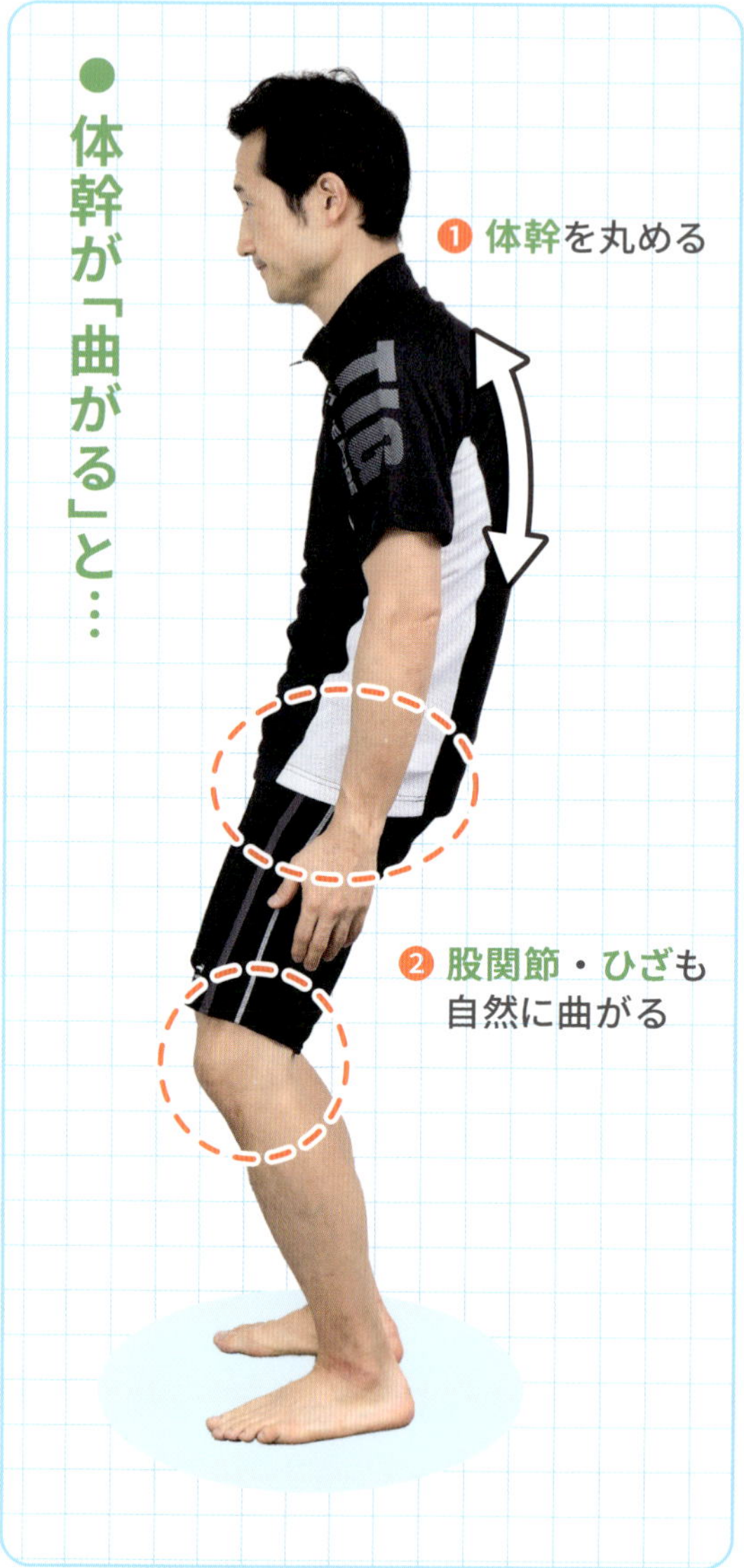

●体幹が「曲がる」と…
❶体幹を丸める
❷股関節・ひざも
自然に曲がる


**体幹・股関節・ひざの関連性❶**

**体幹**を丸めた姿勢をとると、**股関節**や**ひざ**も自然に曲がってしまいます。

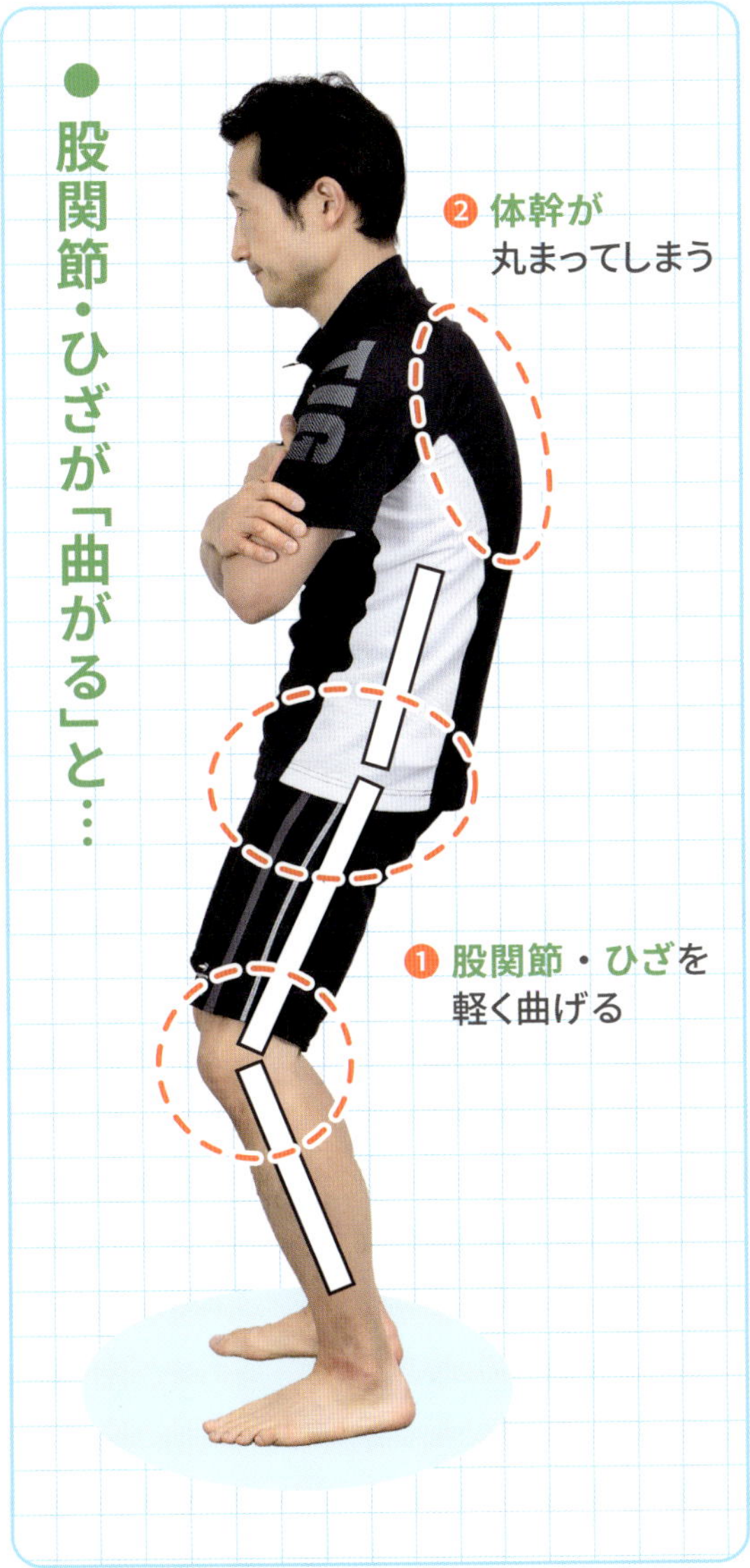


## 体幹・股関節・ひざの関連性❷

**股関節**と**ひざ**を軽く曲げた姿勢をとっても、
**体幹**が丸まってしまいます。

そして、**若さを保つ秘訣は、これらの部位が曲がってくることを予防し、伸びた状態を維持すること**です。つまり、図で示すように**「体幹が伸びる」「股関節が伸びる」「ひざが伸びる」**の3つのことをできる限り維持することが重要となります（ここで8ページの3分間簡単チェックをもう一度見直して、ご自分の関節の硬さを確認してみましょう）。

## からだの柔軟性を維持するためのキーポイント

「**体幹**が伸びる」「**股関節**が伸びる」「**ひざ**が伸びる」の3つのことをできる限り維持することが重要となります。

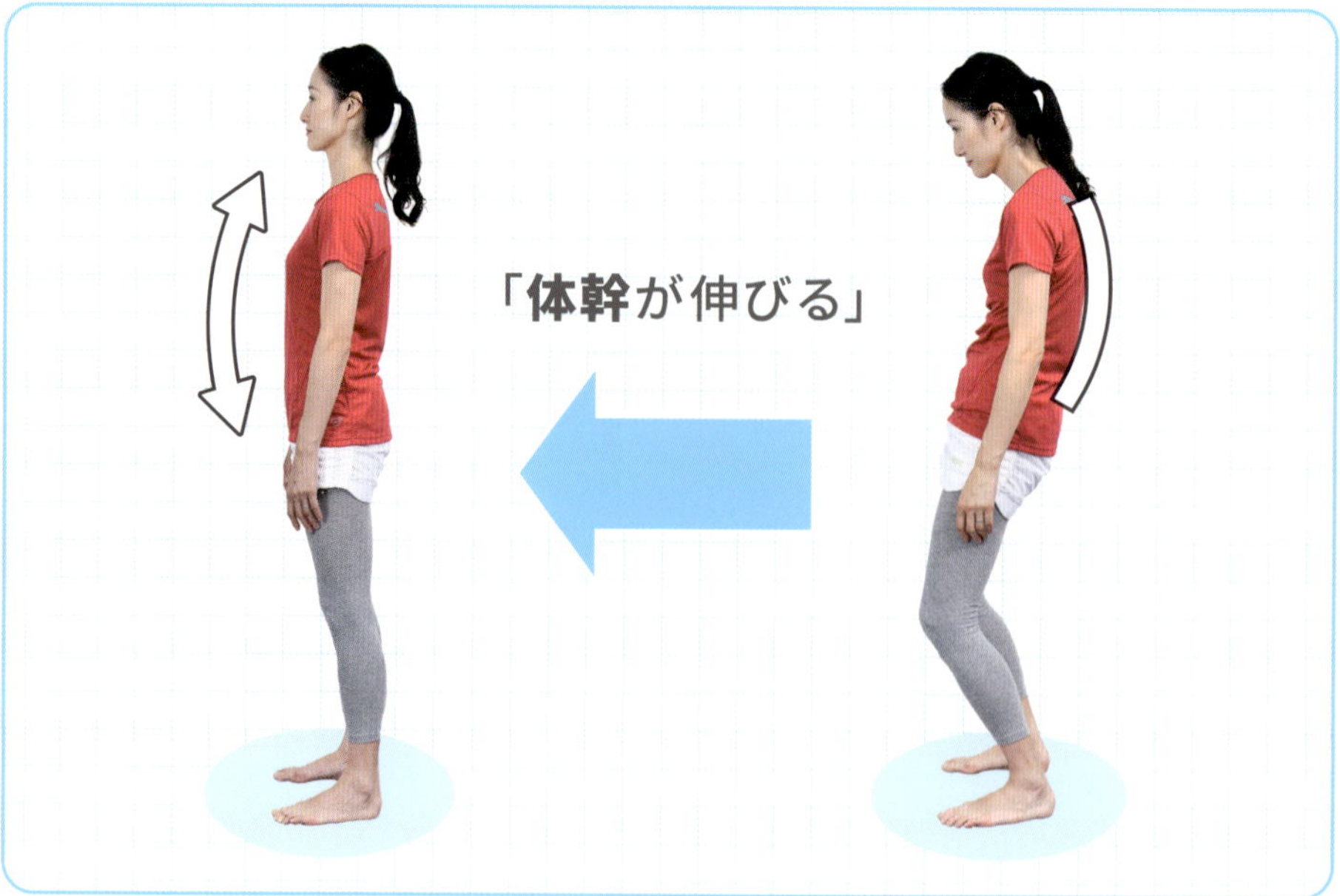

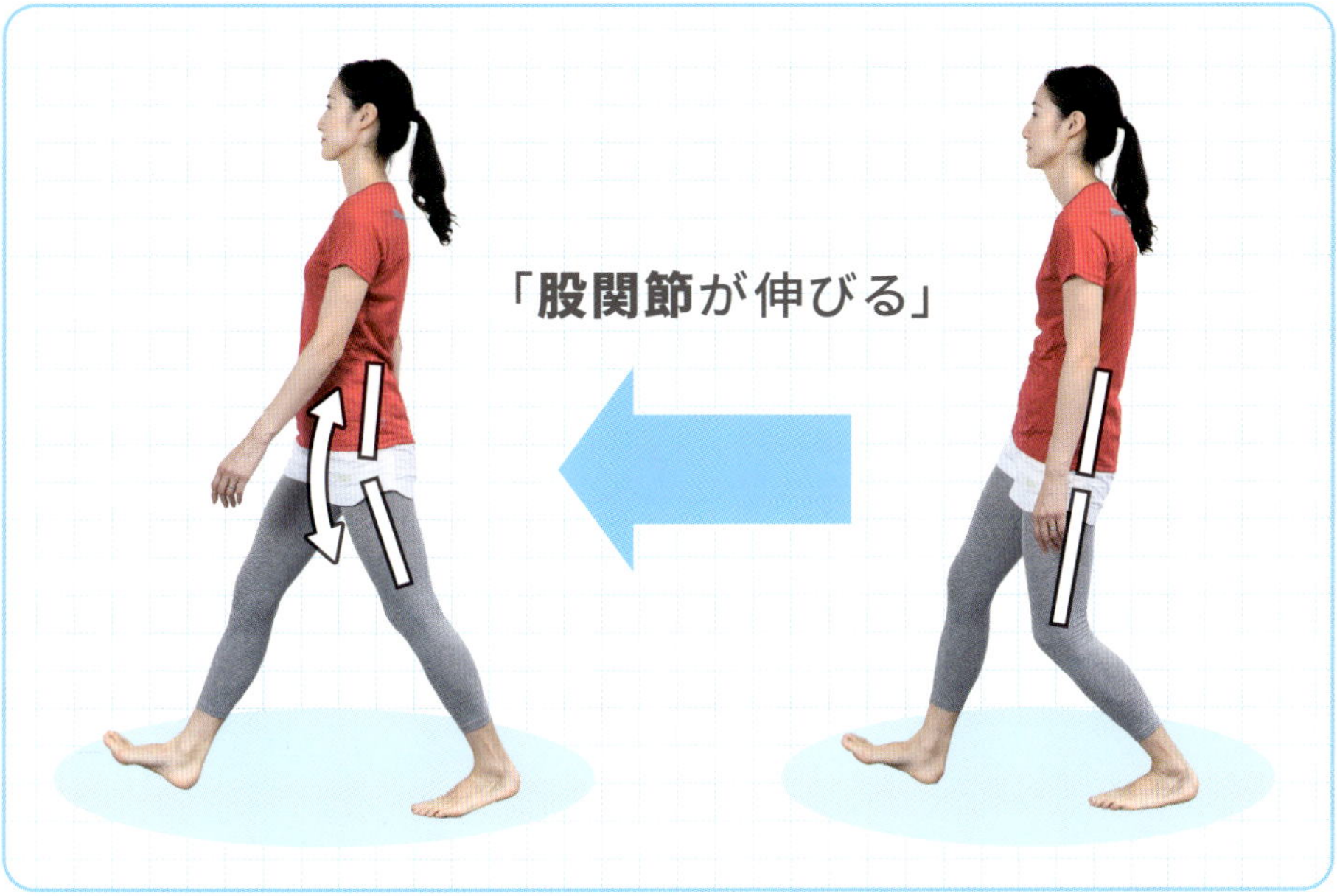
「股関節が伸びる」

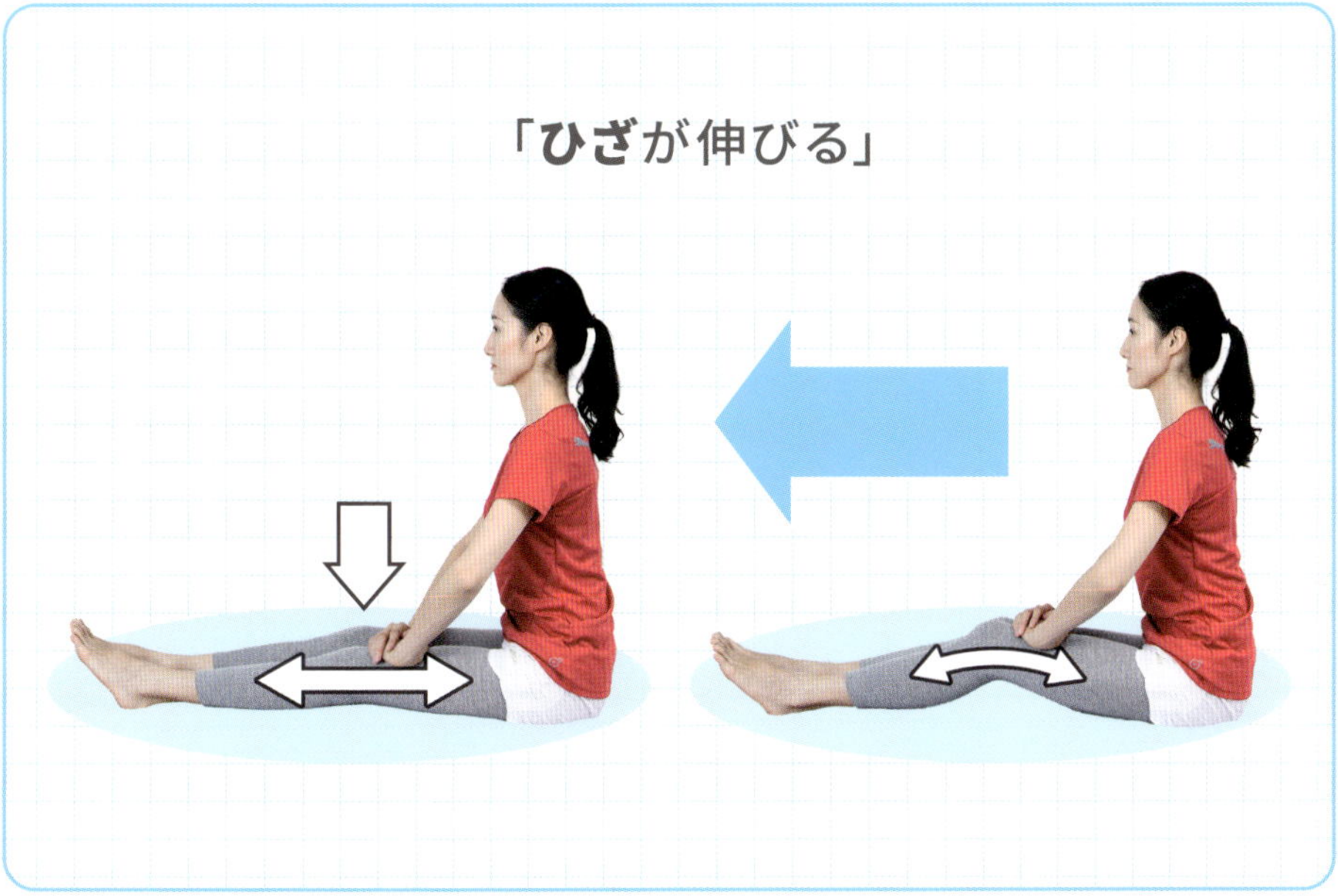
「ひざが伸びる」

この3つのことを維持できている人は、運動機能をかなり維持しやすいといえます。実際に、私はたくさんの中高年以降の患者さんを診てきましたが、**これら3つの部位が曲がってくると急激にからだの機能が落ちてくること**を日々感じています。逆に、これらの部位の曲がりを改善すると、からだの機能がとても良くなることもとても多く経験します。

それでは、ここから**「体幹」「股関節」「ひざ」**の3つに分けて、柔軟性を改善および維持する方法について説明していきます。

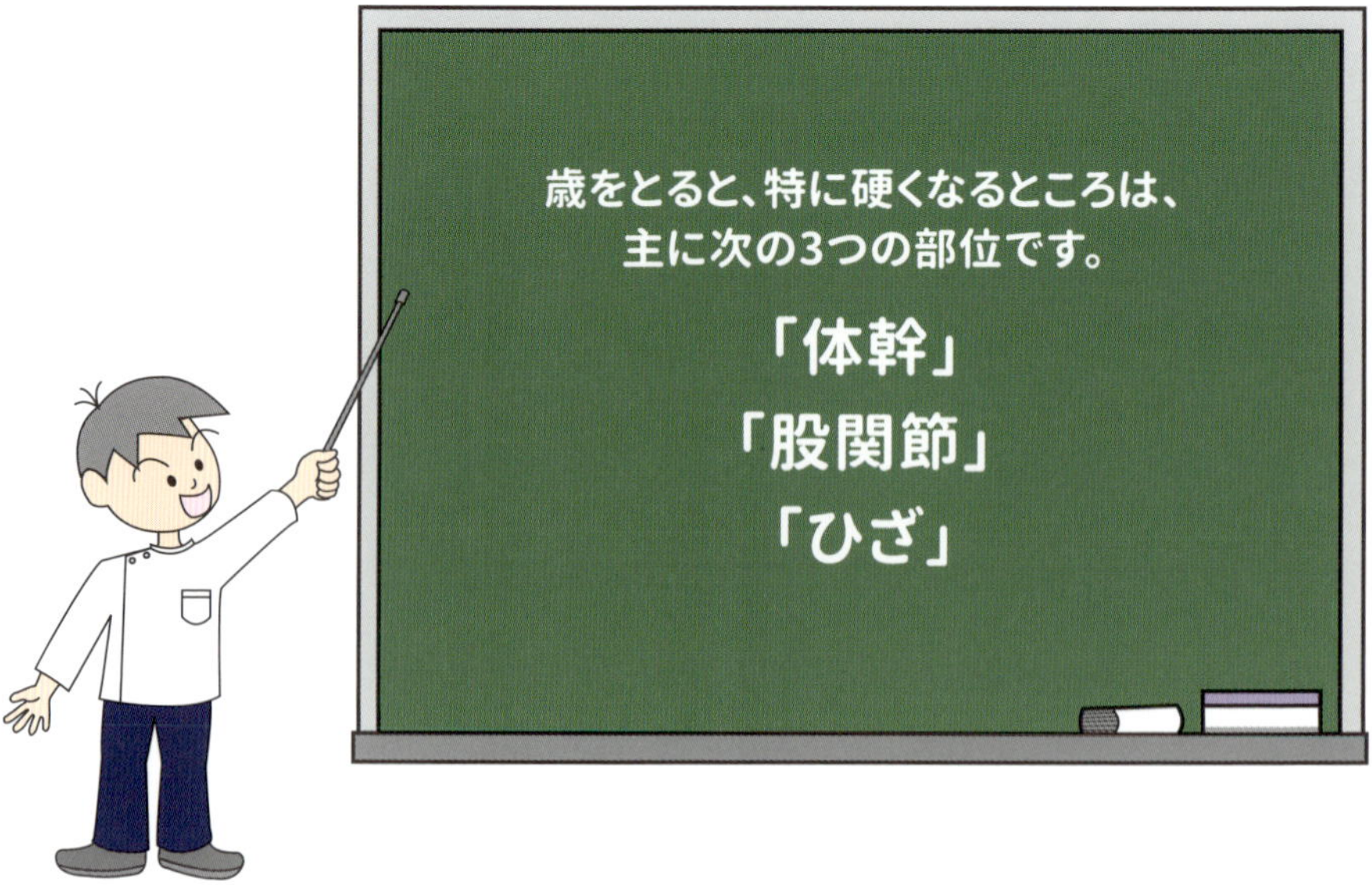
歳をとると、特に硬くなるところは、
主に次の3つの部位です。

「体幹」

「股関節」

「ひざ」

## ❹ 体幹が曲がるのを予防しよう！

### ● 背景：「老い」は姿勢から始まる

「体幹」とは、何となく胴体の部分を示すことは誰でも分かりますが、どの部分を指すのかご存知でしょうか。具体的には、頭部と左右の手足（四肢）を除いた部分をいい、からだの中心にあることから、近年では「コア」と呼ばれることも多くなっています。コンビニの雑誌コーナーを覗いてみると「体幹」や「コア」のエクササイズに関する雑誌を多く目にするようになりました。それだけ老若男女問わず、体幹がからだの機能に重要な部位だと分かってきたということがいえます。体幹は、主に骨と筋肉から構成されます。骨には骨盤・背骨・肋骨・肩甲骨があり、その周囲を取り巻く体幹筋と呼ばれる筋肉があります。

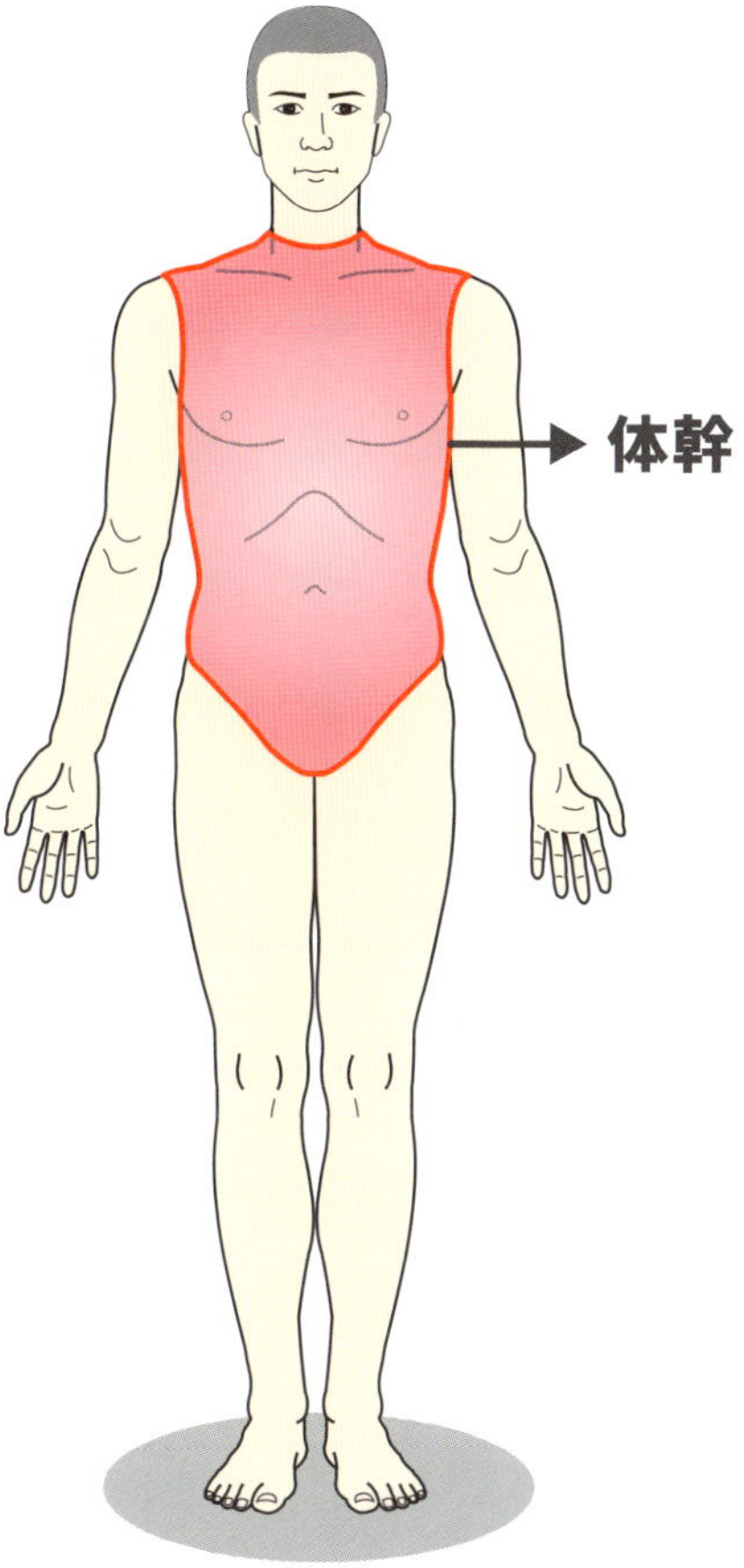


**体幹とは**

頭部と左右の手足（四肢）を除いた部分をいい、からだの中心にあることから、近年では**「コア」**と呼ばれることも多くなっています。

そして、**体幹は歳を重ねると必ず曲がるところです。**

**下図**を見てください。この二人の顔のシルエットは、同じ人のものです。

しかし、明らかに右の人が若者で、左の人はお年寄りに見えてしまいます。これは何によって判断しているのでしょうか。実は、我々が全身を見る場合、姿勢を見て概ねの年齢層を判断しているのです。つまり**体幹**が丸まっているシルエットを見ると、お年寄りと脳が勝手に判断するのです。そのイメージがあるからこそ、「お年寄りのまねをしてみてください」というと大半の人は**体幹**を丸めた姿勢を取ります。

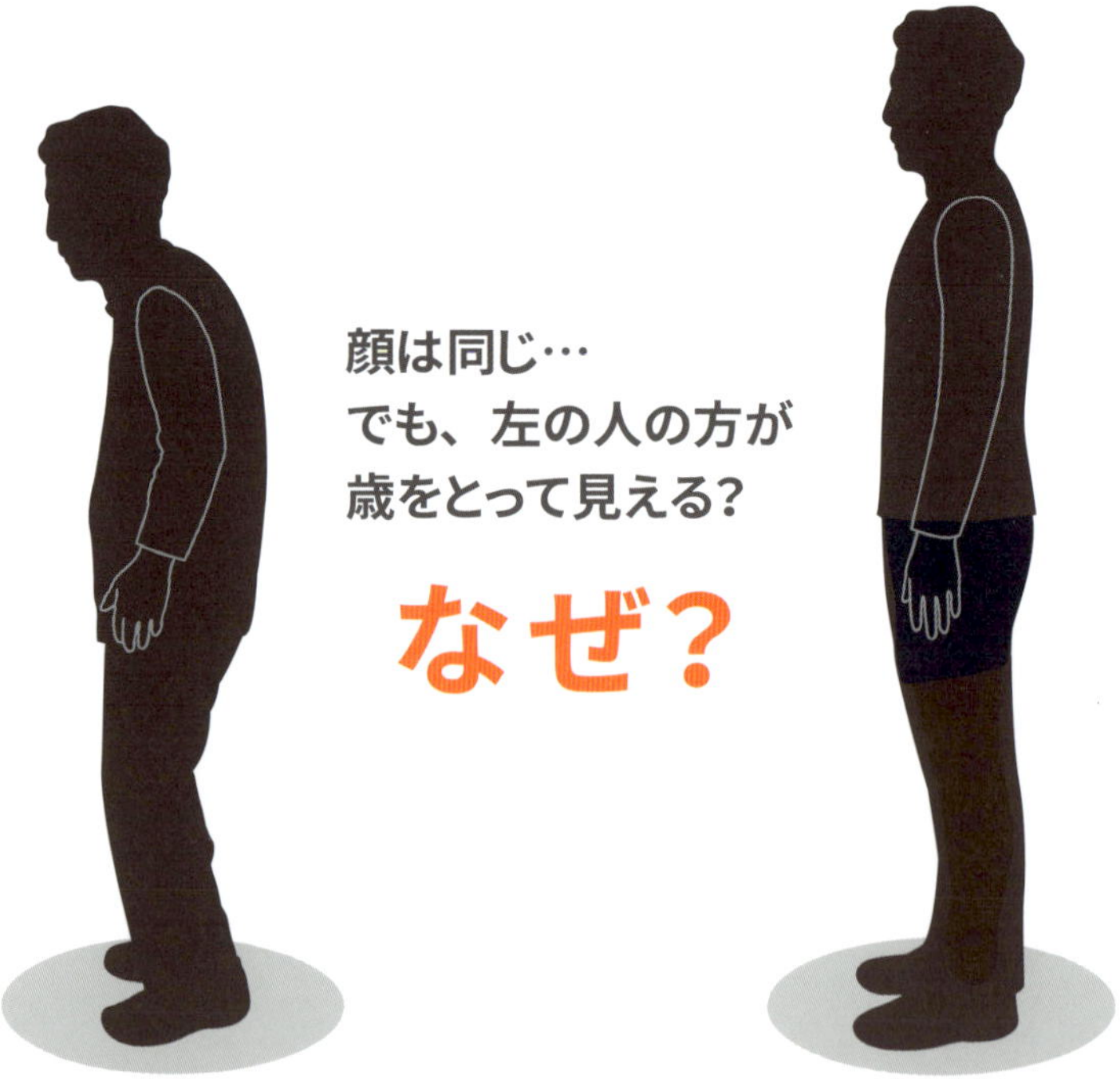
顔は同じ…
でも、左の人の方が
歳をとって見える？
なぜ？

**姿勢が見た目に与える影響**（同じ顔の二人で比較）

老いは姿勢から始まると言っても過言ではありません。ではもう一度、お年寄りの姿勢のように、**体幹**を丸めてみてください。自然と**ひざ**も、**股関節**も曲がります。**ひざ**のお皿も外に向いて、格好悪い姿勢になるのがお分かりいただけると思います。そしてこの姿勢で歩いてみると、前に進みにくいのが分かります。つまり、この丸まった姿勢になると、そうでないときと比べ、からだを動かすのがおっくうになってくるのです。また、後述しますが、このような姿勢になるとバランス能力も著しく悪くなります。このため、**体幹**が曲がるということは**体幹**への影響にとどまらず、多くの部位の変形やからだの使い方に影響します。

こうしたことから、綺麗な姿勢を維持することは若さを維持することに直結しますし、逆に姿勢が悪くなると若さを保つことが難しくなるということが言えます。

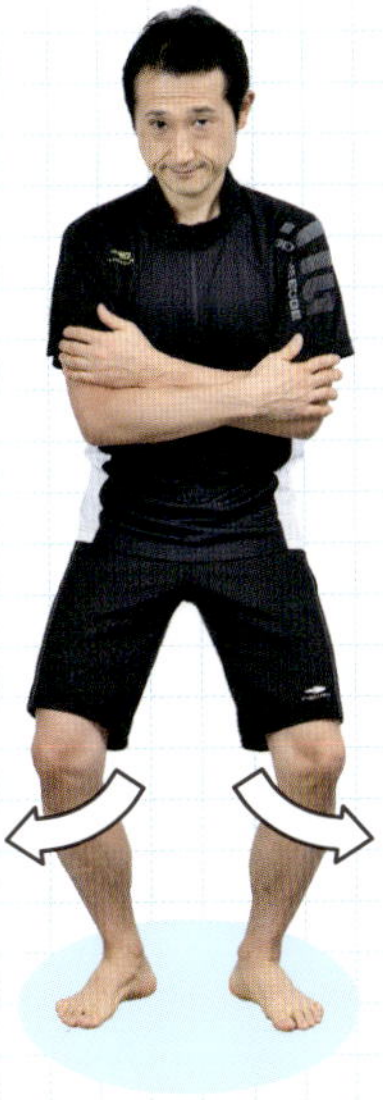

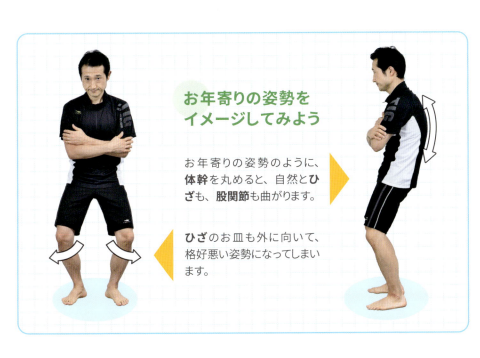

## お年寄りの姿勢をイメージしてみよう

お年寄りの姿勢のように、**体幹**を丸めると、自然と**ひざ**も、**股関節**も曲がります。

**ひざ**のお皿も外に向いて、格好悪い姿勢になってしまいます。

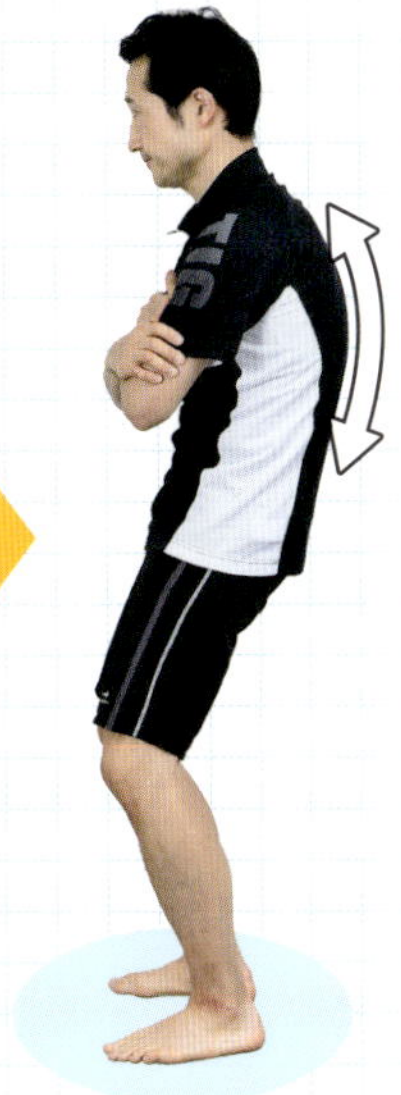

## ●タイプを知ろう！
## 体幹が曲がるのは、腰椎主体か、胸椎主体か

ここで体幹を構成する骨である脊柱の説明をします。下図のように脊柱には頸椎、胸椎、腰椎があります。正常では、頸椎と腰椎は前に凸の形状をしており、胸椎は後ろに凸の形状をしています。

体幹が曲がってくると一言で言っても、実はいろんなタイプがあります。そして大まかに分けると、「腰椎を主体に曲がってくるタイプ」と、「胸椎を主体に曲がってくるタイプ」とに分けることができます。

このため、体幹が曲がってきたからといっても、ただ単純に伸ばせば良いというわけではありません。ちゃんと狙いを決めて伸ばすことで、効果的

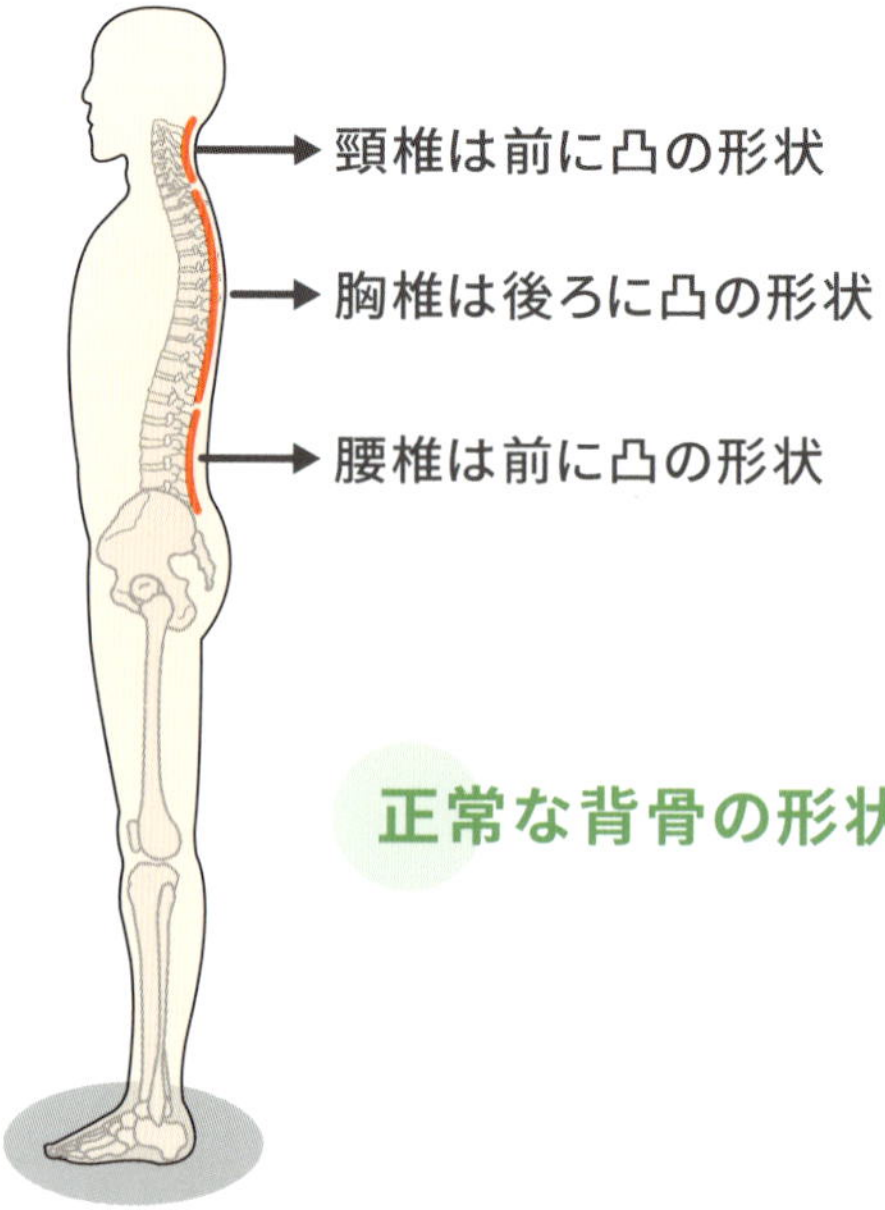


正常な背骨の形状

に**体幹**の曲がりを改善したり、予防したりすることができます。

**下図**の**Aさん**と**Bさん**をご覧ください。この二人は腰椎を主体に曲がってくるタイプです。このタイプの場合、腰椎がこんなにも丸まっているのに、胸椎はほとんど丸まりがありません。この人に、ただ**体幹**を伸ばすエクササイズをしても、胸椎がさらに伸ばされるだけです。これでは、この人にとっての狙いとなる腰椎を伸ばすことはできません。

また、**52ページ**の**Cさん**と**Dさん**のように、胸椎を主体に曲がってくるタイプの人に、ただ**体幹**を伸ばすエクササイズをしても、すでに反ってしまっている腰椎がさらに伸ばされるだけです。

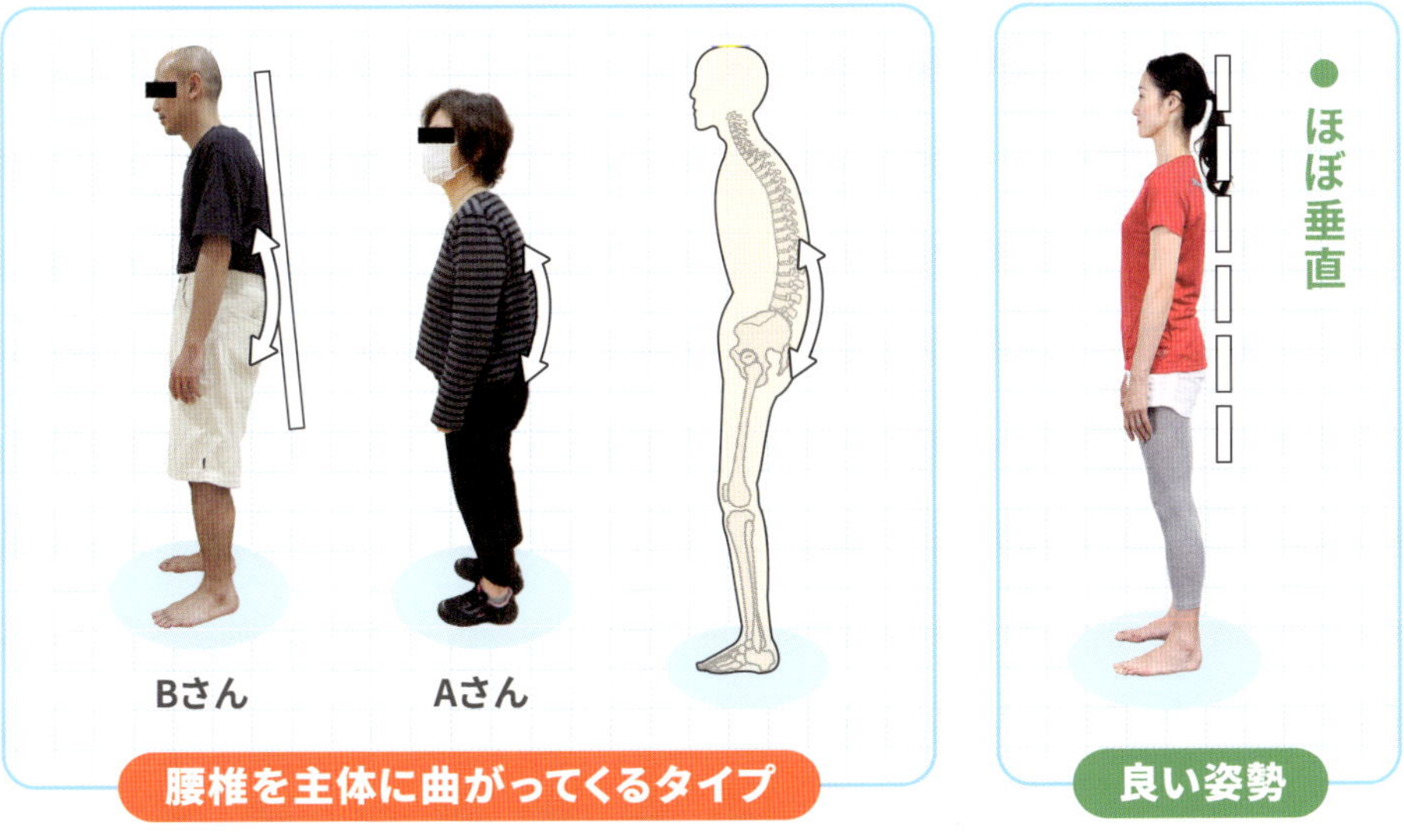


体幹のさまざまなタイプ

**こうしたことから、それぞれのタイプに合ったエクササイズを知ることによって、腰椎主体に曲がってくる人は腰椎を中心に、胸椎主体に曲がってくる人は胸椎を中心に伸ばすことができるようになるのです。**

自分の**体幹**のタイプを知るための方法として、上半身だけ裸になって（女性は下着で）、側面からスマートフォンなどで写真を撮ってもらうと良く分かります。

正常では**下図『良い姿勢』のモデル**のように、お尻と背中の後ろを結んだ線は、ほぼ垂直になり、胸椎がわずかに後凸、腰椎がわずかに前凸になっています。

しかし、**51ページ**の**Aさん**と**Bさん**のように、背中に対してお尻がかなり後にある、もしくは腰の前凸のカーブが失われている人は「腰椎を主体として曲がってくるタイプ」です。

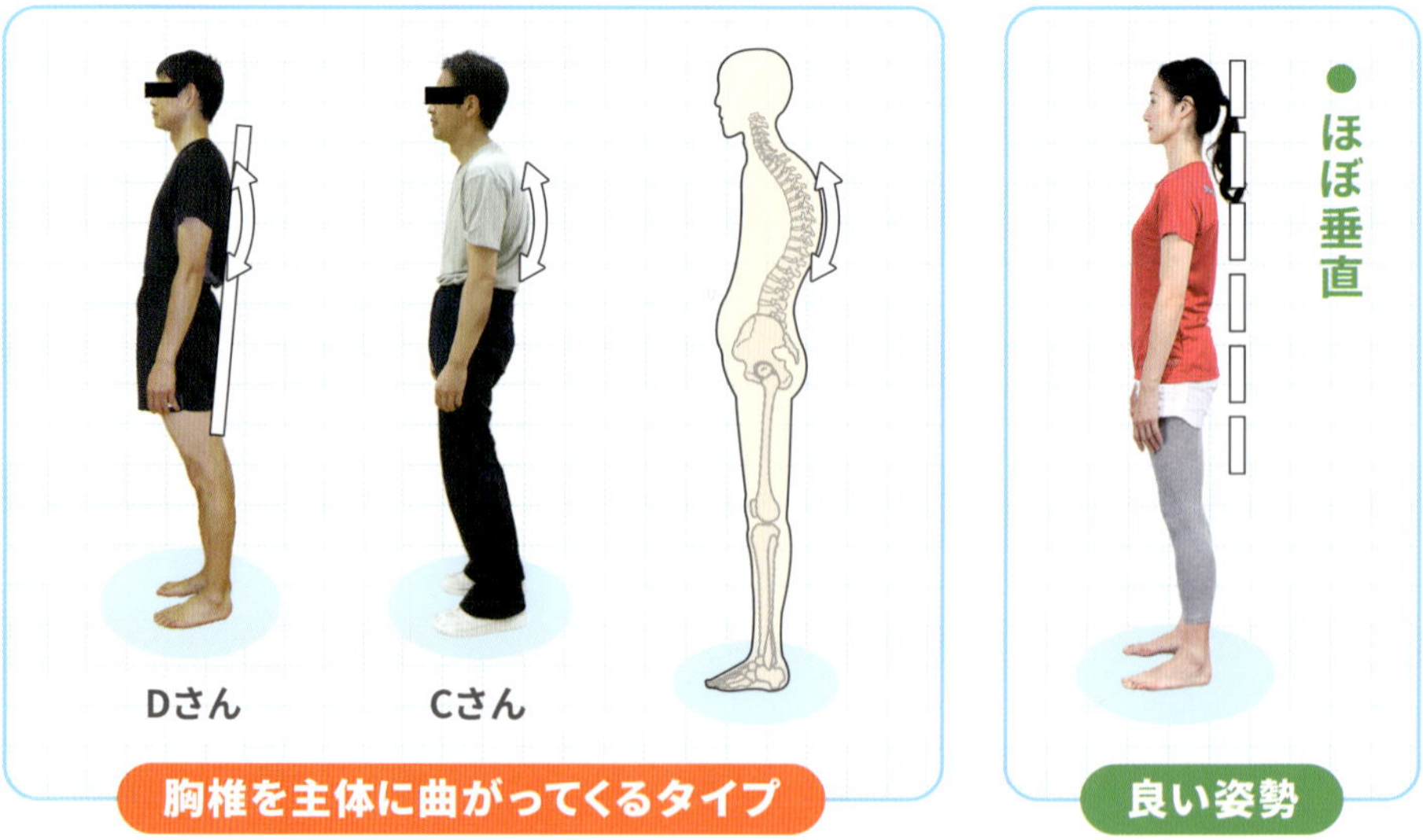


体幹のさまざまなタイプ

また、**Cさん**と**Dさん**のように、背中に対してお尻がかなり前にある、もしくは胸椎の後ろ凸のカーブがかなり強い人は「胸椎を主体に曲がってくるタイプ」です。

また、壁を利用したもう一つのチェック方法も**下図**に示しておきますので、この方法も是非試してみて、自分の**体幹**のタイプを知ってください。

それでは、ここからタイプ別の運動も含めて「**体幹**の柔軟性を維持するためのエクササイズ」を説明していきます。健康維持に重要なことはもちろん、容姿（特に姿勢）にとってもとても重要なエクササイズですので、しっかり覚えてください。

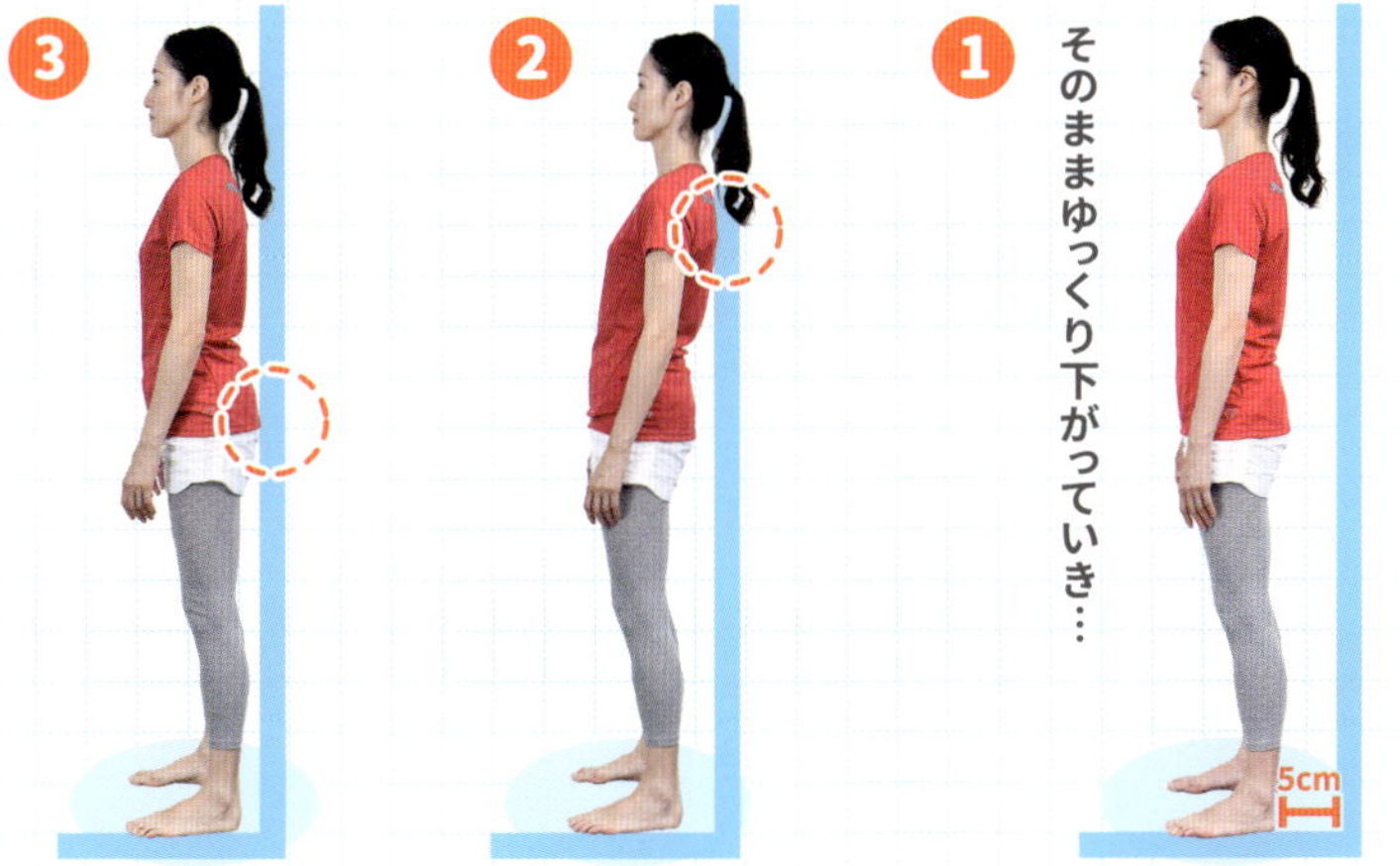


壁の前に、壁と踵が5cmくらい空けた状態で立つ。

はじめに肩甲骨から壁に触れる。

その後、お尻が壁に触れる。

上の写真のように、壁の前に、壁と踵が5cmくらい空けた状態で立ちます。そこから少しずつ下がってはじめに肩甲骨から壁に触れる人は、「胸椎主体に曲がってくるタイプ」の可能性が高いと言えます。また、はじめにお尻から壁に触れる人は、「腰椎主体に曲がってくるタイプ」の可能性が高いと言えます。

## 壁を使用した体幹のタイプのチェック法

# 体幹の柔軟性を維持するためのエクササイズ

どちらのタイプも共通のエクササイズ

## ① 体幹の側《そっ》屈《くつ》運動

体幹の側屈運動は、体幹筋の柔軟性を保つ役割をしてくれます。呼吸を整えながら行い、体幹筋が十分に伸びる感覚を感じながらリズミカルに行うと効果的でしょう。

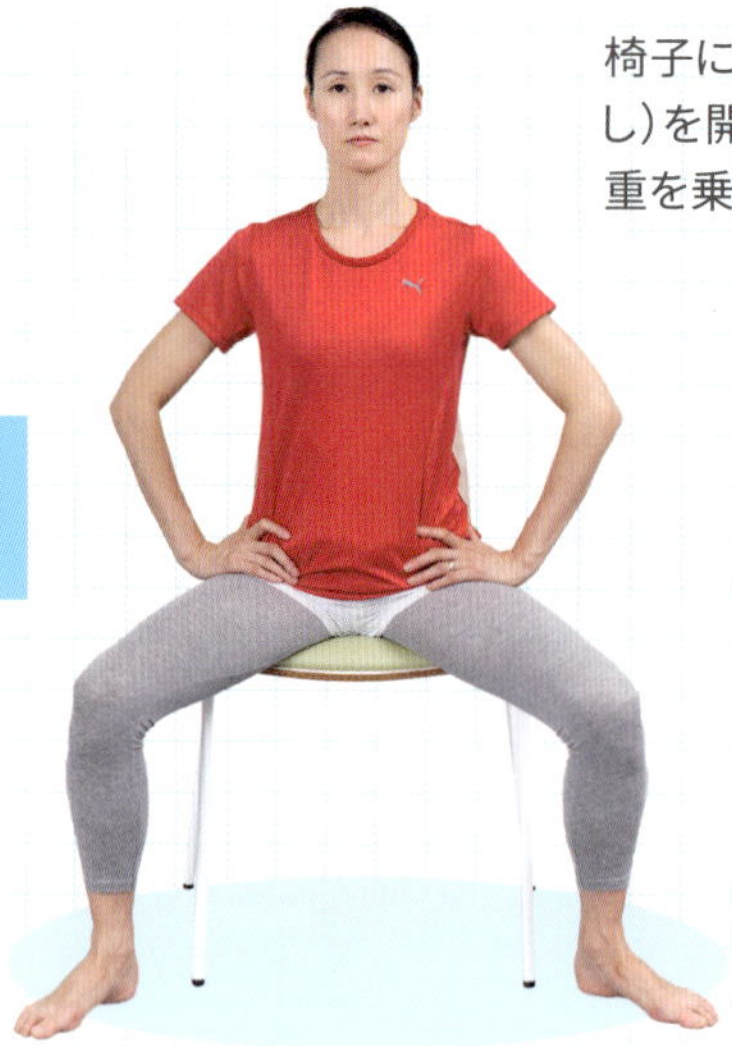

椅子に座ってできるだけ脚（あし）を開き、足の裏にしっかり体重を乗せます。

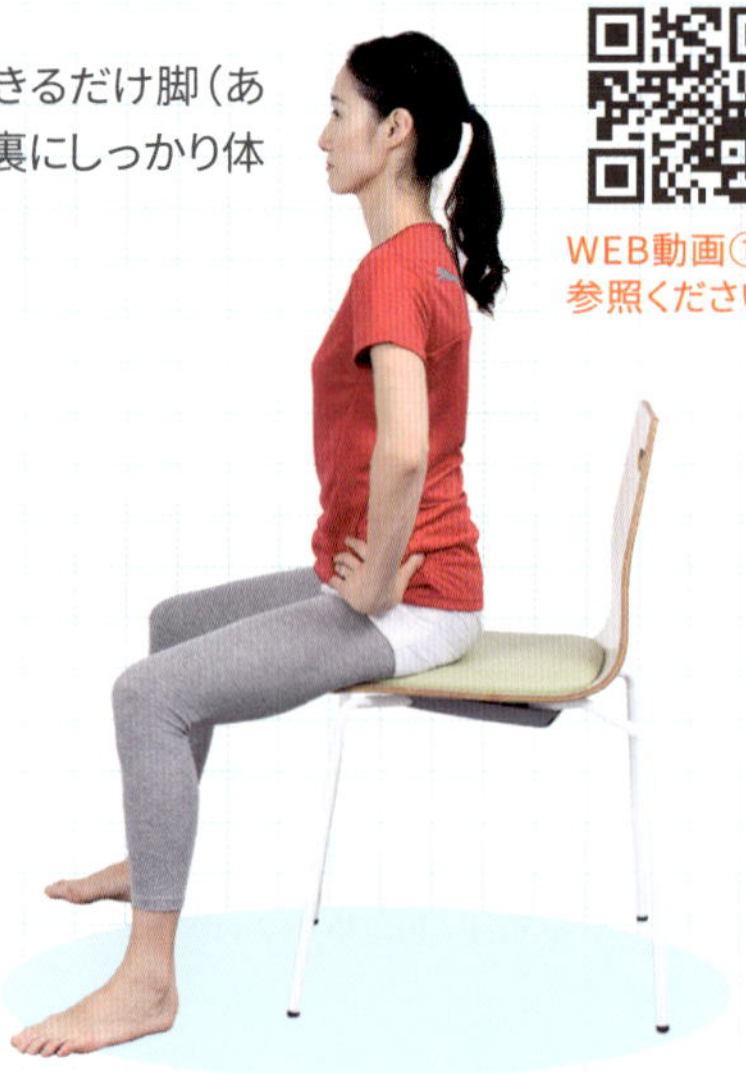

WEB動画①も参照ください。

## 体幹の側屈エクササイズ（座位）

椅子に座ってできるだけ脚（あし）を開き、足の裏にしっかり体重を乗せます。そして、**左右交互に体幹の側屈をリズミカルに30秒間繰り返す。**

**30秒**

**ポイント**

背筋を伸ばした状態でわきを気持ちよく伸ばすのがポイントです。

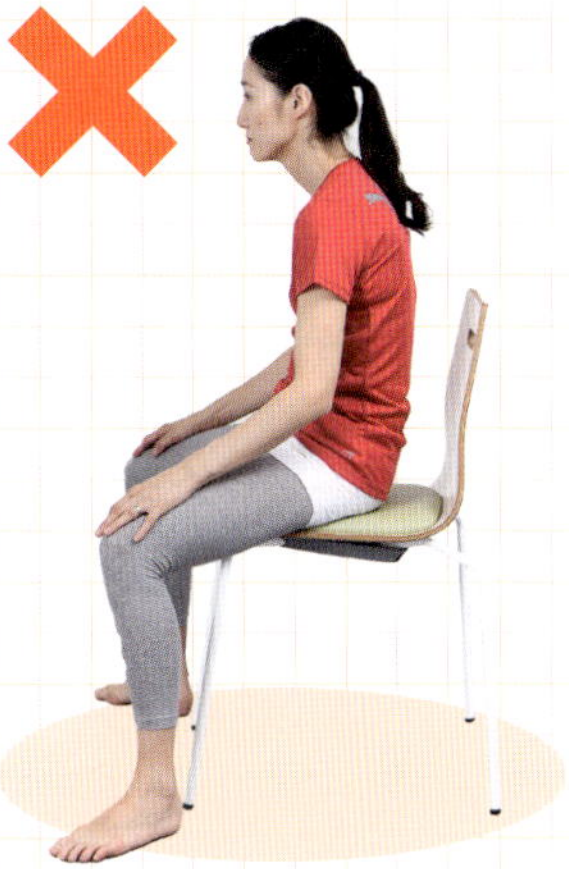

足の裏に体重が乗らないと、**体幹**が丸まった状態になってしまいます。

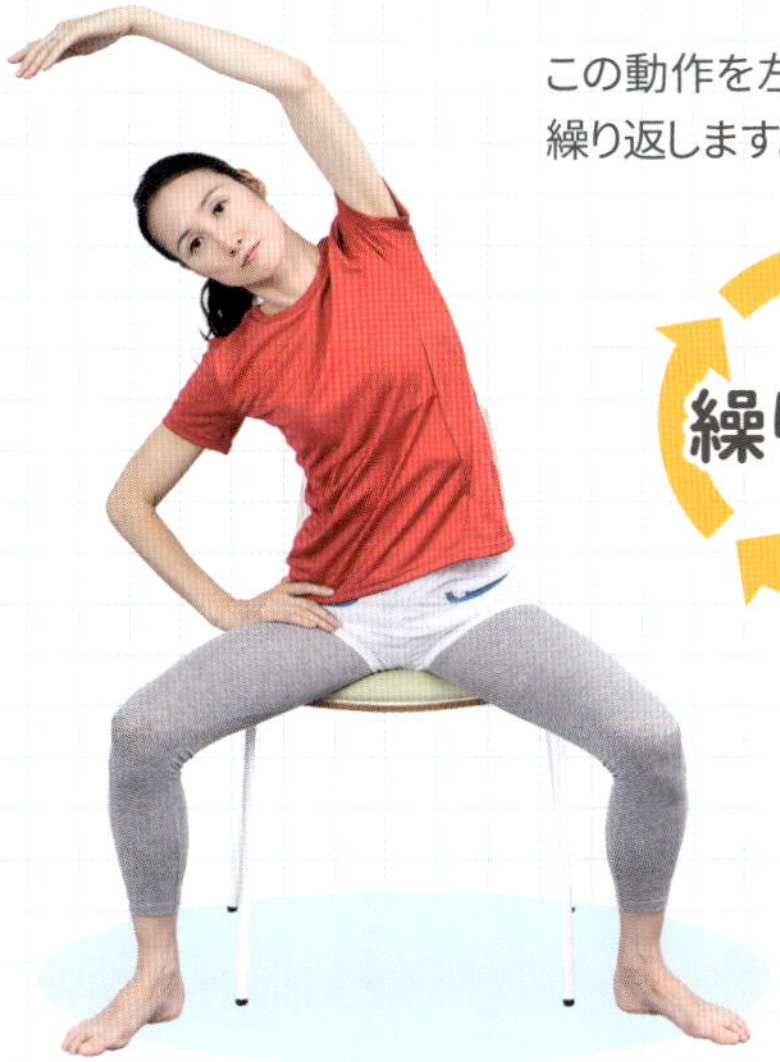

この動作を左右交互に30秒間繰り返します。

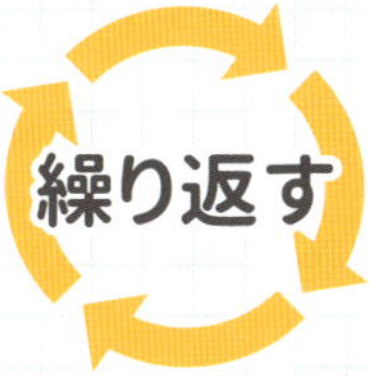


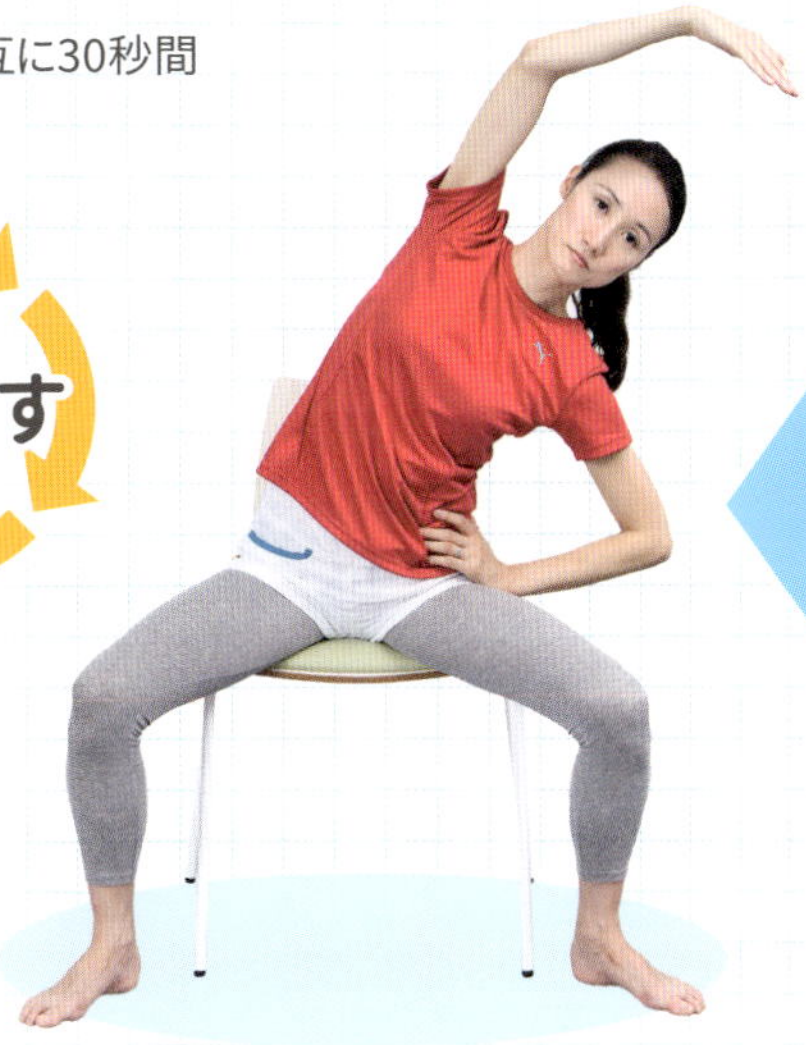

どちらのタイプも共通のエクササイズ

# ❷ 体幹の回旋運動

体幹の回旋運動は、各椎体と椎体どうしの動きが硬くなるのを防ぐ役割があります。この運動も体幹が丸まった姿勢で行うのではなく、軽く反った状態で行う方が効果的です。

## 体幹の回旋エクササイズ

❶と同じ姿勢から、からだの軸を意識して自分の力でからだをねじります。**左右交互に、この運動をリズミカルに30秒間繰り返します。**

**30秒**

**ポイント**

背筋を伸ばした状態でからだをねじるのがポイントです。

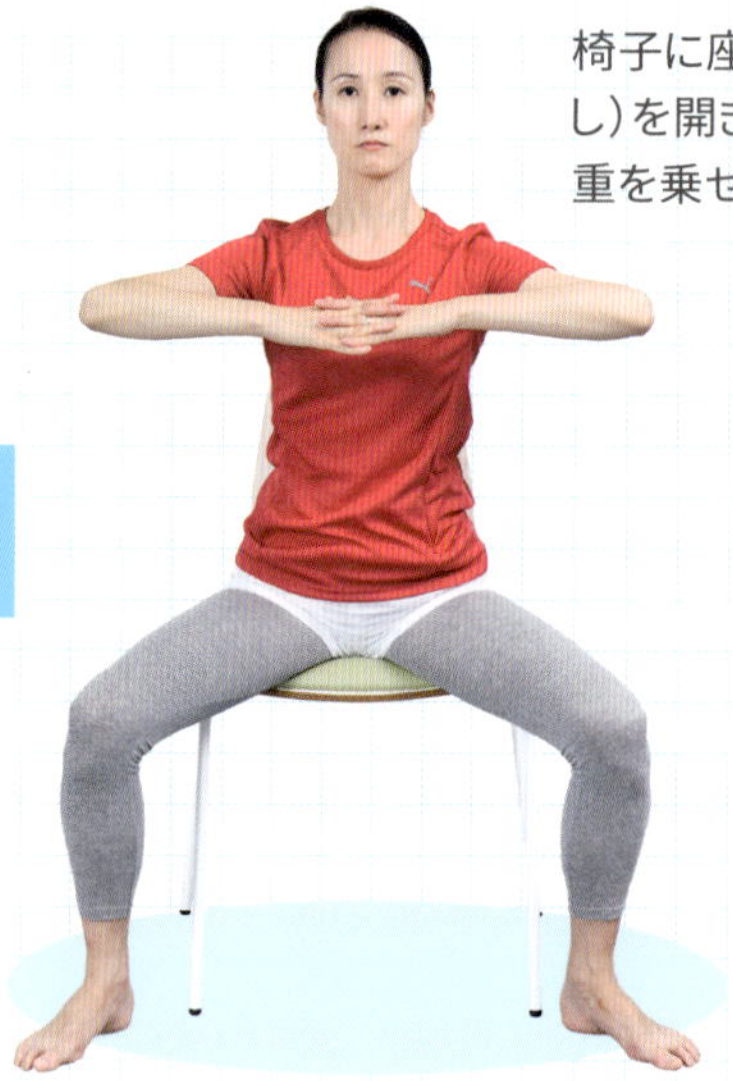

椅子に座ってできるだけ脚（あし）を開き、足の裏にしっかり体重を乗せます。

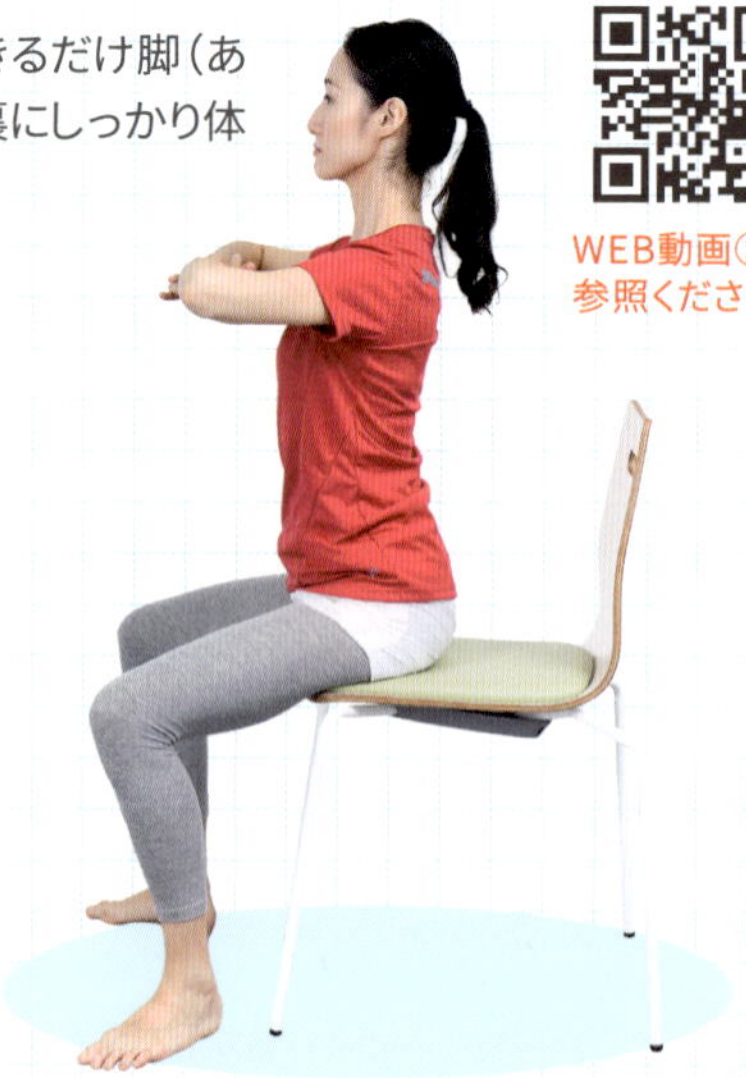

WEB動画②も参照ください。

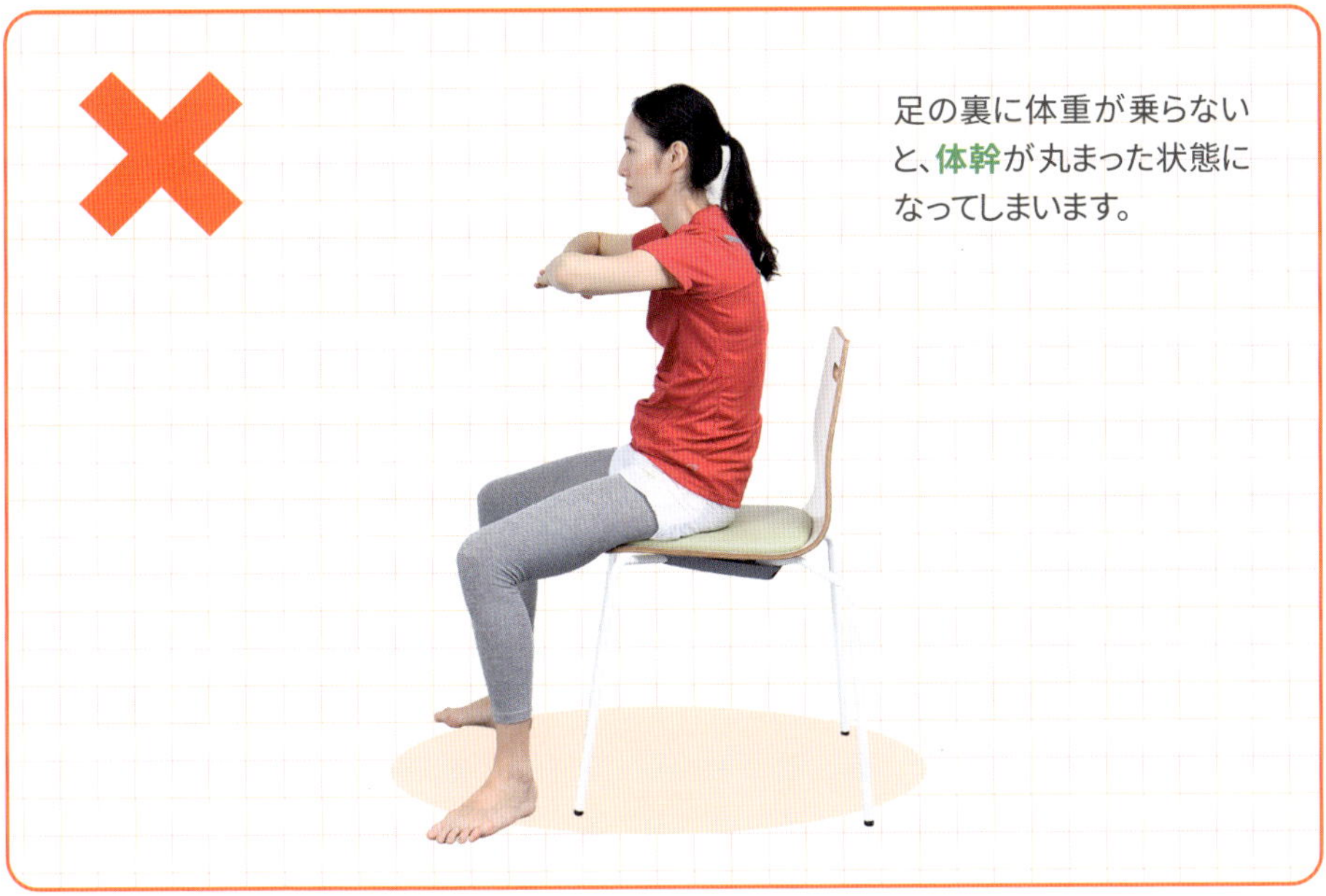

足の裏に体重が乗らないと、**体幹**が丸まった状態になってしまいます。

この動作を左右交互に30秒間繰り返します。

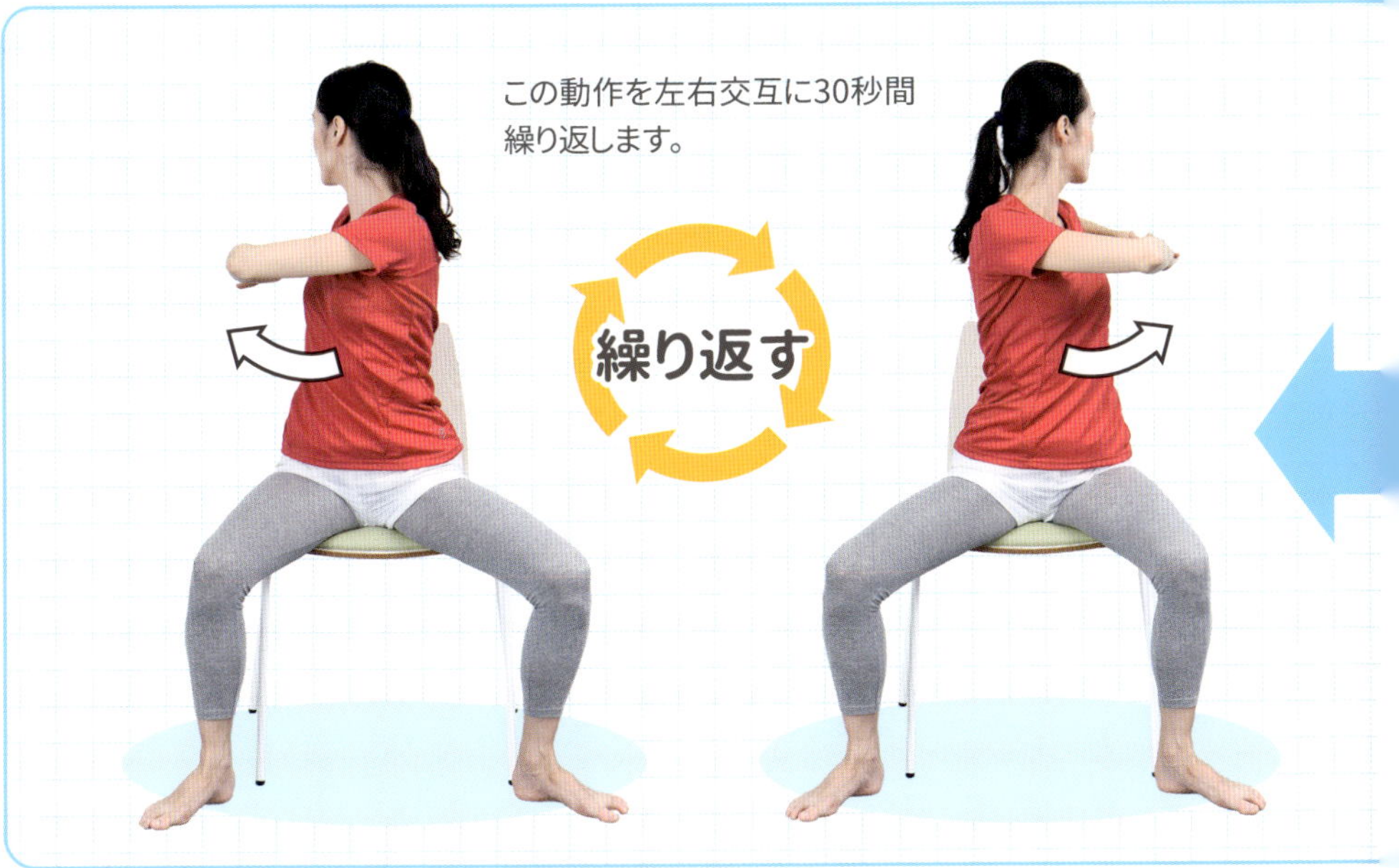

腰椎を主体に曲がってくるタイプ

# ❶ キャットアンドドック

腰椎を主体に曲がってくるタイプでは、腰椎を中心に反らすことが大切です。ここで紹介する2つのエクササイズを理解し行うことで、からだが軽くなる感覚があるでしょう。

※❶のエクササイズを基本としますが、心地よいエクササイズ一つだけを選択して行っても良いでしょう。また、痛みを伴う運動はやめましょう。

## キャットアンドドック

四つばいになり、腰椎を反らせる運動と丸める運動を繰り返す。**この運動をリズミカルに30秒間繰り返す。**

30秒

**ポイント**

**痛みを伴わず、気持ちよくできる範囲で行うことがポイントです。**

WEB動画③も参照ください。

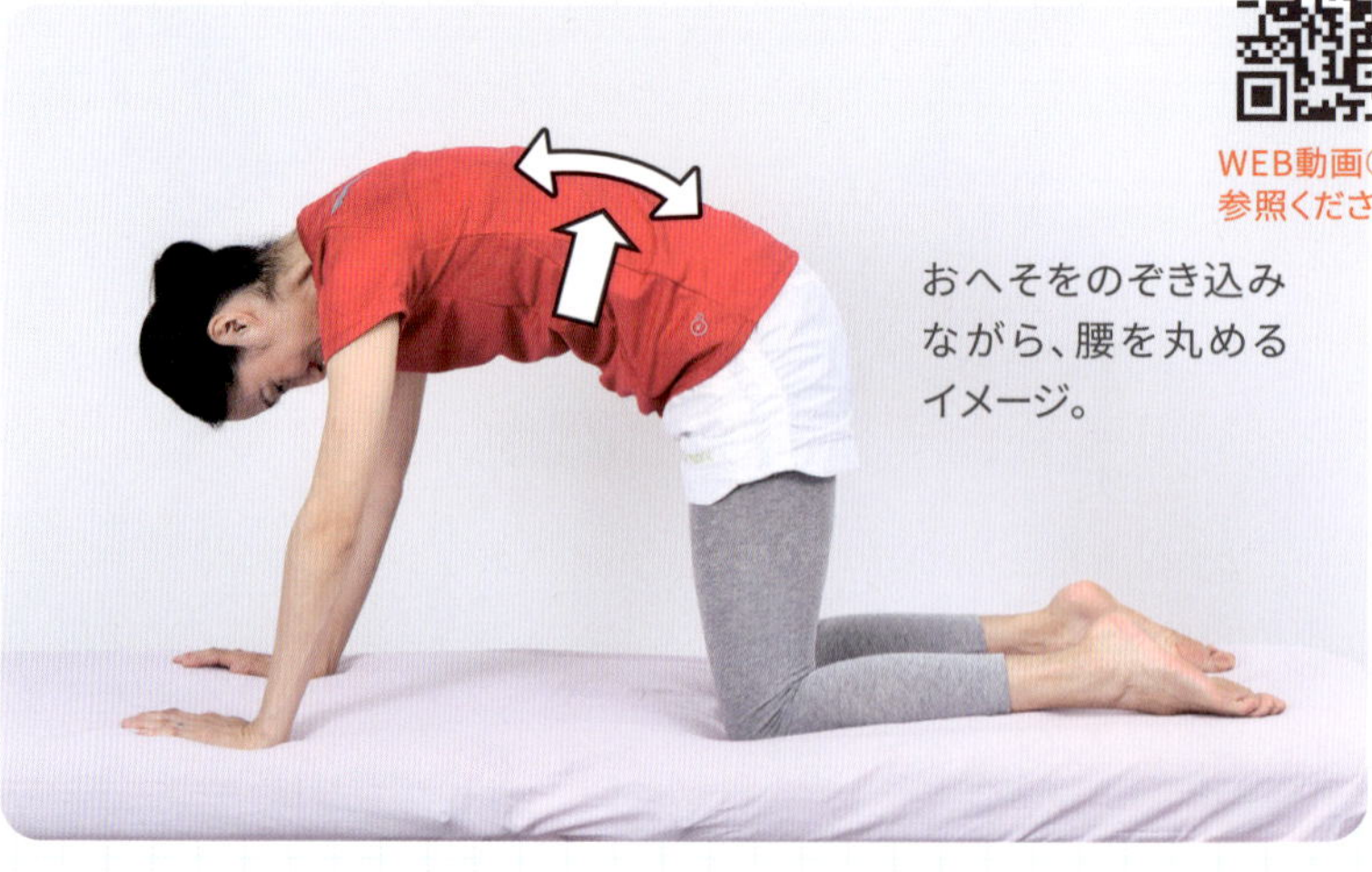

おへそをのぞき込みながら、腰を丸めるイメージ。

## ● 椅子を使ったエクササイズ方法

このように椅子を利用して立って行っても良いでしょう。

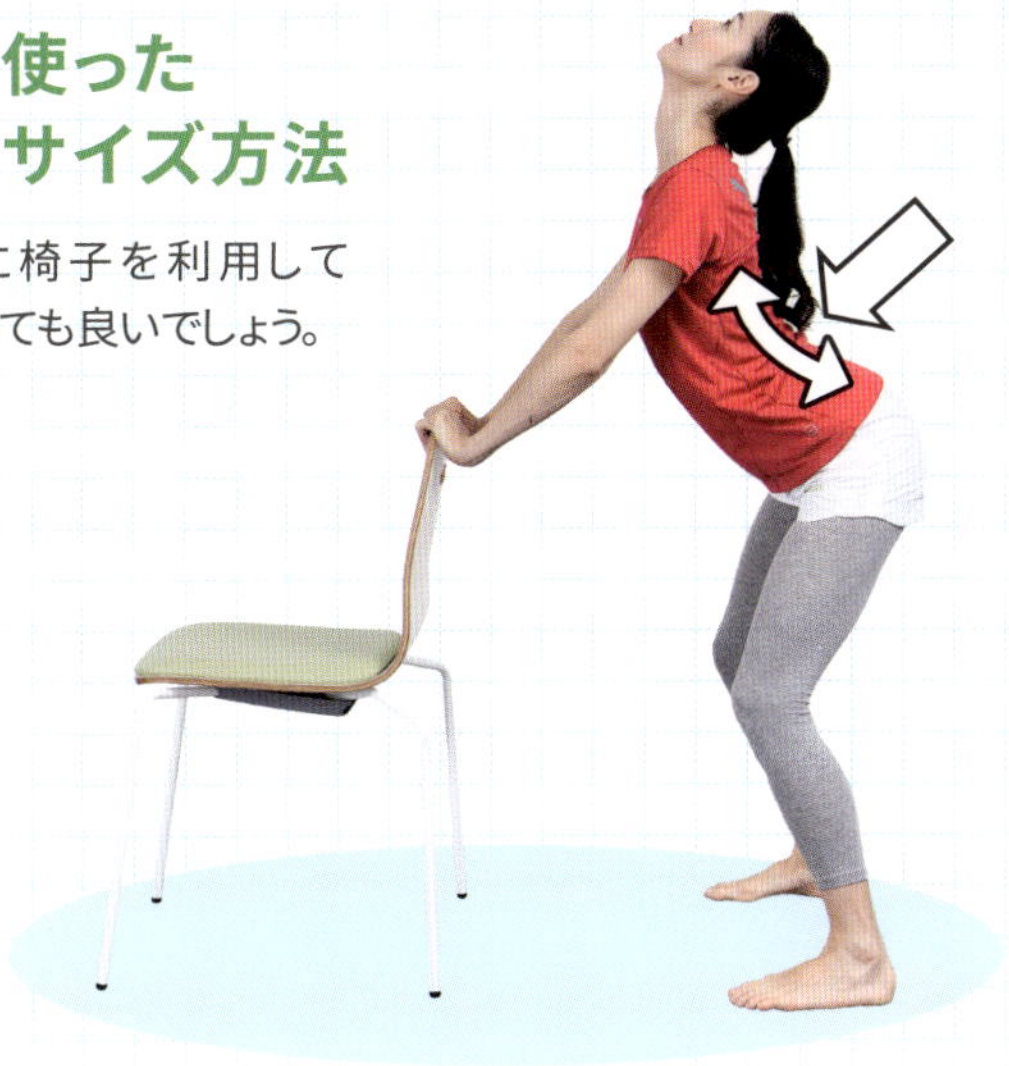

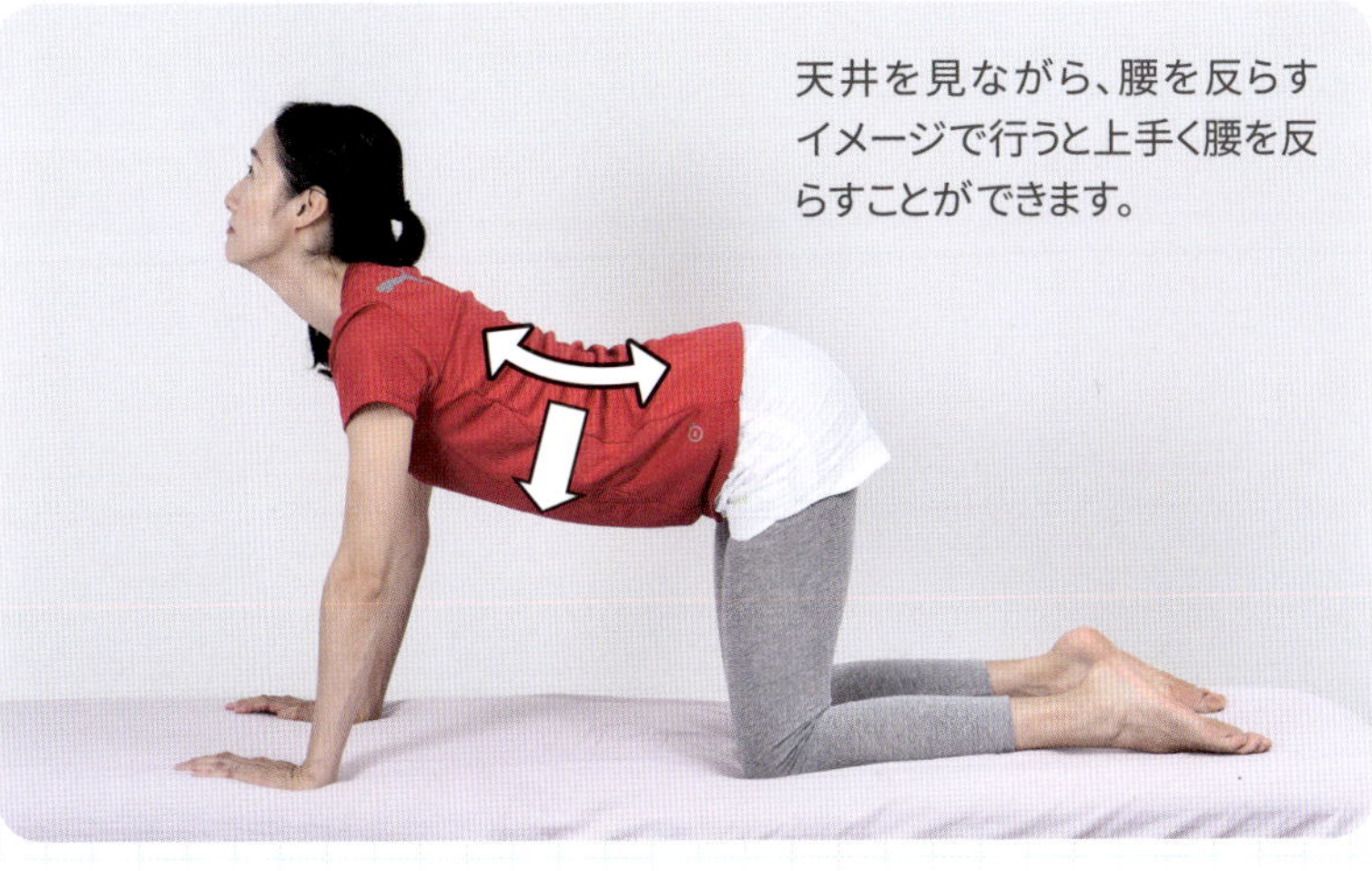

天井を見ながら、腰を反らすイメージで行うと上手く腰を反らすことができます。

腰椎を主体に曲がってくるタイプ

# ❷ 座位での骨盤前傾運動

※❶のエクササイズを基本としますが、心地よいエクササイズ一つだけを選択して行っても良いでしょう。また、痛みを伴う運動はやめましょう。

## 座位での骨盤前傾エクササイズ

椅子に座ってできるだけ脚（あし）を開き、足の裏にしっかり体重を乗せ、みぞおちを上前に挙げるように腰椎を反らせます。**この運動をリズミカルに30秒間繰り返しましょう。**

30秒

**ポイント**

「みぞおち」を上下に動かすことがポイントです。

❶

椅子に座ってできるだけ脚（あし）を開き、足の裏にしっかり体重を乗せます。

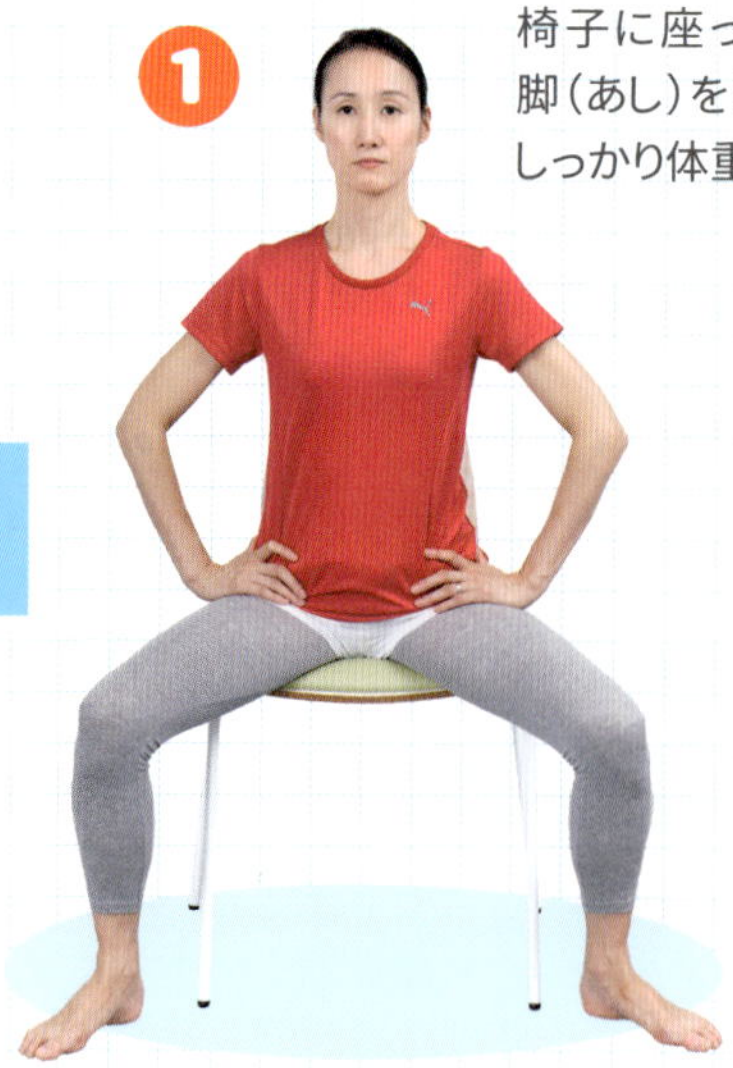

❶

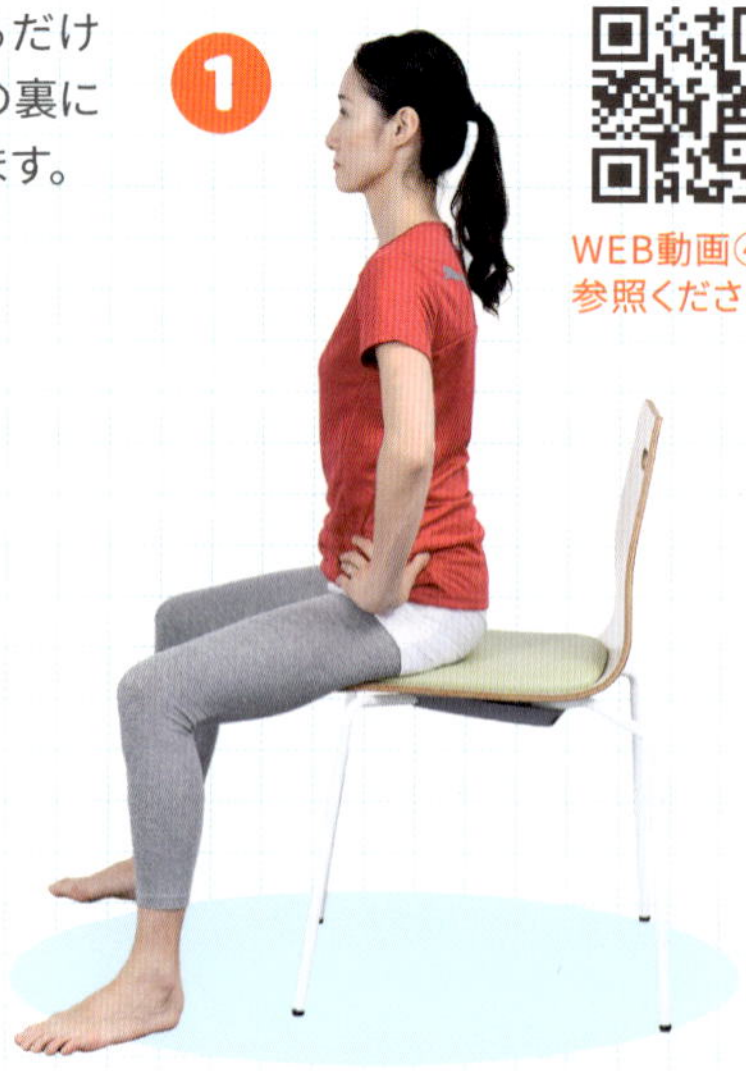

WEB動画④も参照ください。

×

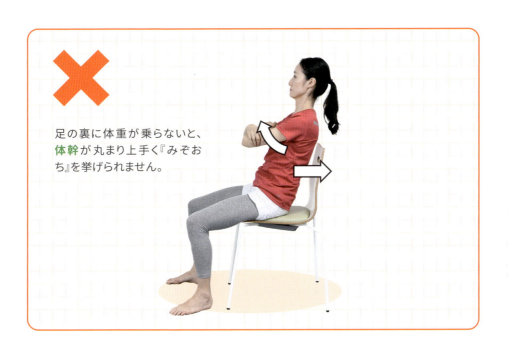

足の裏に体重が乗らないと、**体幹**が丸まり上手く『みぞおち』を挙げられません。

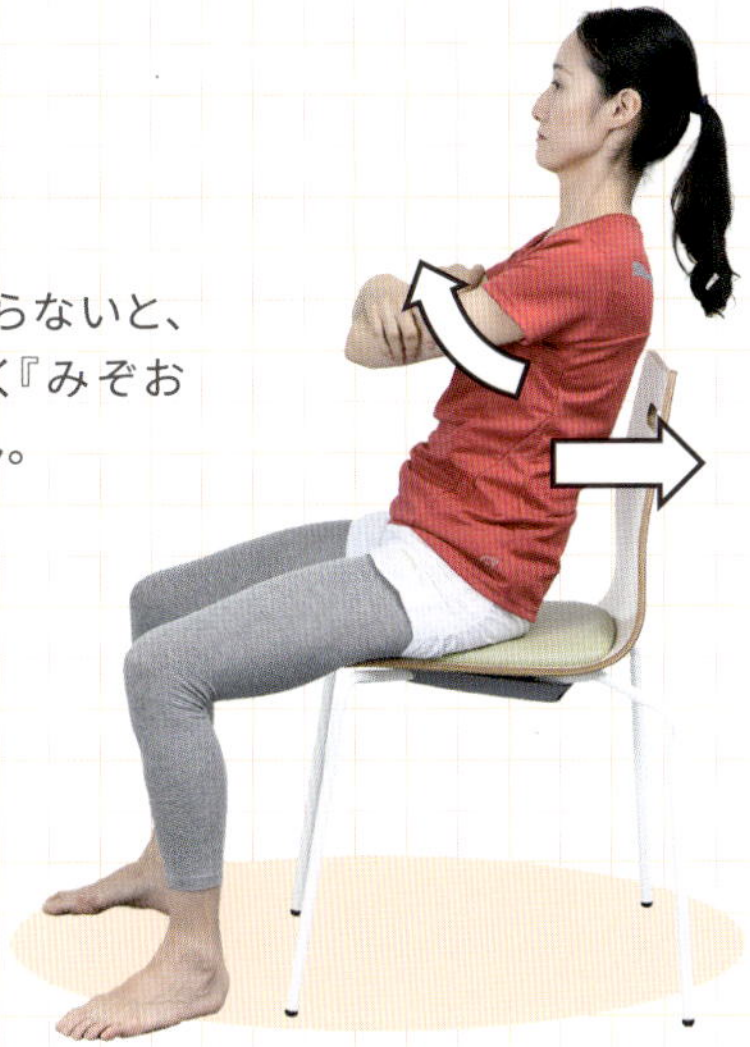

3

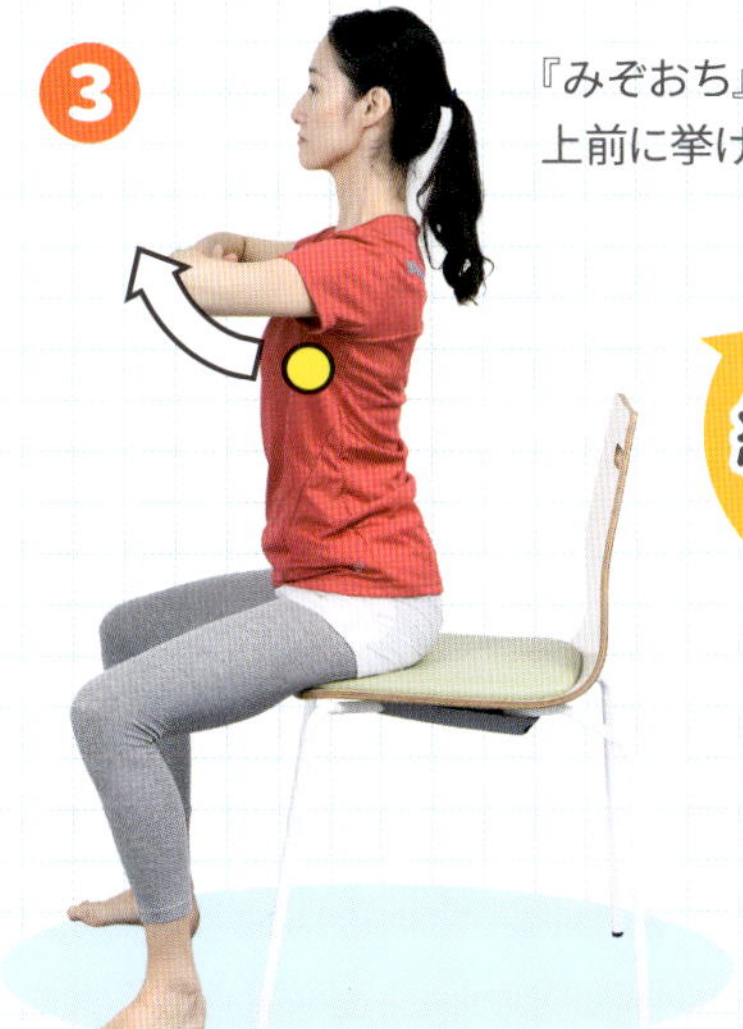

『みぞおち』を上前に挙げます。

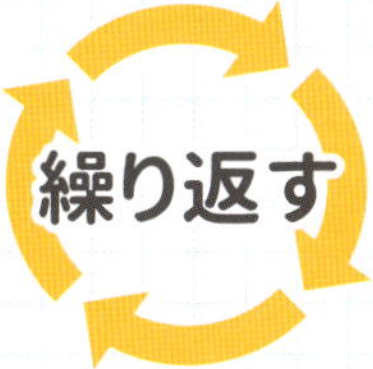


『みぞおち』を下に。

2

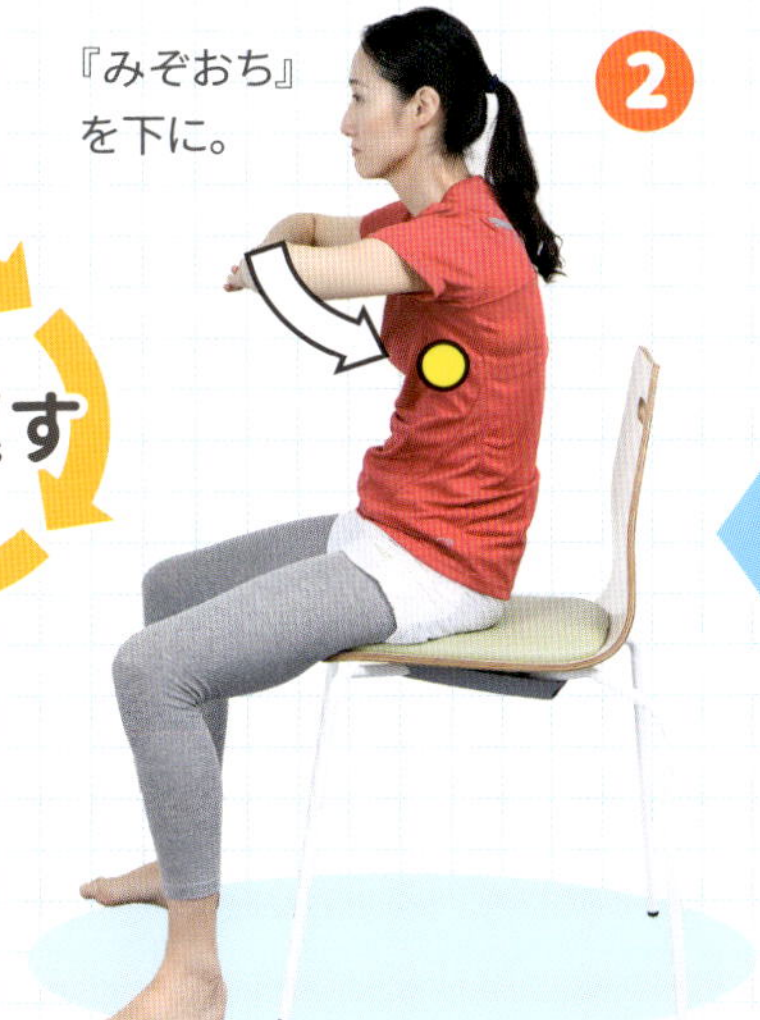

胸椎を主体に曲がってくるタイプ

# ❶ 猫の伸びポーズ（肢位《しい》）

胸椎を主体として曲がってくるタイプでは、胸椎を中心に反らすことが大切です。ここで紹介する3つのエクササイズを理解し行うことで、からだが軽くなる感覚があるでしょう。

※❶のエクササイズを基本としますが、心地よいエクササイズ一つだけを選択して行っても良いでしょう。また、痛みを伴う運動はやめましょう。

## 猫の伸びポーズ

猫が『伸び』をするように「胸椎を反らせる運動」を行います。この運動を**15秒間、2セット行いましょう。**

**30秒**
**15秒×2セット**

ポイント

上手くできれば、胸椎だけにつっぱり感を感じるはずです。

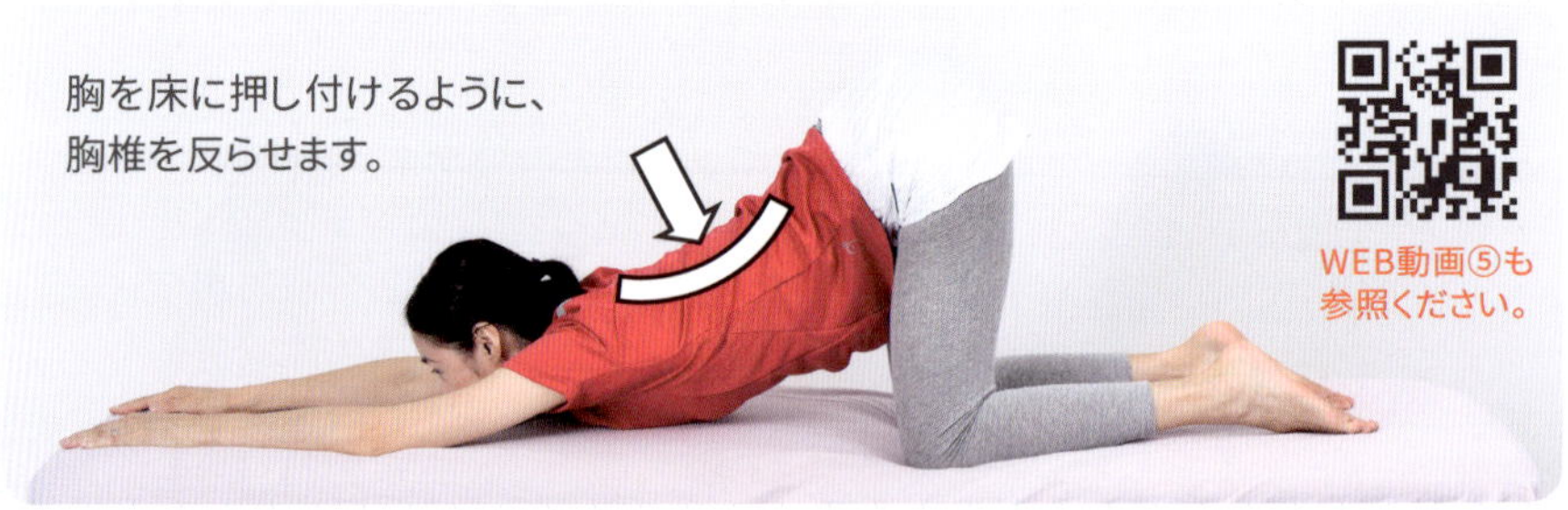
胸を床に押し付けるように、
胸椎を反らせます。

WEB動画⑤も参照ください。

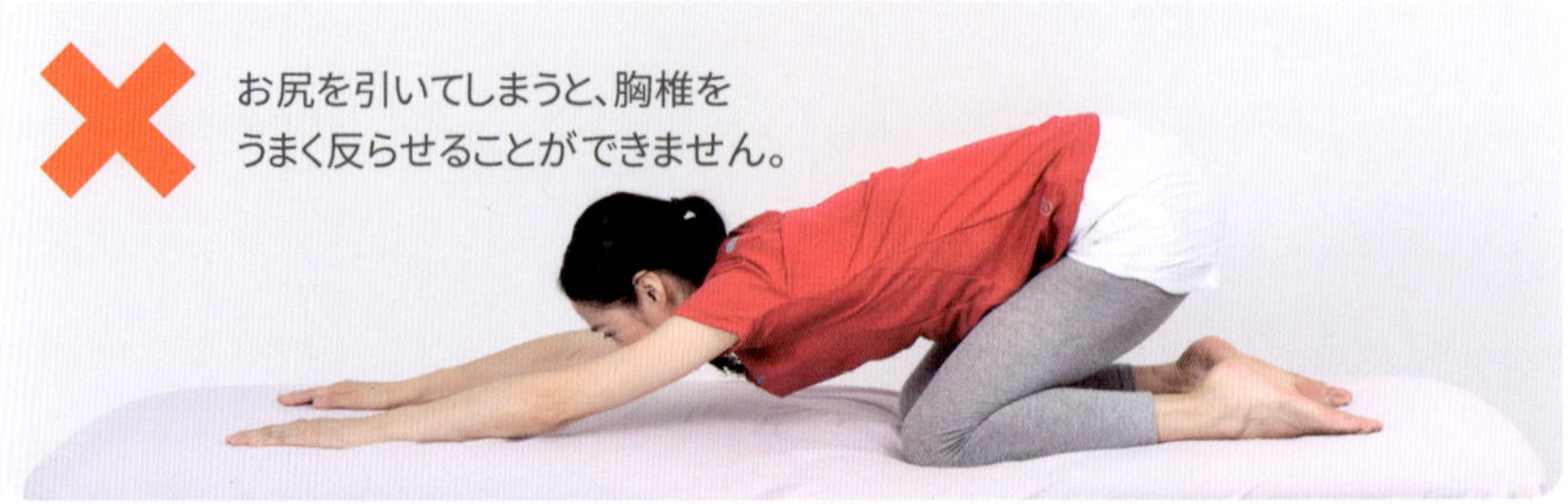
お尻を引いてしまうと、胸椎を
うまく反らせることができません。

胸椎を主体に曲がってくるタイプ

# ② 肩甲骨のエクササイズ

※❶のエクササイズを基本としますが、心地よいエクササイズ一つだけを選択して行っても良いでしょう。また、痛みを伴う運動はやめましょう。

## 肩甲骨のエクササイズ

30秒

立体で、顎・肘・**股関節**の3点を引いた姿勢から、手のひらを上下に動かします。**この運動をリズミカルに30秒間繰り返します。**

**ポイント**

顎・肘・**股関節**の3点をしっかり引いた姿勢を維持することがポイントです。

×

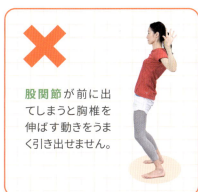

**股関節**が前に出てしまうと胸椎を伸ばす動きをうまく引き出せません。

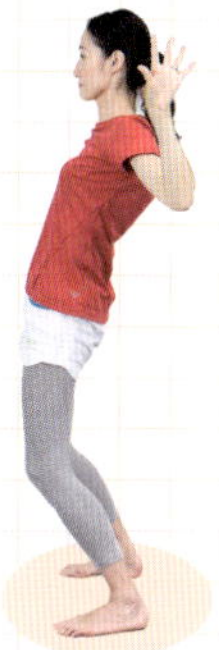

WEB動画⑥も参照ください。

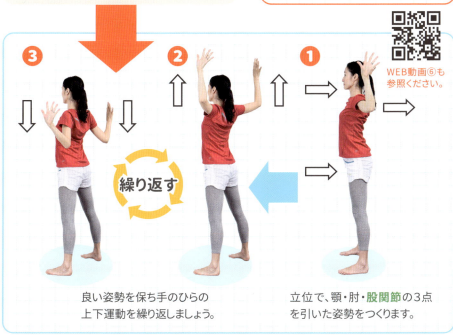

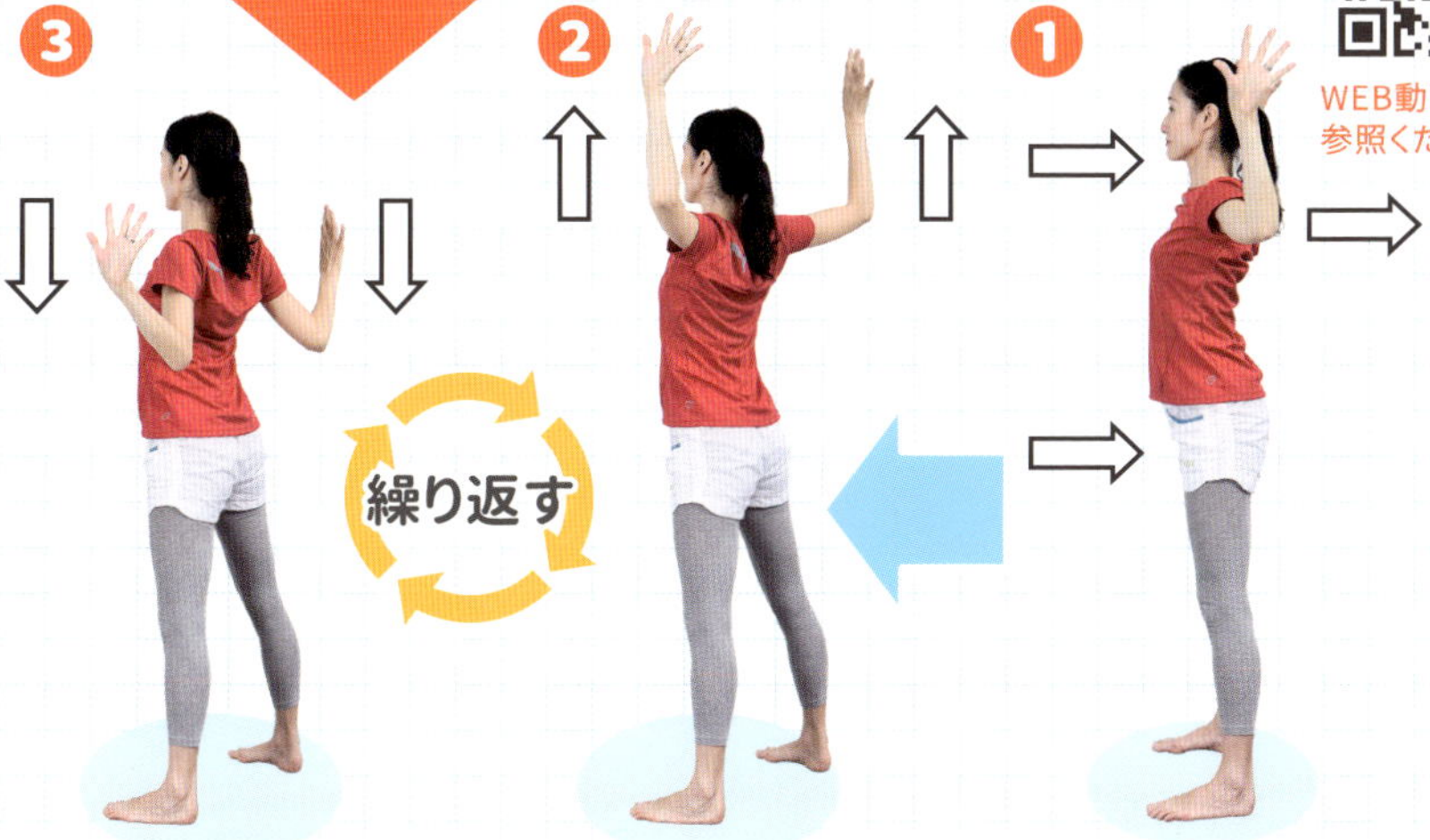


良い姿勢を保ち手のひらの上下運動を繰り返しましょう。

立位で、顎・肘・**股関節**の3点を引いた姿勢をつくります。

胸椎を主体に曲がってくるタイプ

# ③ 背もたれを利用した胸椎を伸ばす運動

※❶のエクササイズを基本としますが、心地よいエクササイズ一つだけを選択して行っても良いでしょう。また、痛みを伴う運動はやめましょう。

## 背もたれを利用した胸椎を伸ばすエクササイズ

背もたれに胸椎部分が当たる様に椅子に座り、この部分を支点に胸椎を反らします。この運動を15秒間、2セット行いましょう。

30秒
15秒×2セット

ポイント

背もたれに当てる背中の部分は、最も心地よい部位で行うのがポイントです。

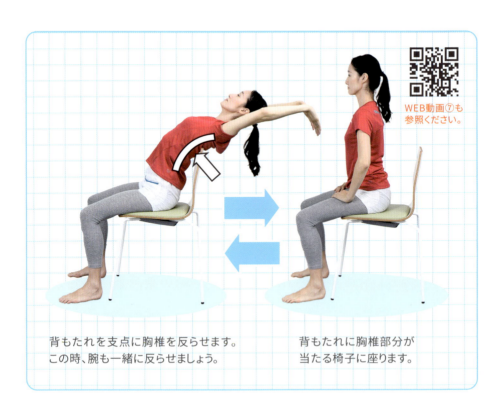

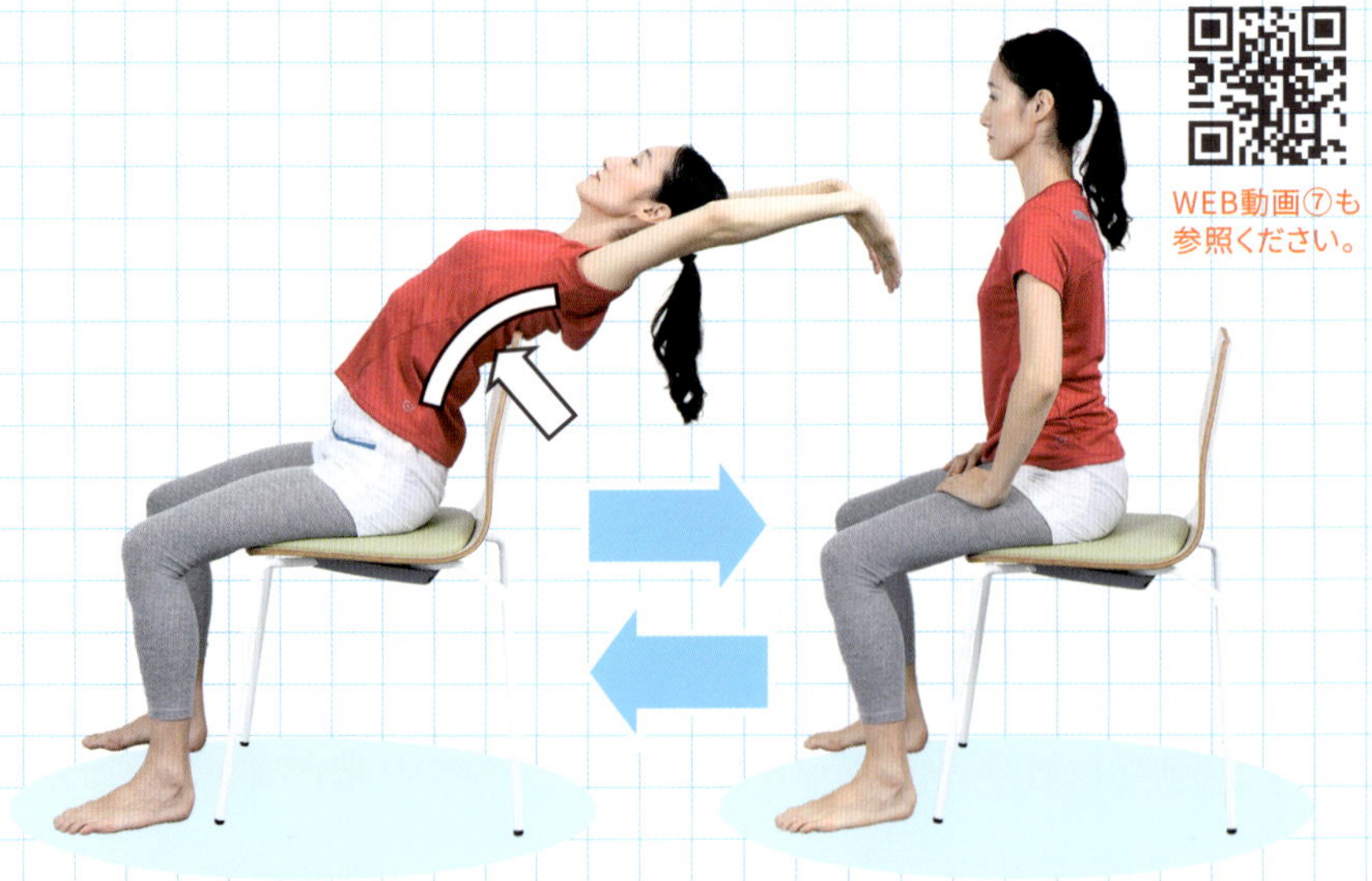


背もたれを支点に胸椎を反らせます。この時、腕も一緒に反らせましょう。

背もたれに胸椎部分が当たる椅子に座ります。

## ❺ 股関節が曲がるのを予防しよう！

### ● 背景：股関節は伸ばす動きが重要！

#### ・歩行時の重心移動

「歩行」は、人にとって最も基本的な運動で、からだの機能を保つ上でとても大事な運動です。それでは「歩行」とはどんな動作でしょうか。つきつめて言えば、**「歩行」とは体幹という重いかたまりを足の上に乗せて、それを前方に運ぶ動作です。体幹**は、からだの重量の大部分を占めています。**この体幹をスムースで、効率的に前へ運べることが良い歩行（正常歩行）といえます。**

**良い「歩行」を行っていれば、からだの運動機能は概ね保つことができます。**しかし良い「歩行」ができなくなると、からだの機能は急速に衰えていきます。

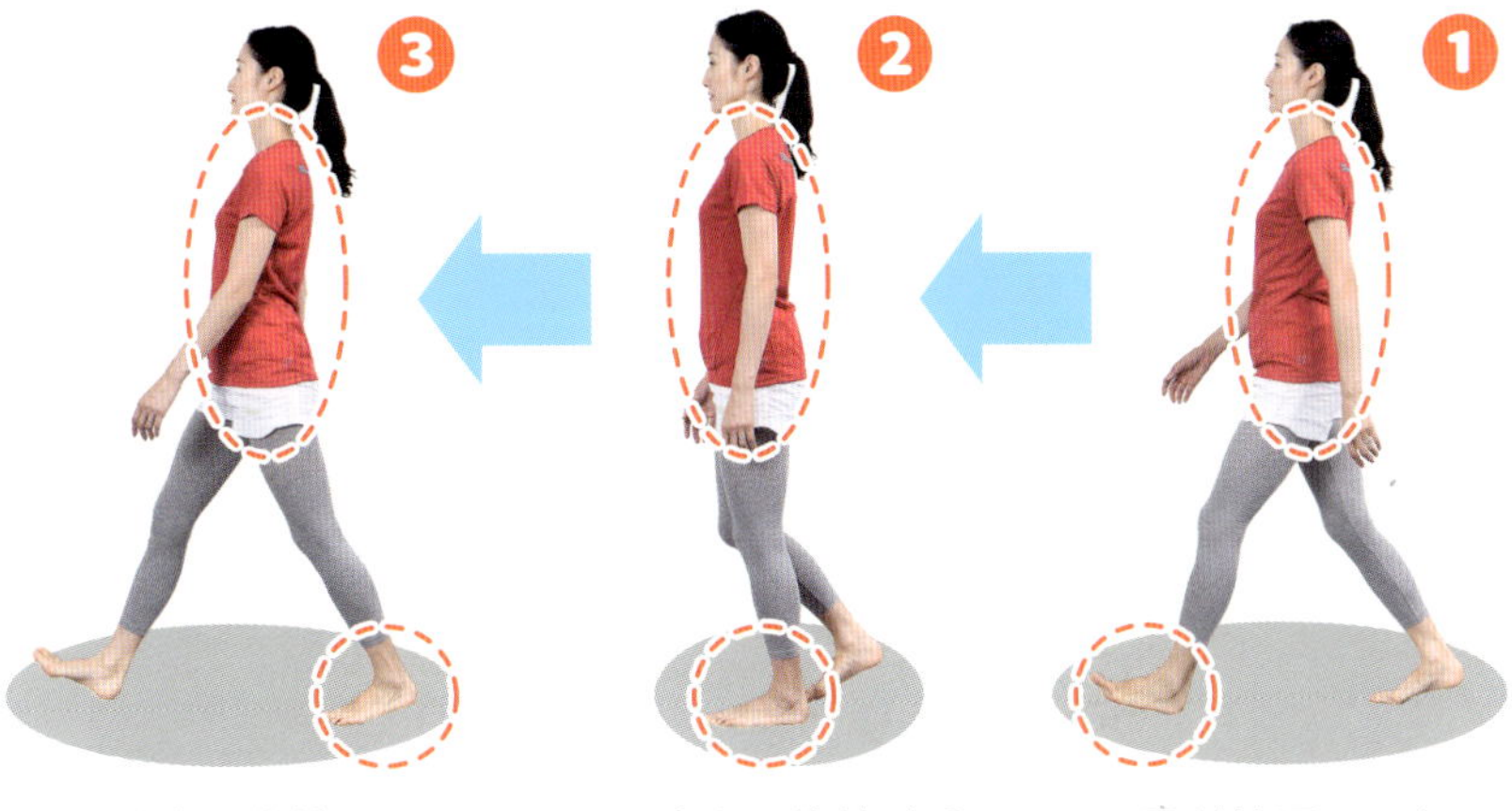


足より前方に体幹を運ぶ　足の真上に体幹が乗る　足が地面につく

### 「歩行」とは

つきつめて言えば、「歩行」とは足の上に体幹という重いかたまりを乗せて、それを前方に運ぶ動作です。

この**体幹**の移動を図で説明すると、とても理解しやすくなります。下図①のように、足が接地した時、**体幹**はこの接地している足より後ろにあります。ここから②のように**体幹**は足の真上まで運ばれます。このとき、**体幹**は最も高いところまで到達します。その後、③のように**体幹**は足より前に移動した状態になり、高いところから低いところに下《くだ》っていきます。つまり、人が歩いている時には、無意識のうちに**体幹**を上手に上に持ち上げ、そして一番上に到達した後、上手に**前方**に下《くだ》らせているのです。

毎日たくさんの患者さんの歩行を見てはっきり言えることは、②から③の**「前方に下《くだ》らせる動き」は、歳をとると特に上手くできなくなります。**この動きは④ように、一本の棒を離すと倒れていくのと同じ原理で行われ

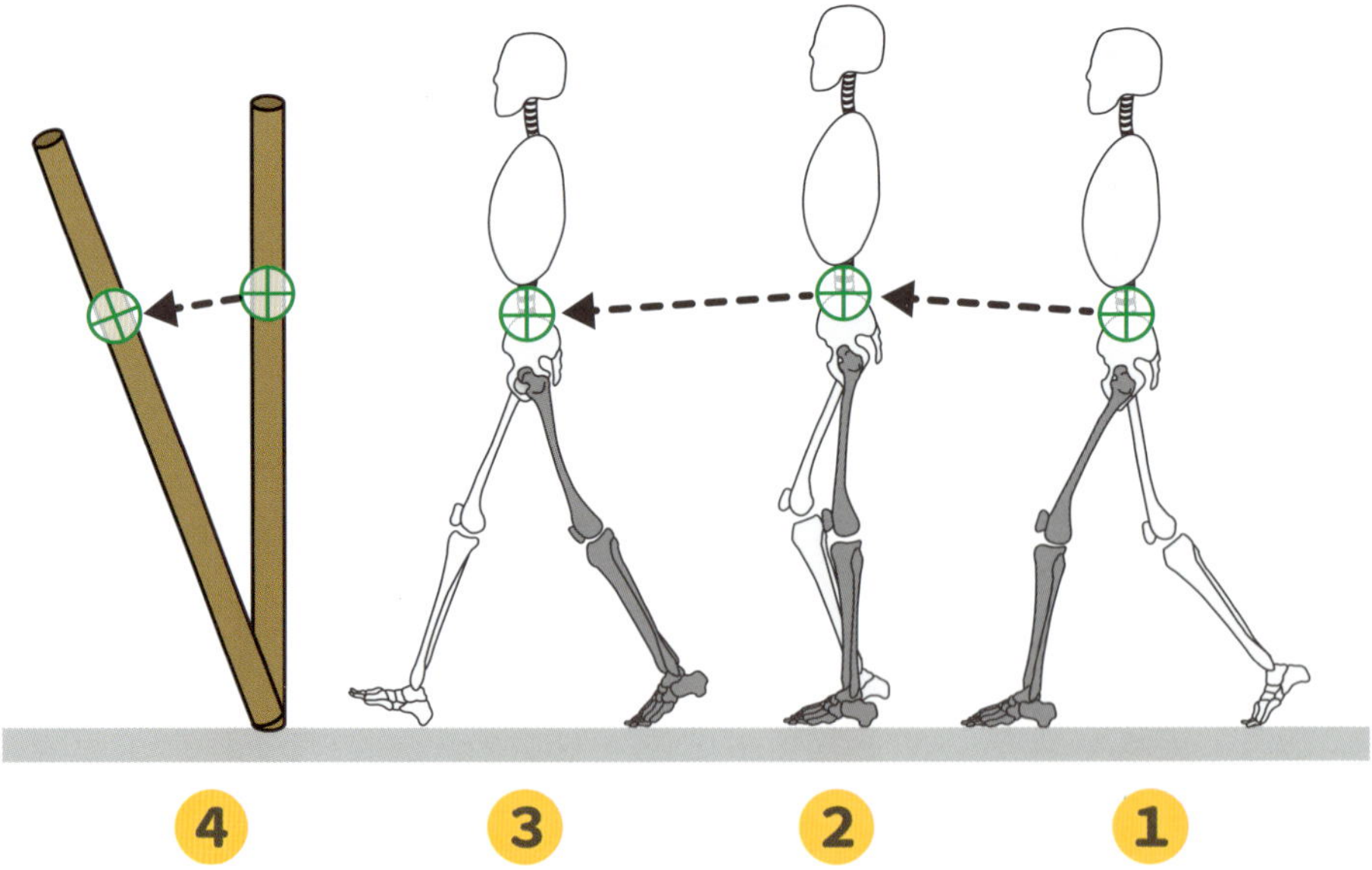


**良い歩行（正常歩行）** 体幹をスムースで、効率的に運べることが良い歩行（正常歩行）といえます。

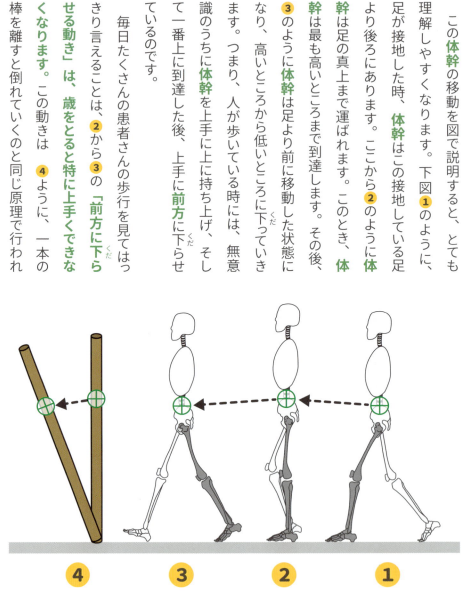

ます。

ここでとても大切なことをご説明します。それは人が歩く際には、**この体幹の上りと下《くだ》りの上下運動が上手にできることによって、はじめて使う筋肉が前後・左右で交互に働かせることができます。**これによって脚(あし)の筋肉は、下図のようにバランスよく収縮と緩みを繰り返し、ポンプのように働き、血行を促してくれます。

ところが、このスムースな**体幹**の上りと下《くだ》りの上下運動ができなくなると、筋肉のこの交互作用がなくなり、偏った筋肉の働き方になってしまいます。これにより、筋肉が張り感を生じたり、筋肉が硬くなってしまうのです。私は毎日たくさんの患者さんの歩行を見ていますが、障害のあるすべての患者さんがこの**体幹**のスムースな上下運動ができなくなります。

## 正常歩行での筋肉の働き

❶から❷で、足の前、ひざの前、股関節の後ろの筋肉が働き、❷から❸で、足の後ろ、ひざの後ろ、股関節の前の筋肉が働きます。スムースな体幹の上りと下(くだ)りの上下運動ができることで、筋肉の交互作用が起こり、血行を促しています。

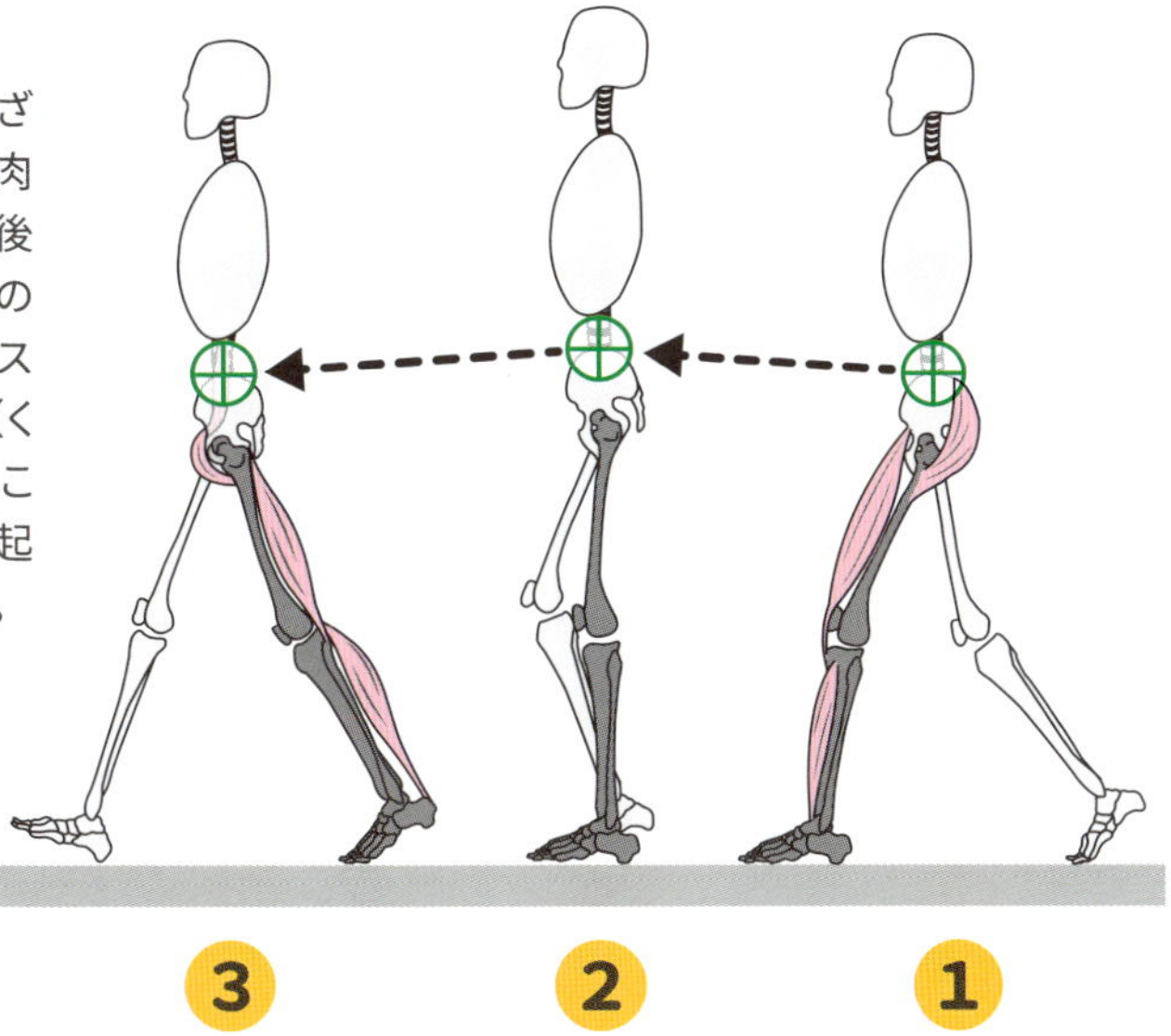

## ・歩行時の股関節を伸ばす動きの減少

ここまで説明した歩行時の**体幹**の上下運動のうち、前述したように、特に「前方に下《くだ》らせる動き」が歳をとると上手くできなくなります（66ページの❷から❸の移動）。そして、スムースに**体幹**が前方へ下《くだ》れなくなることによって、本来起こるべき『**股関節**を伸ばす動き』が減少するようになります（下図）。『**股関節**を伸ばす動き』とは、**体幹**に対して脚（あし）が後方にいく動きのことです。『**股関節**を伸ばす動き』が減少することによって、**股関節**はどんどん硬くなり、曲がっていきます。この影響はとても大きな意味を持っています。

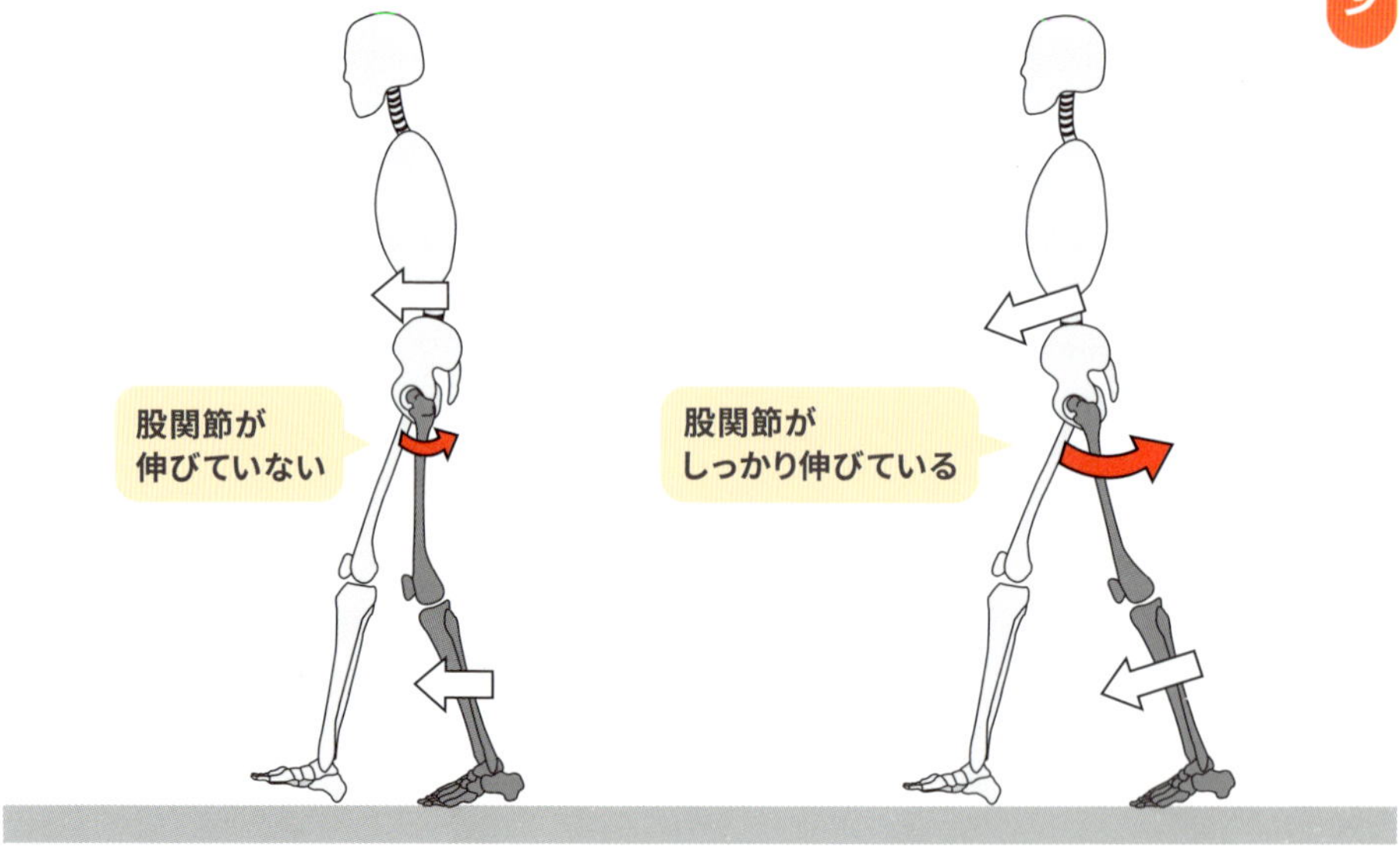


股関節を伸ばす動きが少ない歩行　　正常な歩行

### 歩行時の股関節を伸ばす動き

スムースに体幹が前方へ下（くだ）れなくなることによって、
本来起こるべき『股関節を伸ばす動き』が減少するようになります。

『**股関節**を伸ばす動き』が硬くなってしまうことの影響を知るために、下の写真のように立って**股関節**を曲げてみてください（伸ばす動きの逆）。すると、どうしてもひざが曲がり、足首も曲がってしまいます。これはお年寄りによくみられる姿勢だと思いませんか。つまり、『**股関節**を伸ばす動き』が硬くなると、これに付随して、ひざ、足首、ひいては**体幹**まで硬くなります。またそれどころかスムースな**体幹**の移動ができないわけですから、歩くのが遅くなったり、からだが重く感じたりします。

こうしたことから、**股関節**がしっかり伸びる動きを維持し、スムースな**体幹**の移動を保つことは極めて重要であることが分かります。

**股関節が硬くなると10歳は老《ふ》けて見えますね。**

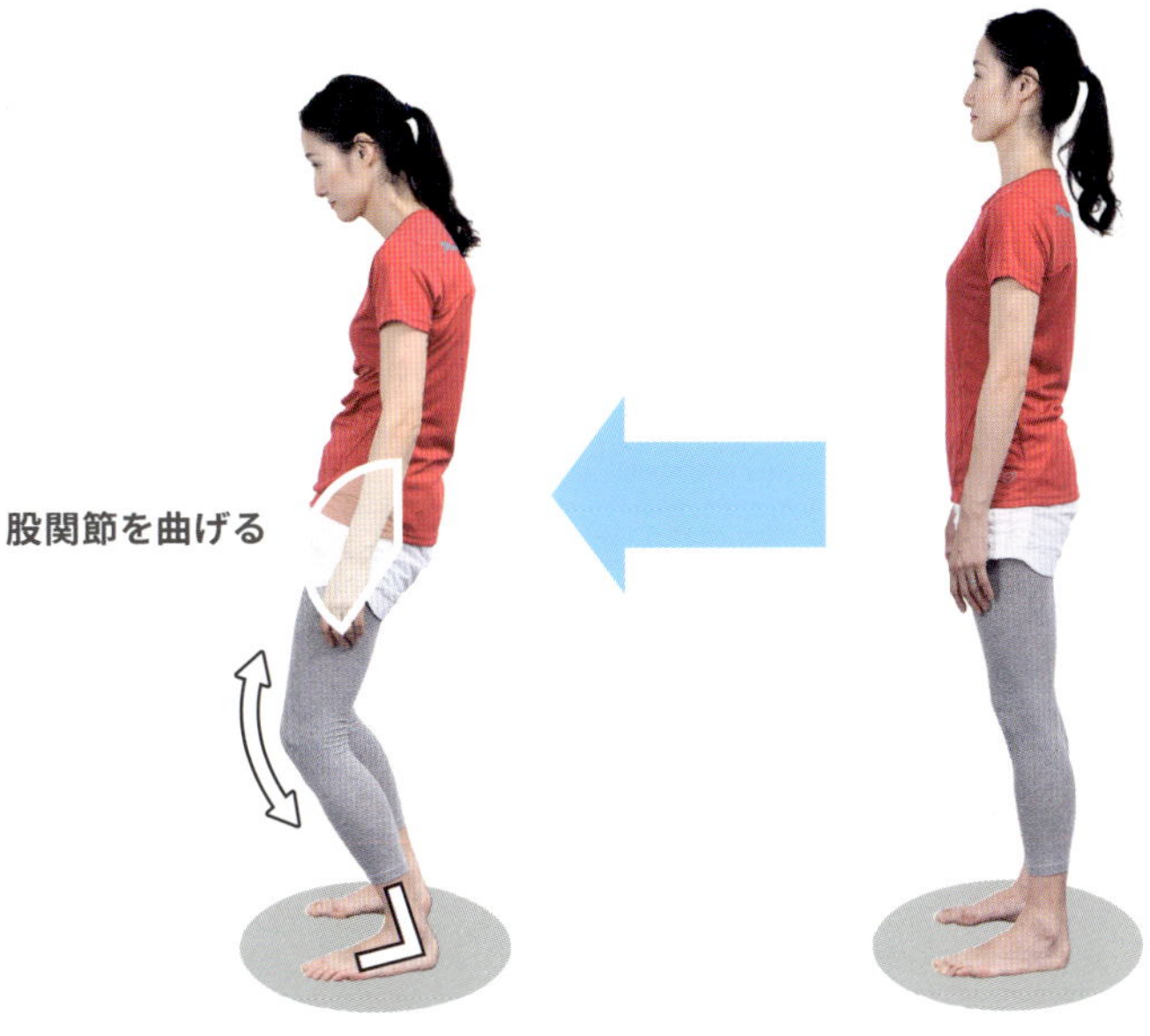


## 股関節を伸ばす動きが硬くなる影響

立った状態で、股関節を曲げると、どうしてもひざが曲がり、足首も曲がってしまいます。

# 股関節の柔軟性を維持するためのエクササイズ

## ❶ 前後開脚

呼吸を整えながら行い、後ろにした脚（あし）の股関節前面が十分に伸びる感覚を感じながら行うと効果的でしょう。さらに、伸ばした脚と反対側に上体をねじりながら行うことで、このエクササイズをより効果的に行うことができます。

※❶のエクササイズを基本としますが、心地よいエクササイズ一つだけを選択して行っても良いでしょう。また、痛みを伴う運動はやめましょう。

### 前後開脚エクササイズ

**ポイント** 上体を反対側にねじりながら行うのがポイントです。

30秒
15秒×2セット

❶

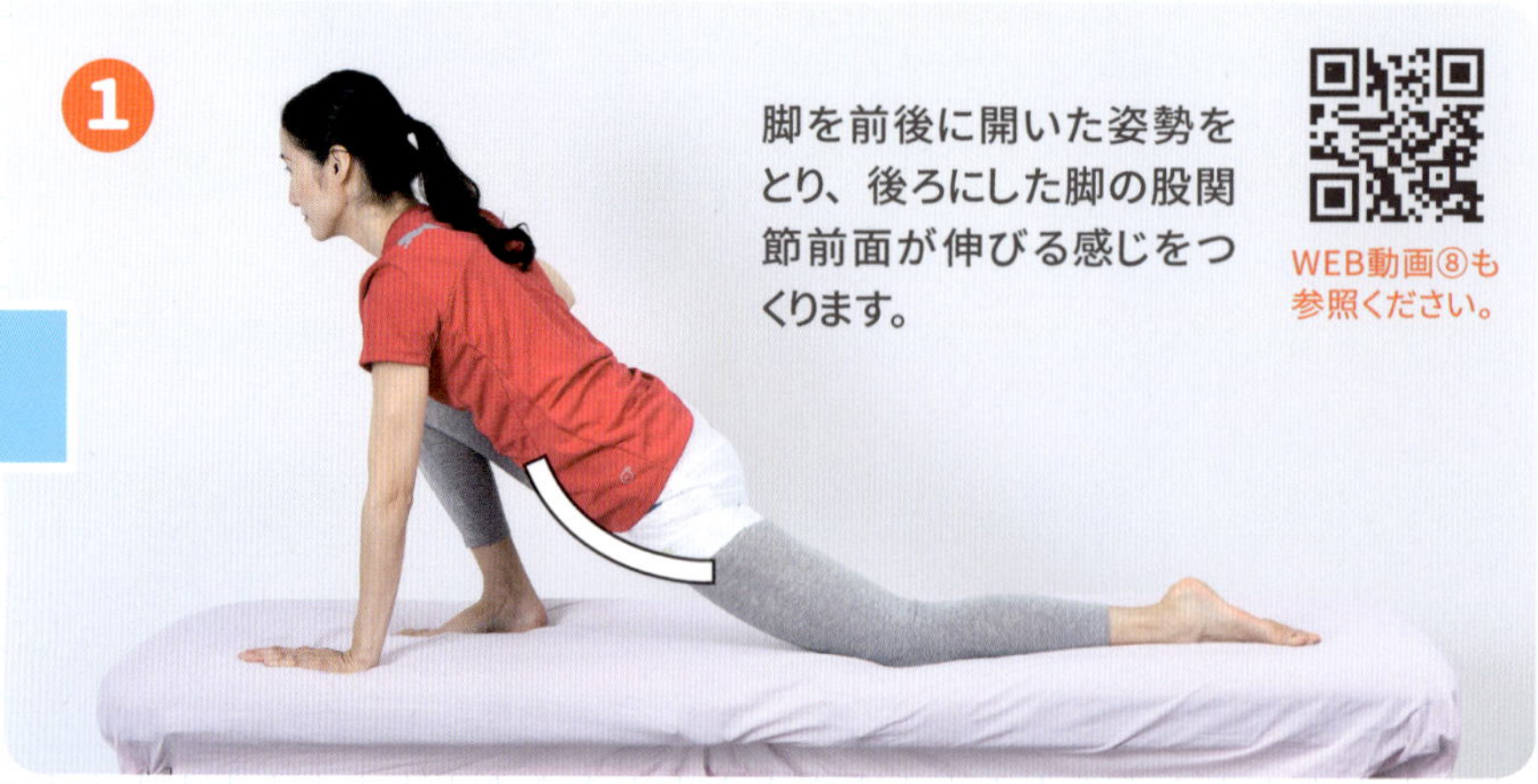

脚を前後に開いた姿勢をとり、後ろにした脚の股関節前面が伸びる感じをつくります。

WEB動画⑧も参照ください。

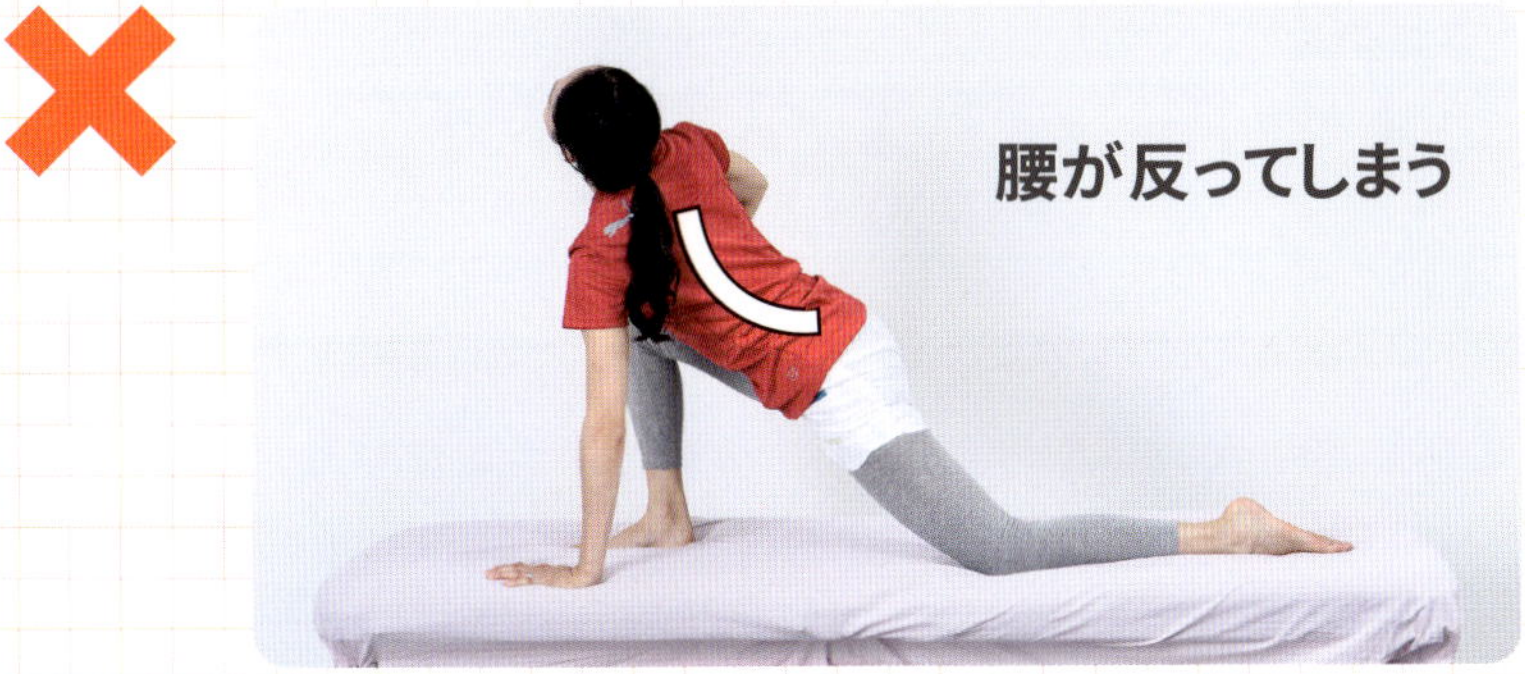
腰が反ってしまう

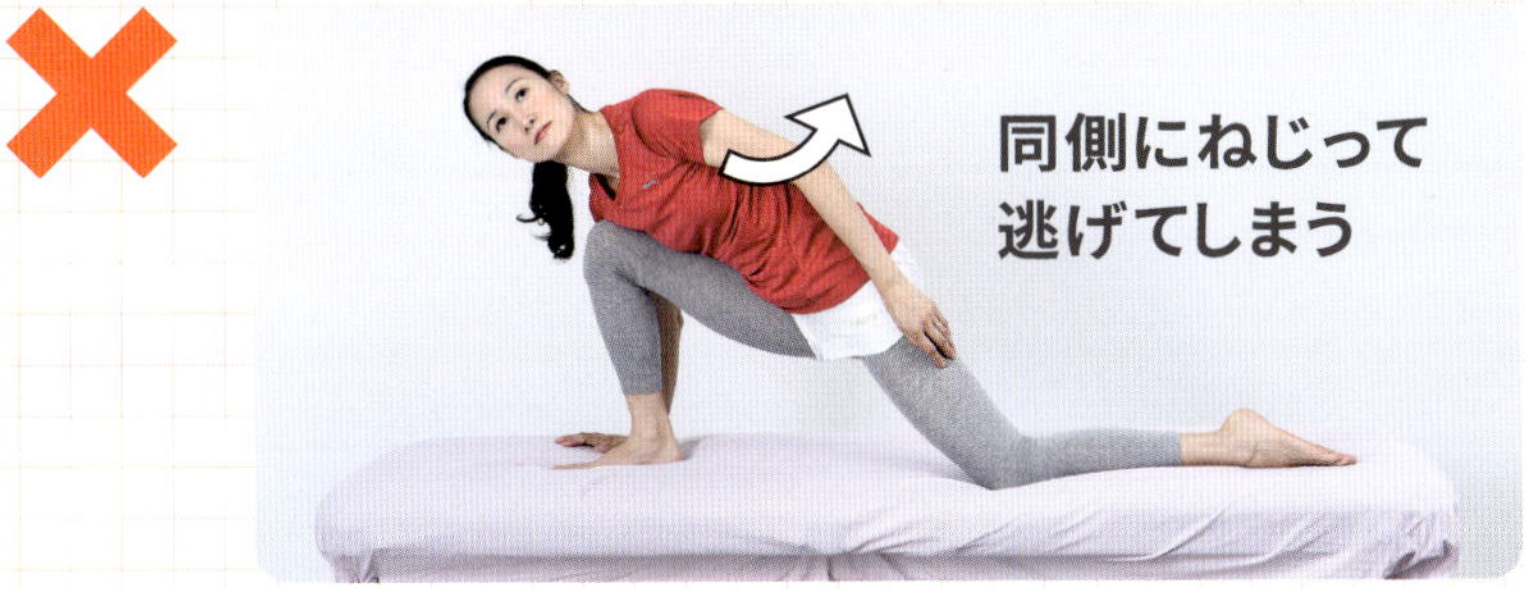
同側にねじって
逃げてしまう

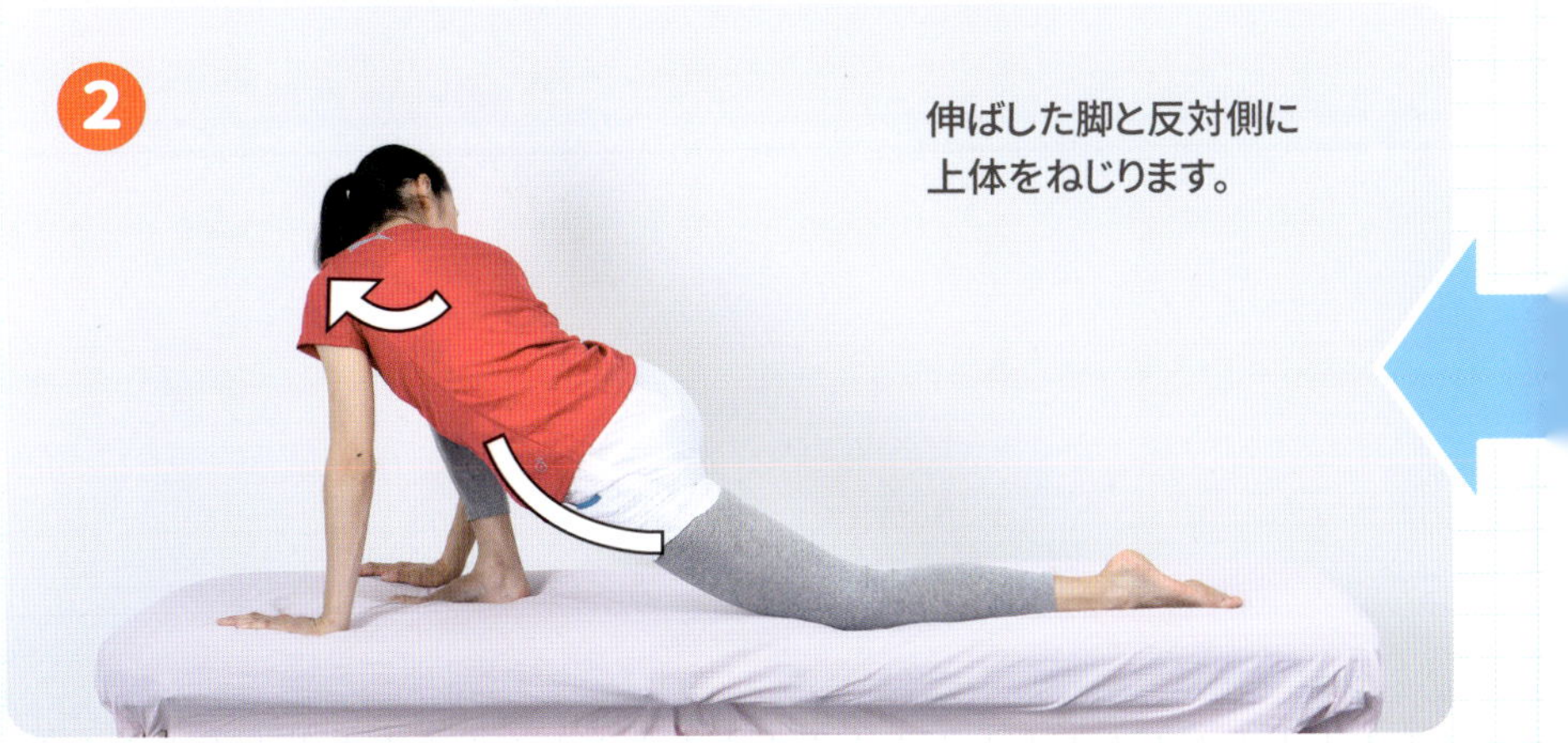
2
伸ばした脚と反対側に
上体をねじります。

# ❷ 股関節を伸ばす動きを意識したウォーキングエクササイズ

歩くことは、毎日の生活の中にあるわけですから、正しい歩き方を身に付けることはとても大切です。ここで紹介している正しい歩き方を理解し、毎日の生活の中に取り入れていきましょう。歩くだけでエクササイズになるわけですから、その重要性はとても高いといえます。また心地よく歩くことを身に付けることができたなら、毎日歩く距離を延ばしていくのもよいでしょう。

※❶のエクササイズを基本としますが、心地よいエクササイズ一つだけを選択して行っても良いでしょう。また、痛みを伴う運動はやめましょう。

## ウォーキングエクササイズ

意識をするのは、このイラストのように、体幹が最も高いところから足より前方に移動して行く時期です（高いところから低いところに下っていく時期）。

**ポイント**

体幹をまっすぐにした状態を維持しながら、股関節が伸びる感じをつかむことがポイントです。

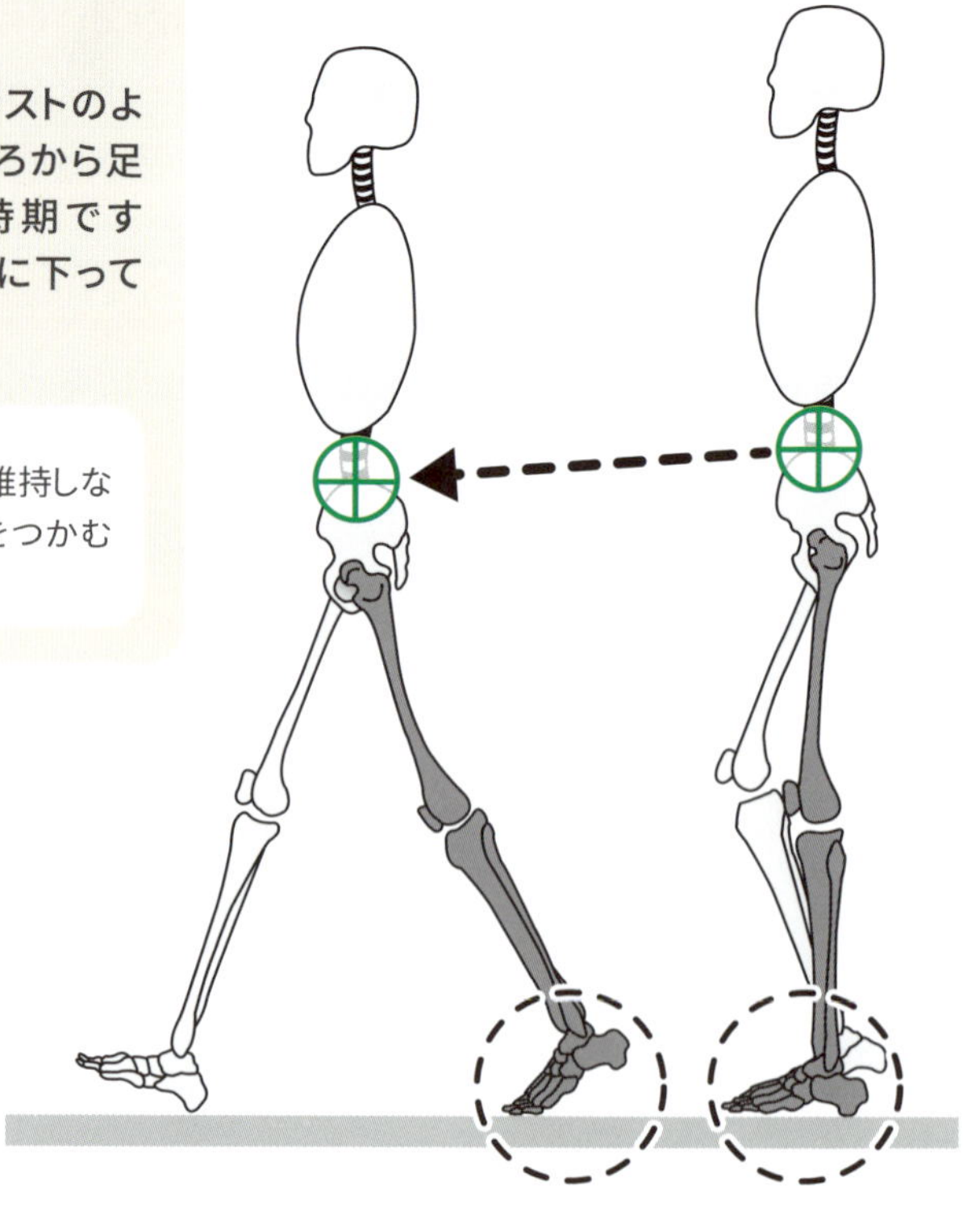

✕

ひざが曲がる。

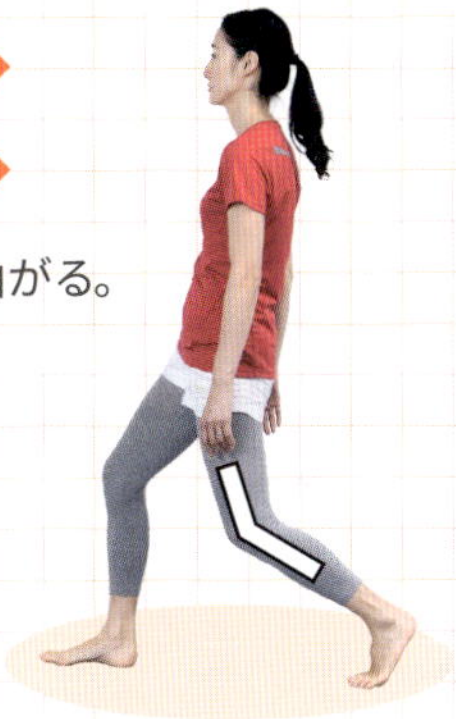

✕

**体幹**が
丸まってしまう。

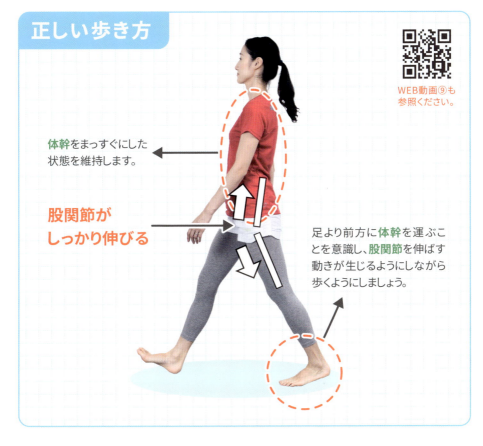

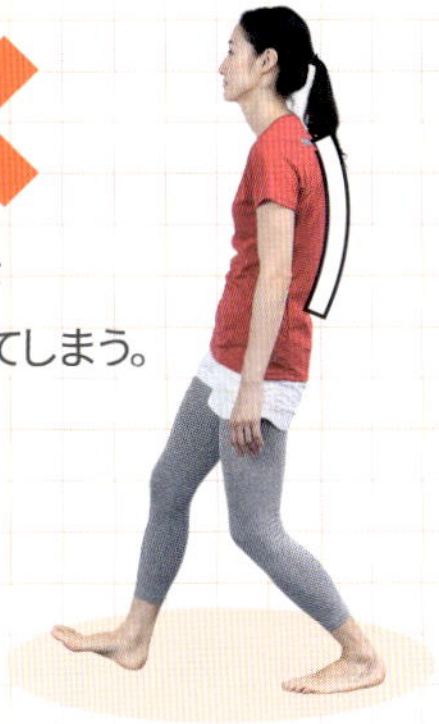

## 正しい歩き方

WEB動画⑨も
参照ください。

**体幹**をまっすぐにした
状態を維持します。

**股関節が
しっかり伸びる**

足より前方に**体幹**を運ぶことを意識し、**股関節**を伸ばす動きが生じるようにしながら歩くようにしましょう。

## ❻ ひざが曲がるのを予防しよう！

### ● ひざの硬さは痛みに直結する

#### ・ひざが悪いほとんどの人はひざが伸びない

病院で若年者から高齢者まで多くの患者さんを診てきてはっきり言えるのは、とにかくひざの悪いほとんどの人はひざが伸びなくなっているということです。**ひざにとってしっかり伸びることは、とても大事なことです。**なぜなら、ひざはしっかり伸びることで、はじめて機能を十分に発揮できる関節だからです。そしてひざを曲げた状態で使うことは、伸びた状態で使うよりはるかに不安定になります。さらに、ひざが伸びなくなった人は不安定な状態でひざを使うことになるので、痛みが生じるようになるのです。若い人でもケガをした後にひざが伸びない状態を残してしまうと、長期的にみて痛みを生じるようになったり、別の組織を壊し

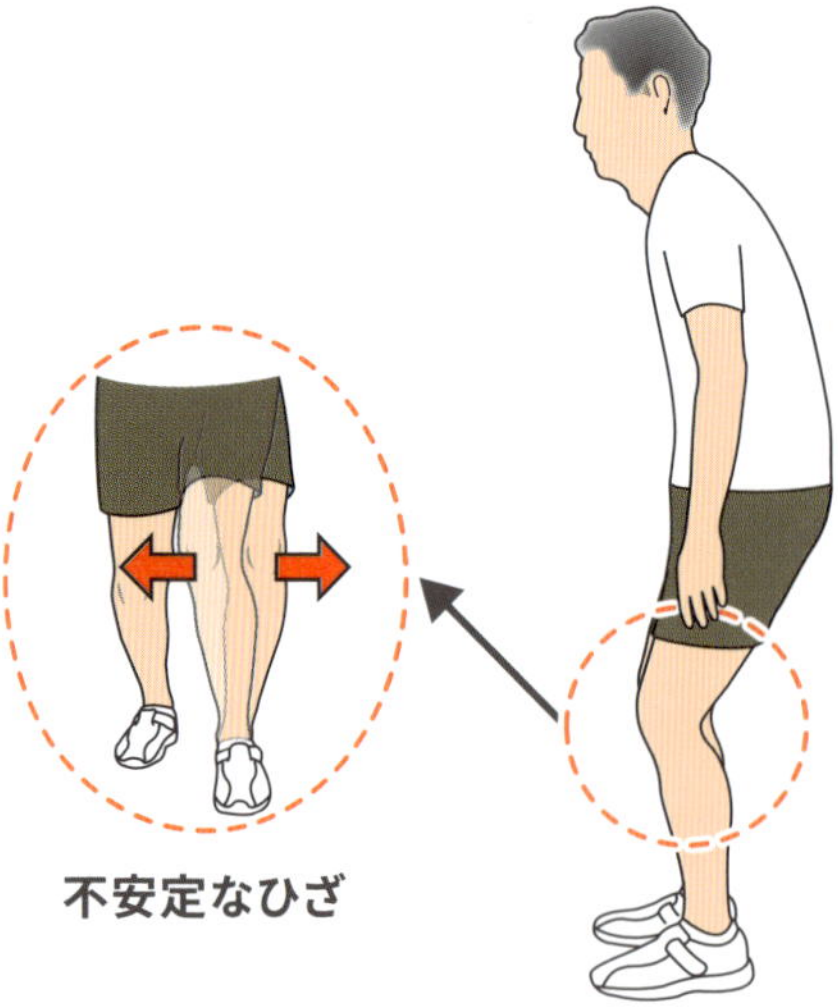

不安定なひざ

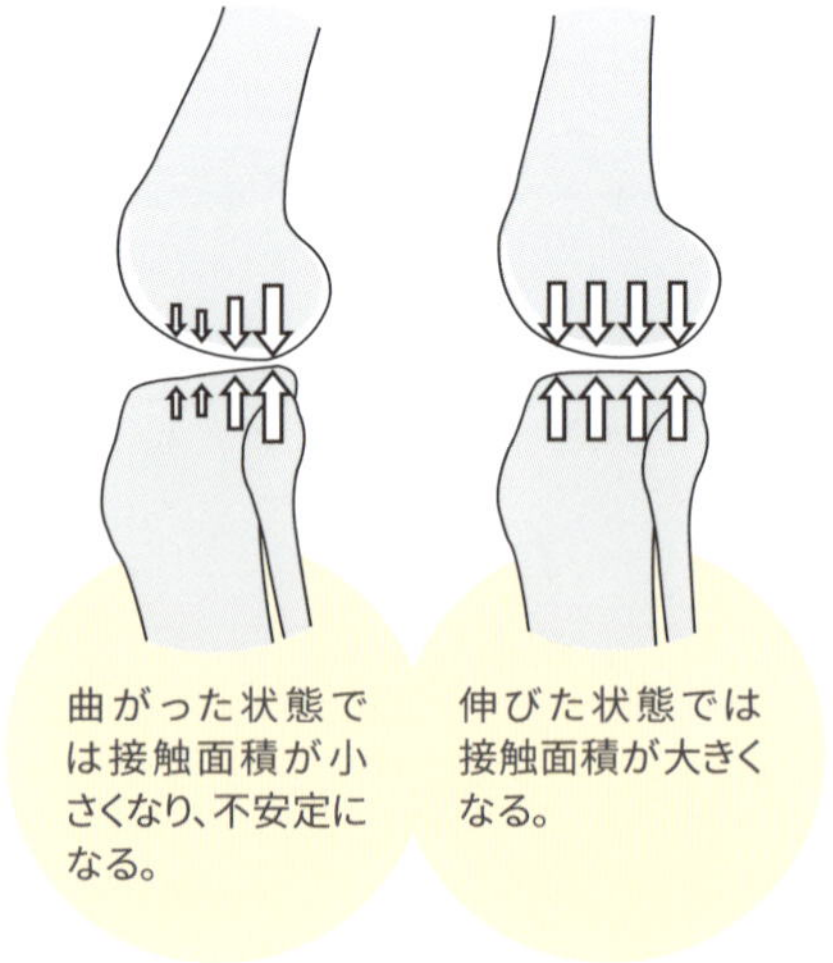


曲がった状態では接触面積が小さくなり、不安定になる。
伸びた状態では接触面積が大きくなる。


### ひざが伸びなくなる影響

ひざはまっすぐに伸びているときに最も安定する関節です。このため図のように、ひざが伸びなくなると、ひざは不安定な状態になります。

たり、ひどい場合は変形を伴うようになることもあります。歳をとった人ならなおさらです。その影響は若い人より大きくなります。ひざが伸びなくなると、急速に変形が強くなったり、様々な組織を破壊したり、また力が入りにくくなるなどの変化が生じるようになります。

そのため、私達理学療法士はひざの悪い人を診るときに、まずひざの伸びに着目します。そして、痛いのが左右どちらかを聞く前に「右ですね」というように、ひざの悪い側を当てることができます。そして硬くなったひざを伸びるように治療すると、それだけでも痛みはかなり軽減されますし、歩きやすくなることが多いのです。このことは、ひざの悪い患者さんをたくさん診ているリハビリの先生なら誰でも感じていることだと思います。ここまでの話を聞いただけでも、ひざの曲がりを予防しておくことがいかに重要であるかが分かります。

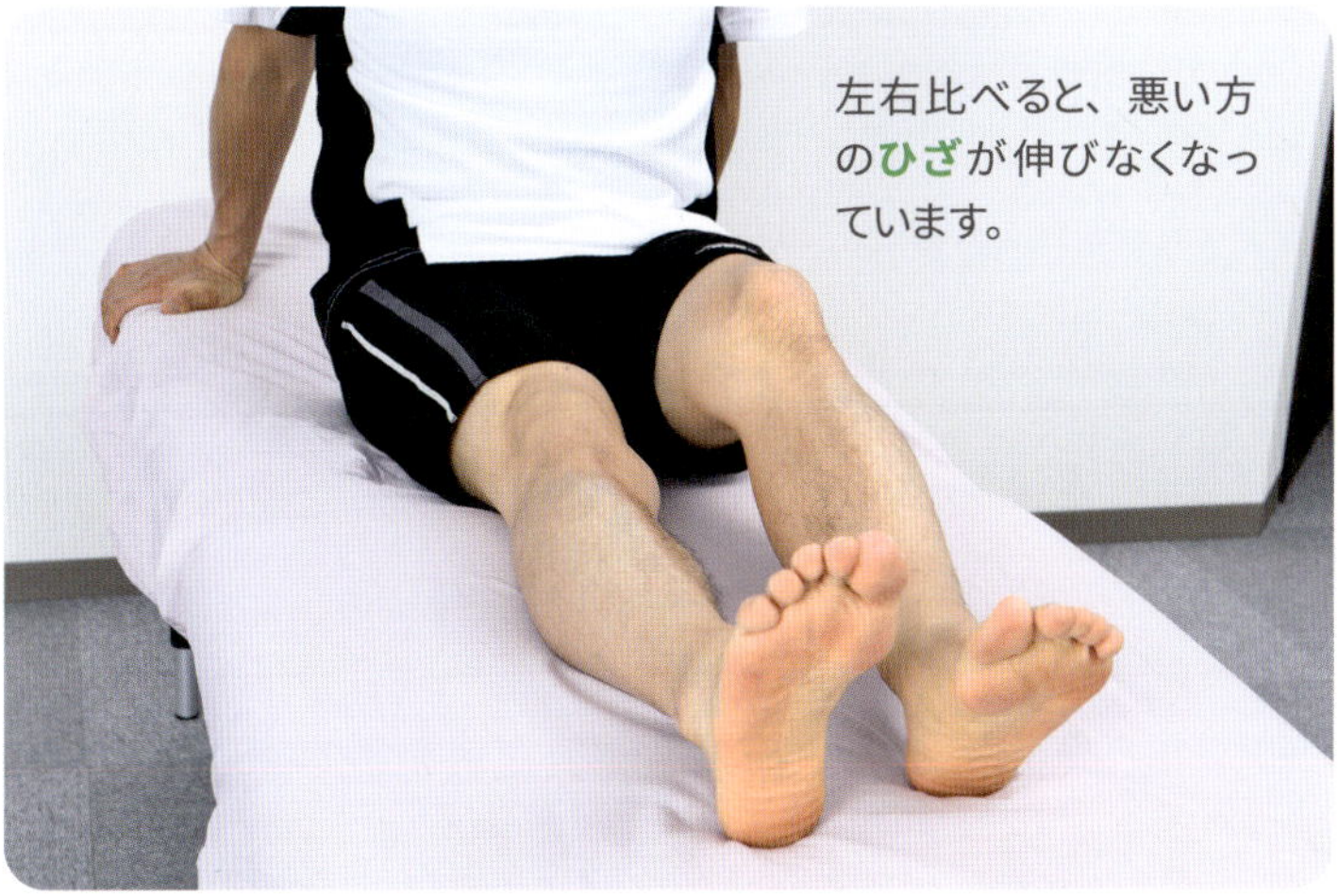

左右比べると、悪い方のひざが伸びなくなっています。

## ひざの悪い人の特徴

ひざの悪いほとんどの人は、ひざが伸びなくなります。

## ●ひざは気づかないうちに曲がってくる

左図のように、O脚でひざが曲がっているおばあちゃんの姿は街のあちらこちらで見かけます。しかし、こんなにひざが曲がった人でも「いつ頃からひざが伸びなくなったのですか」と質問してみると、不思議なことにいつから曲がり始めたのかよく分かっていないことが多いのです。つまり、知らない間にひざが伸びなくなってしまっていて、ひざがかなり曲がった時点で、「こんなに曲がっていたっけ?」と感じるのです。

太るという現象もこれに似たところもあります。しかし、体重計が一般の家庭には必ずありますので、体重は数値として確認することができます。このため、「2年前の4月から急に体重が増えたんです」というように具体的に話す人もよくいるものです。しかしひざを含め、からだの角度となると、それを数値化するものが家庭にはないので、かなりひざが曲がったおばあちゃんでも、いつからひざが曲がっていたか分からないなんてことが多いのです。

ひざが曲がると、歩くのもかなりおっくうになります。なぜなら、ひざに力が入りにくくなるからです。そしてお年寄りのモノマネをすると、どの人も必ずひざと腰を曲げます。つまり、高齢者のほとんどのひざが伸びなくなってくるので、私達のイメージには自然にひざが曲がった姿勢を思い浮かぶのです。こうしたことからも、若さを保つためには、ひざが曲がった姿勢を予防することが、いかに重要であるかが分かっていただけると思います。

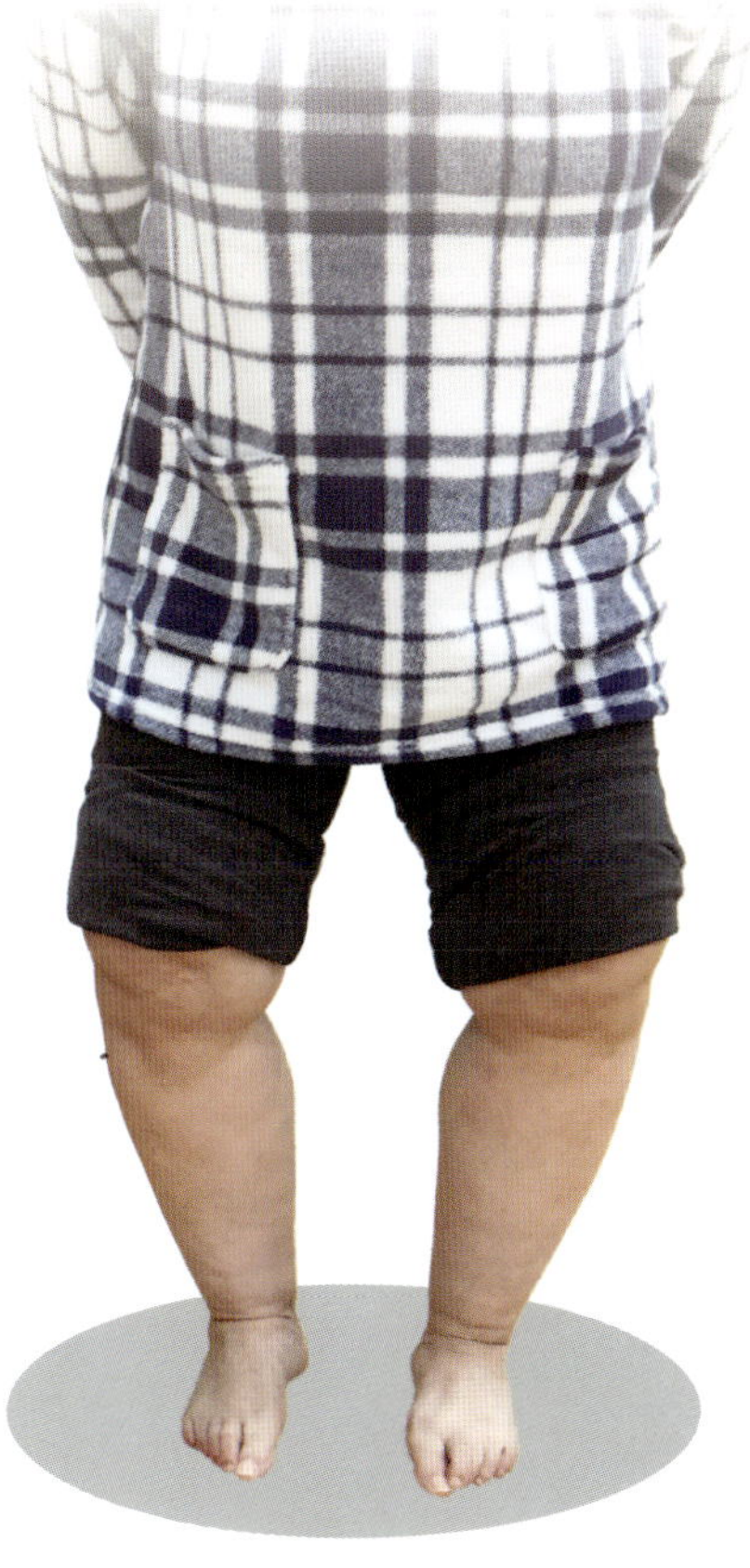

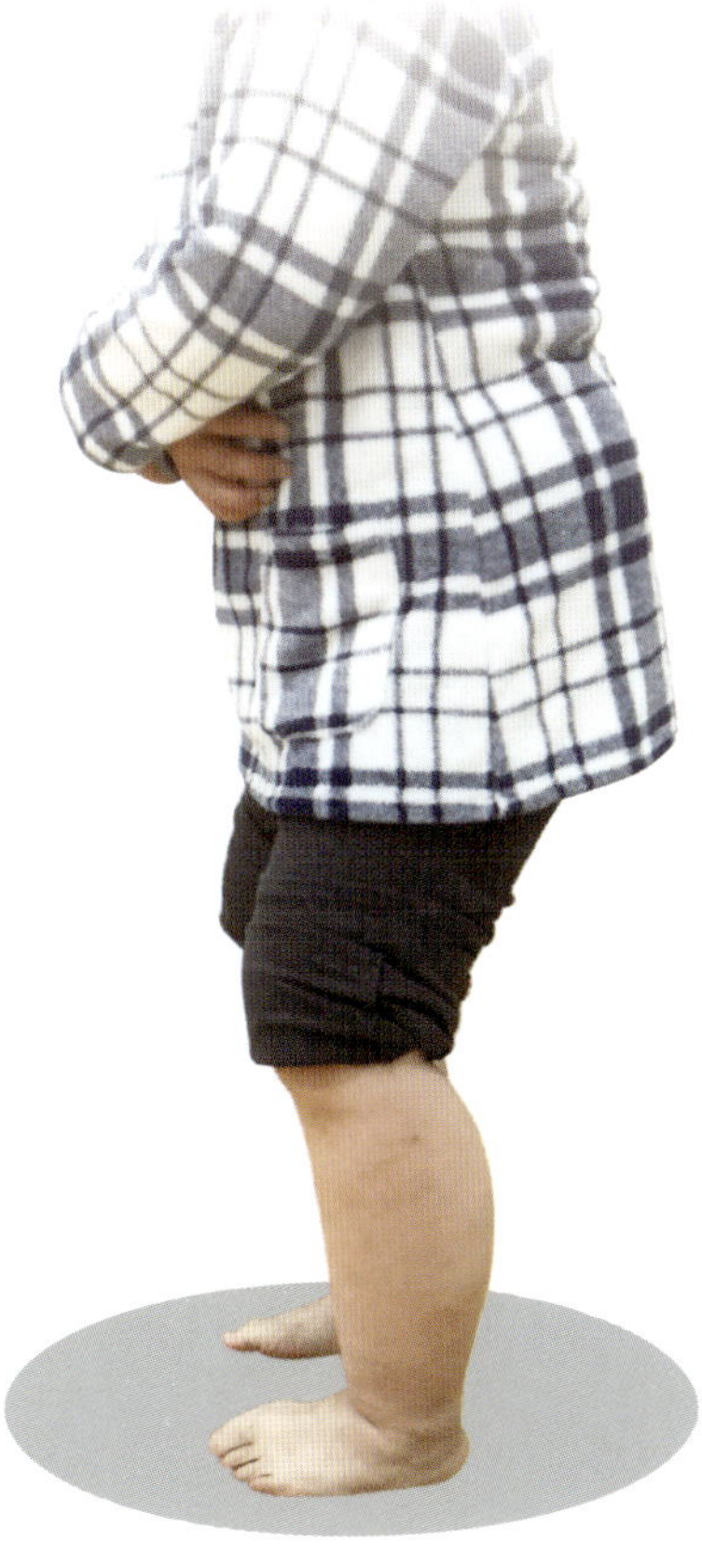

O脚でひざが曲がっている高齢者の方

# ひざの柔軟性を維持するためのエクササイズ

## ❶ お風呂でのひざの曲げ伸ばし運動

お湯につかった後は、軟部組織が柔らかくなっています。さらにお風呂の椅子は、ひざの曲げ伸ばしがとても行いやすく、写真のように行うことで効果的なエクササイズとなるでしょう。また、毎日この運動を行うことで、ひざの伸びや曲げが硬くなった時に自分で気づくことができます。硬くならないためのエクササイズであると同時に、セルフチェックとして最適なエクササイズといえます。

※❶のエクササイズを基本としますが、心地よいエクササイズ一つだけを選択して行っても良いでしょう。また、痛みを伴う運動はやめましょう。

### お風呂でのひざの曲げ伸ばしエクササイズ

30秒

お風呂の椅子に座り、ひざの曲げ伸ばしを繰り返します。これを習慣化することで、ひざが硬くなったら自分で気づくことができます。

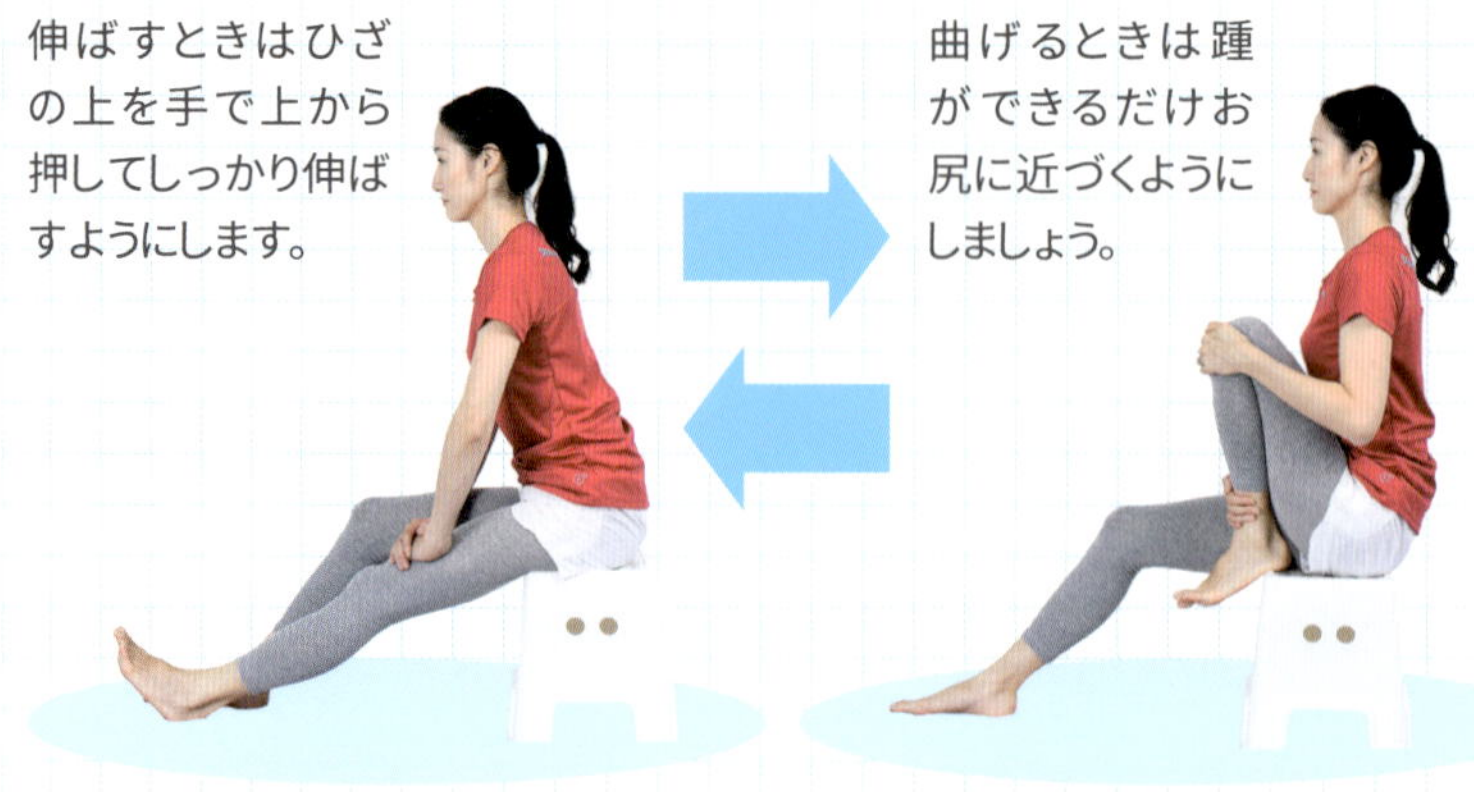
伸ばすときはひざの上を手で上から押してしっかり伸ばすようにします。
曲げるときは踵ができるだけお尻に近づくようにしましょう。

WEB動画⑩も参照ください。

## ② セッティング

太ももにしっかり力を入れながら行うことで、ひざの後ろにある筋肉を緩ませる効果もあります。特にひざを伸ばす時にひざの裏側がつっぱる人に有効なエクササイズです。また、太ももの大腿四頭筋の筋力を改善する効果もあります。

※❶のエクササイズを基本としますが、心地よいエクササイズ一つだけを選択して行っても良いでしょう。また、痛みを伴う運動はやめましょう。

### セッティング

立位、座位、仰向け姿勢など、どの姿勢でも行うことが可能です。

**ポイント**

ひざの裏を床に押しつけます。

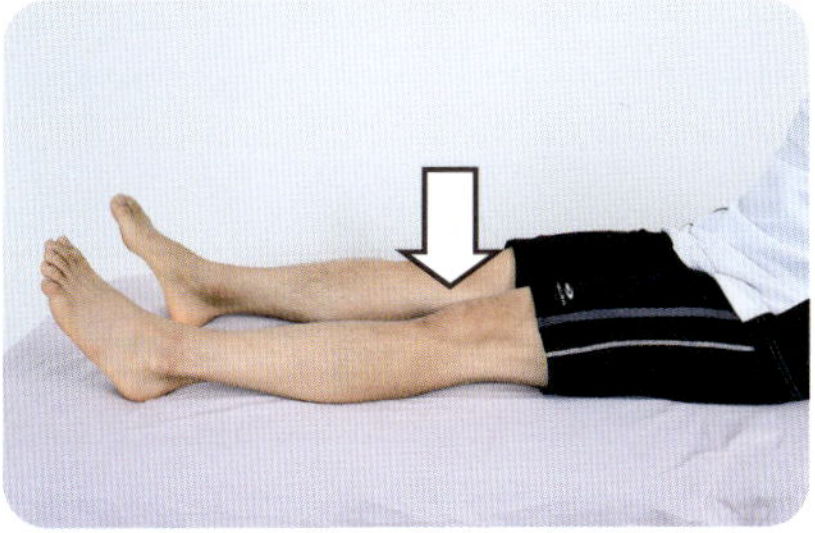

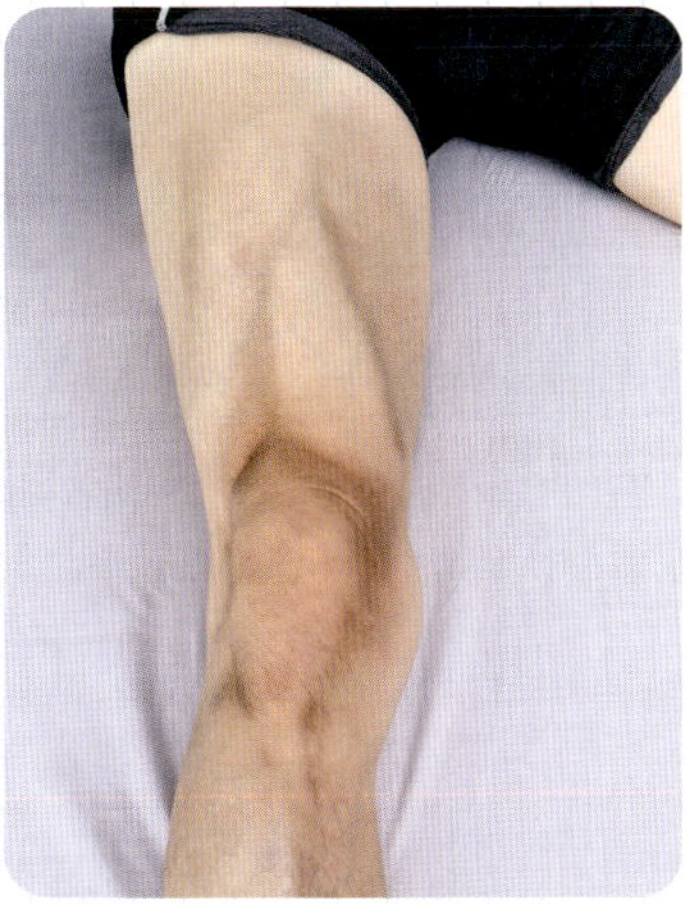

ひざの裏を床に押しつけるようなイメージで、５秒間ももに力を入れます。

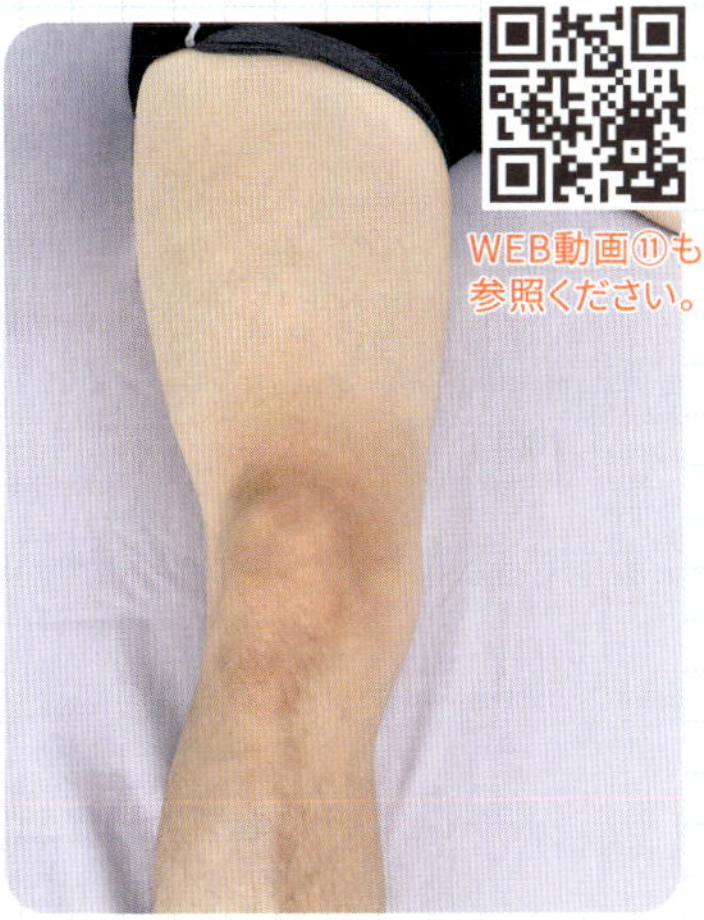

力を抜きます。

WEB動画⑪も参照ください。

※ 毎日エクササイズを継続することで、硬くなってきたときに自分で気づくことができます。

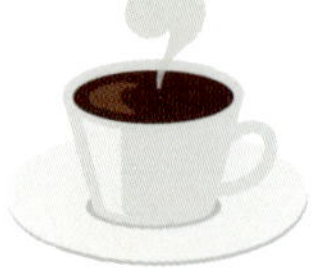

## ちょっとコーヒーブレイク②

# 働き者と怠け者

日本で最も持ち家率が高く、一番大きな家（1世帯あたり住宅延べ平均面積）に住んでいる都道府県、それはどこだと思われますか？

正解は、富山県です。

富山県が金持ちの県である所以は、富山県民が働き者だからと言われています。これを象徴するように富山には300年も前から伝わる**「七楽の教え」**という言葉があります。

**「楽すれば、楽が邪魔して、楽ならず、楽せぬ楽こそ、真の楽楽」**

どの職場にもひとりくらい怠け者といわれる人はいるものです。でも、楽ばかり考えている怠け者が楽かというとそうでもありません。毎日走っている人は駅まで走らないといけないと言われても何の苦も感じませんが、あまり動かない人はわずかな距離を走るだけでかなり苦痛なものです。これに似て、楽ばかり考えている人は、何をするのも苦痛に感じながら生きているので、結局のところ本当の楽を得られないのです。この言葉の真意はここにあるのだと思います。

一生懸命働いても、楽をしても給料が同じなら、楽をした方が得のように思われがちです。しかし、確かに給料は一緒ですが、**一生懸命働いた人にはちゃんとそれに見合う報酬が舞い込んできます。**それは、自身の『**成長**』です。一生懸命働くことによって成長という素晴らしい報酬が舞い込んできて、そしてなおかつ給料が頂けるならこんないいことはありません。そんな風に考えれば、**一生懸命働くことが苦でなくなる**ものです。それに、仕事で明確に成長を感じることができれば、その仕事はとても楽しくなります。

実は**健康についても同じ様なことがいえます。**健康のために自己を管理している人を見ると、「もう少し気楽に生きたらどうですか」と思う人もいるかもしれません。でもこの「七楽の教え」と同じように、毎日健康のために自己を管理している人は、体を動かすことが楽になり、将来の健康への不安が少なくなります。だから、**結局は自己の管理を習慣化できた人の方が、実は気楽**なのだと私は思います。健康のために何もしないでいる人は、「楽が邪魔して、楽ならず」の言葉の通り、結局は気楽な生き方ができないのだと思います。「楽せぬ楽こそ、真の楽楽」の言葉の真意はそこにあるのではないでしょうか。

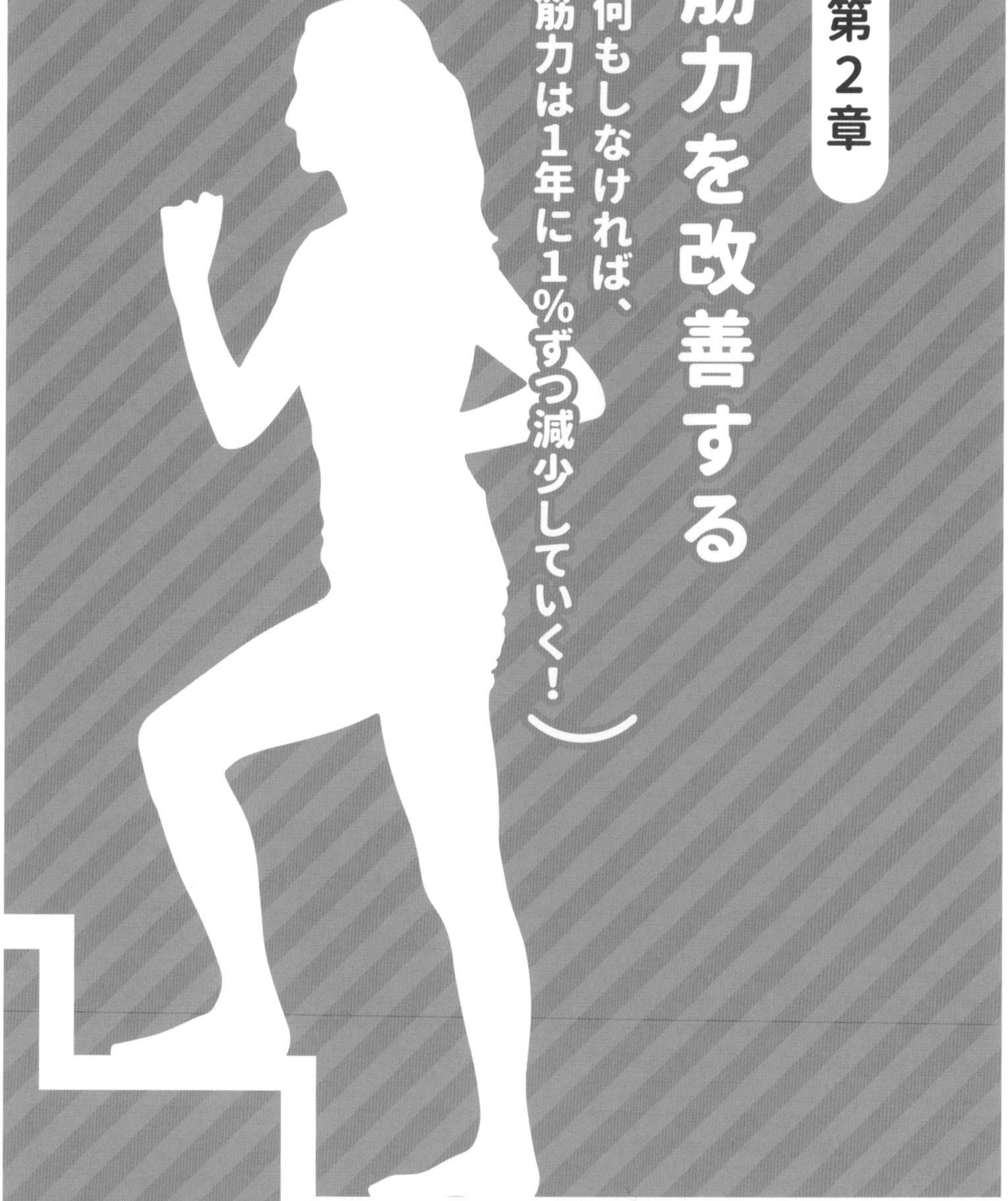

# 第2章
# 筋力を改善する
## （何もしなければ、筋力は1年に1%ずつ減少していく！）

## ❶ なぜ筋力が弱くなるのか？

筋肉量が加齢とともに減少することは、さまざまな研究で分かっています。筋肉量は20代をピークに年々落ちていきます。特に中年以降の減少が大きく、**40歳以降は1年に1%ずつ減少していく**といわれています。この減少は上半身と下半身では、下半身の方が減少率は大きく、転倒などの原因と大きく関わっています（下図）。

このような加齢にともなう筋肉量の減少は**「サルコペニア」**といわれ、筋力の低下や身体能力の低下を招く一因として、最近では一般に知られる言葉になってきました。また40歳以降に筋肉をあまり使わない状況が続くと、筋肉が減るだけでなく筋肉に脂肪が入りこんだ状態が起こりやすくな

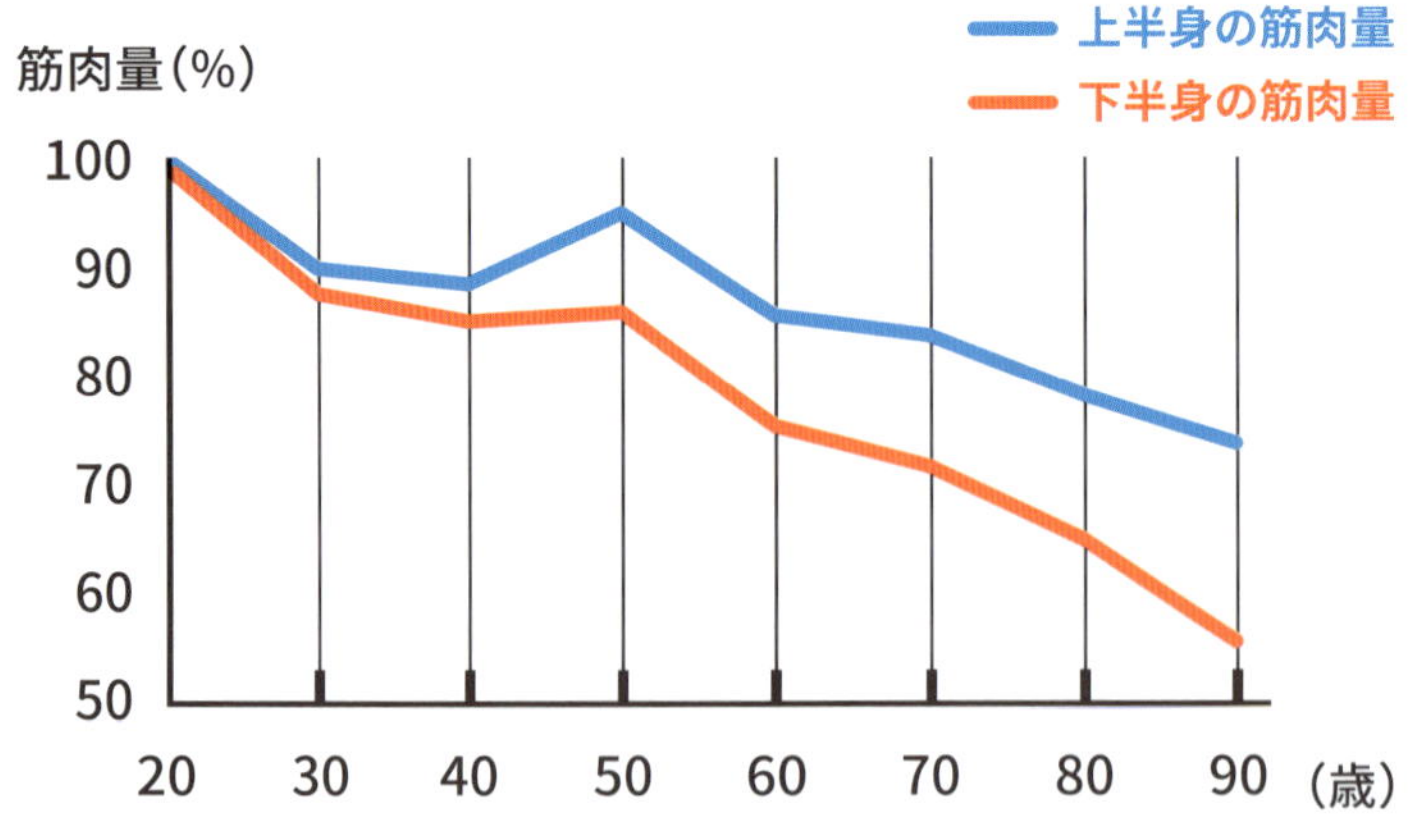


**加齢に伴う上半身と下半身の筋肉量の推移（20歳を100とした場合）**

※参考資料　谷本芳美・他：日本人筋肉量の加齢による特徴.日老医誌 47:52-57.2010.を引用改変

ります。これは**「サルコペニア肥満」**と呼ばれ、高血圧や糖尿病のリスクが非常に高くなる要因として、近年、大変注目されています。

では何故、**「サルコペニア」**のような筋力低下が起こるのでしょうか。その要因は様々ですが、加齢に伴うからだの機能の変化と生活習慣の変化が最も大きい要因として考えられます。

例えば加齢に伴うからだの機能の変化としては、内臓機能などが低下することによってタンパク質を合成する機能は低下します。さらに、テストステロンなどの筋肉の維持に必要なホルモンも減少します。

また生活習慣の変化としては、男性は50歳位から管理職になる人が多くなり、仕事上の運動量は低下します。さらに、定年以降は運動量が低下する人が多くなります。女性は50歳以降になると、子供にもあまり手がかからなくなり、毎日２人分の家事をすればよくなります。そして、60歳以降はさらに動くことがおっくうになっていく人が多くなります。

その他にも、歳をとると、高度な臓器障害、炎症性疾患、悪性腫瘍、内分泌疾患などの病気にかかる人も多くなり、こうしたことも**サルコペニア**を増加させる要因となっています。

こんな話していると、歳をとることがとても嫌になりますよね。でも、ここでとても重要なことを知っておいてください。それは**「歳をとっても、筋力を鍛えることができる」**ということです。つまり、いくつになっても鍛えれば、筋力は改善するのです。「もう歳だから…」という言葉をよく耳にしますが、決して諦める必要はありません。90歳以上の高齢者でも、筋力エクササイズをすることで筋力が改善することが証明されています。

だから、いつからはじめても遅いということは、決してないのです。

何もしなければ、毎年1％ずつ筋力が低下することが分かっているわけですから、何もしないで徐々に衰えていくのをただ待っているのか、今からでも少しずつ始めていくのか、この本を読んでいるあなたはそれを選ぶことができるのです。

## ここで要点をチェック！

筋力について以下のことを知っておきましょう。

「普通の生活では、
1年に1%ずつ筋肉量が減少します」

「いくつになっても、
筋力を鍛えることができます」

「今から始めることを
あなたは選ぶことができます」

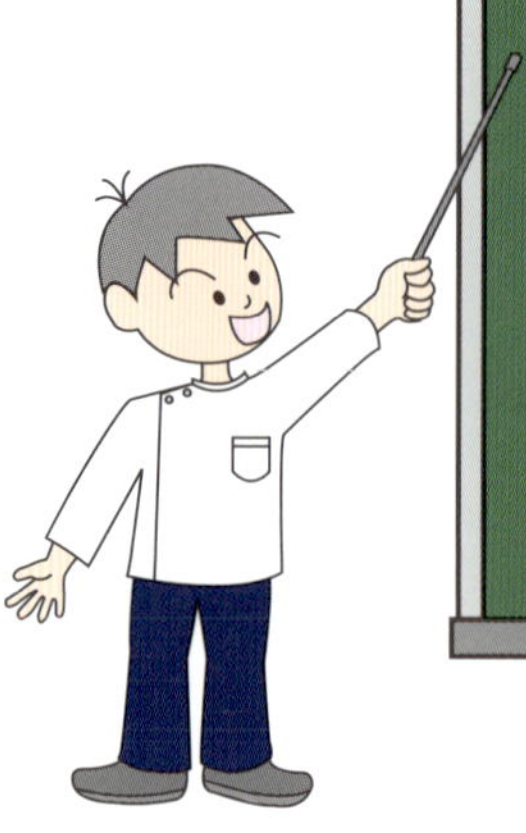

## ❷ どこを鍛えたら良いのか？

前述の理由から、歳を重ねると下半身を中心に全身の筋力が低下します。では、すべての筋肉を鍛える必要があると言われたら、あなたはどう感じますか。全身には600にもおよぶ筋肉があるので、あまりに多くのエクササイズが必要になり、嫌気がさす人もいるでしょう。

しかし、私はすべての筋肉を鍛える必要があるとは思っていません。なぜなら、からだの機能を維持するためには、鍵となる筋肉があるからです。私はこの鍵となる筋肉を**「キーマッスル」**と呼んでいます。これらキーマッスルの筋力を維持しておけば、その他の筋肉を使いやすい状態にすることができます。

つまり、**キーマッスルの筋力を維持しておけば、からだを動かすときにその他の筋肉も使いやすくなり、自然とその他の筋力も維持できるようになります。**さらに、からだが動きやすくなるので、運動にも意欲が湧くようになります。逆に言えば、これらのキーマッスルが弱くなってしまうと、その他の筋肉も使いにくい状態になり、結果的にその他の筋肉も弱くなりやすくなってしまいます。

このため、全身の筋肉を効果的に鍛えるためには、これらキーマッスルを鍛えることが重要なのです。

**そのキーマッスルとは、『腸腰筋（ちょうようきん）』『大殿筋（だいでんきん）』『大腿四頭筋（だいたいしとうきん）』の3筋です。**

それでは、ここから腸腰筋、大殿筋、大腿四頭筋の役割と鍛える方法をお伝えしたいと思います。結構難しいので、しっかり読んで行うようにしましょう。

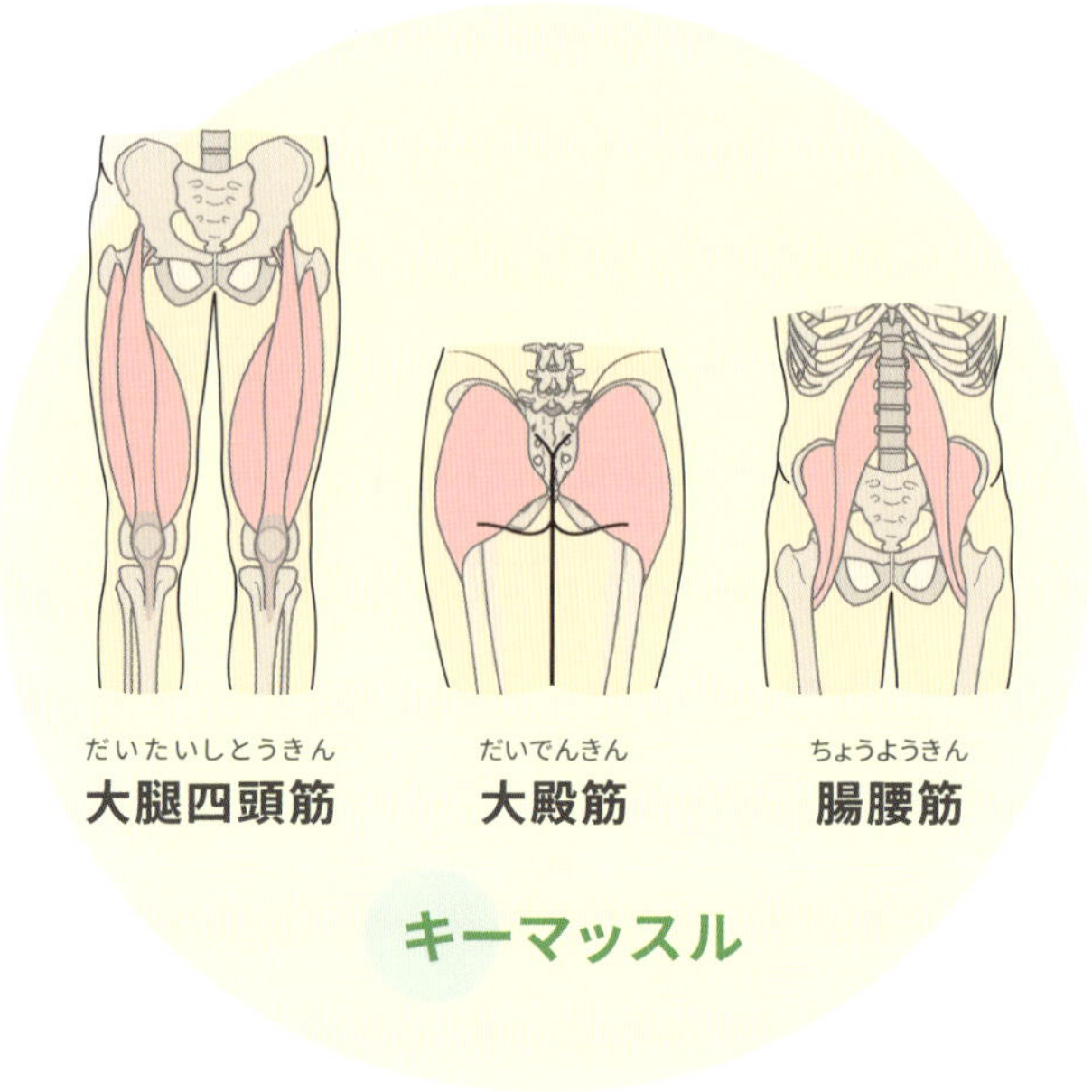

大腿四頭筋《だいたいしとうきん》
大殿筋《だいでんきん》
腸腰筋《ちょうようきん》
キーマッスル


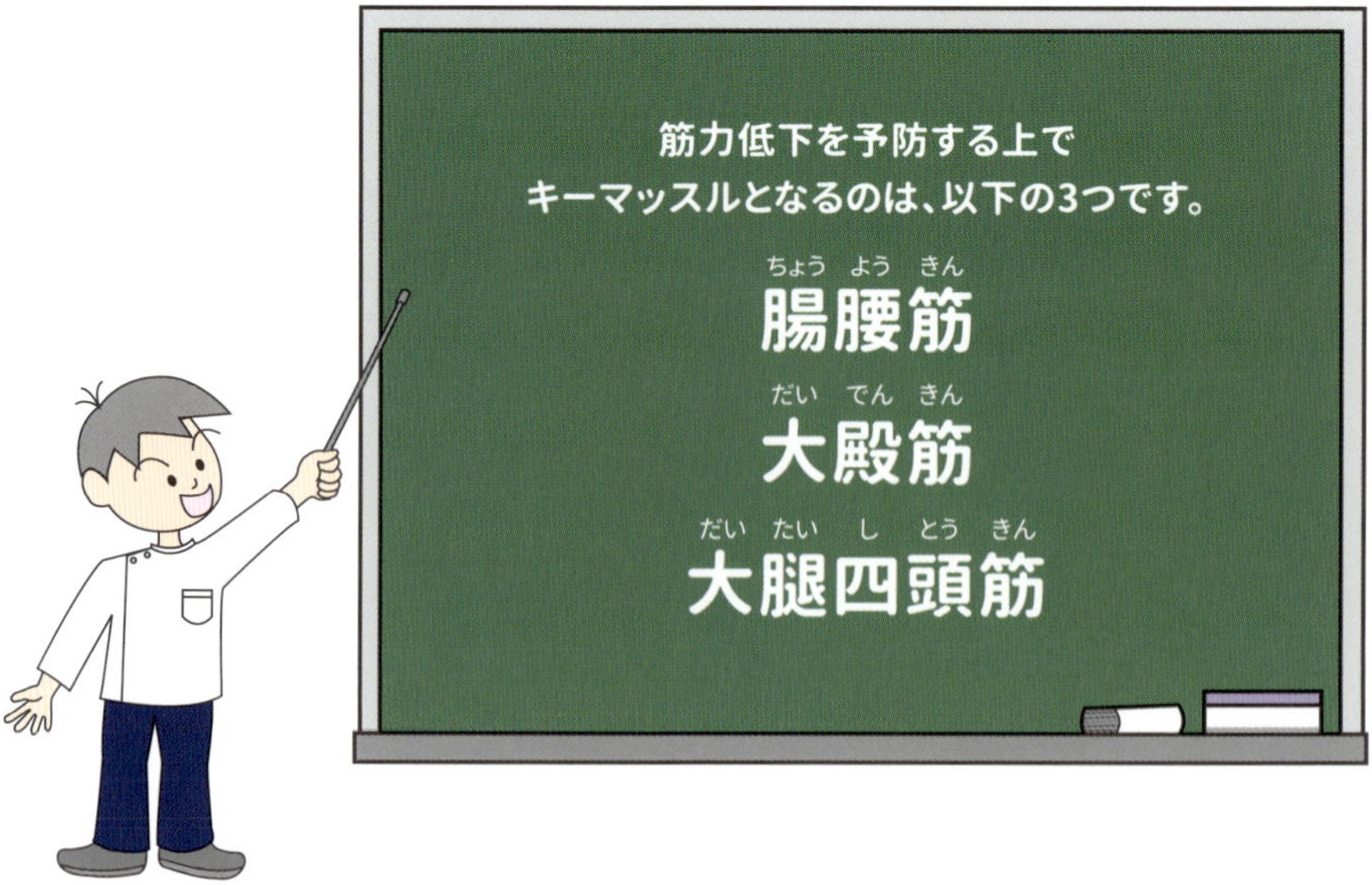

筋力低下を予防する上で
キーマッスルとなるのは、以下の3つです。
腸腰筋《ちょうようきん》
大殿筋《だいでんきん》
大腿四頭筋《だいたいしとうきん》

## ❸ 腸腰筋の筋力低下を予防しよう！

### ● 背景：腸腰筋がなぜ重要か

近年、腸腰筋の重要性が注目され、この筋肉の鍛え方に関する本や雑誌の特集を多く目にするようになりました。では、腸腰筋がなぜ重要なのでしょうか。ここでは、まずこの筋肉の重要性について説明していきましょう。

腸腰筋は**股関節**屈曲といって、太ももを前に持ち挙げる筋肉です。

この筋肉は歩いている時のどのときに働くかというと、実は脚（あし）が**体幹**の後ろにあるときに働いているのです。つまり、この筋肉が伸ばされている時に働いています。（90ページの右図参照）

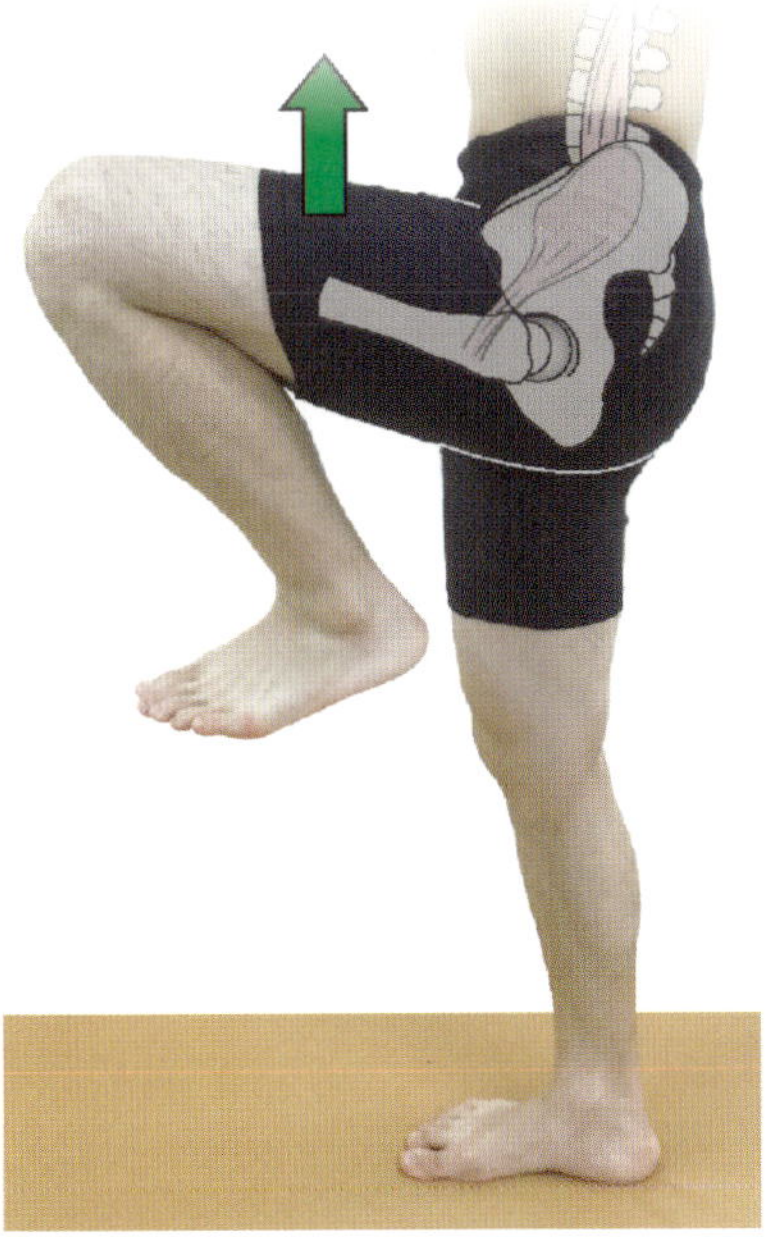

**腸腰筋の作用（股関節屈曲）**

腸腰筋は**股関節**屈曲といって、太ももを前に持ち挙げる筋肉です。

このため腸腰筋の筋力が保たれていれば、下図右のイラストのように脚（あし）が**体幹**の後ろにある状態を保つことができます。しかし、腸腰筋の筋力が低下すると、この姿勢を取ることができなくなります（下図左の骨のイラスト）。つまり**体幹**に対して脚（あし）を後ろに持っていくことができなくなるため、歩幅を大きくすることができなくなります。歩幅が小さくなることは、歩くのが遅くなるのはもちろんですが、影響はそれだけではありません。**体幹**に対して脚（あし）を後ろに持っていけなくなると、ひざや足首が伸びづらくなります。つまり、**ひざ**や足関節が曲がり、この本で何度も紹介した下図左のようなお年寄り独特の姿勢にもなりやすくなります。また、**ひざ**や足関節が伸びづらくなるので、その他の筋肉も使いにくい状態になって

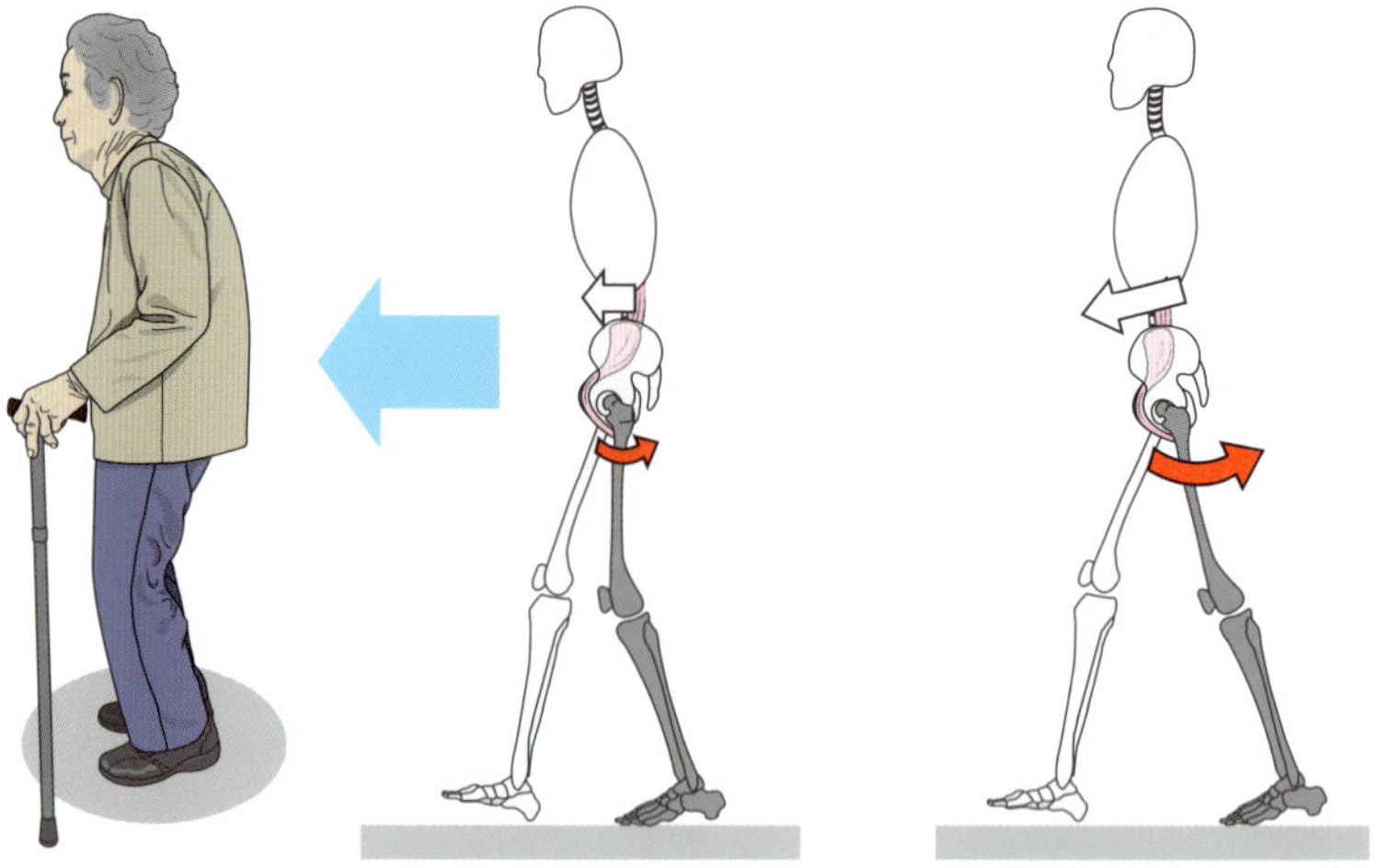

**❷ 腸腰筋があまり働いてない歩き方**

この筋肉が上手く使えない状態が続くと左のような高齢者特有の姿勢になりやすくなります。

**❶ 腸腰筋がしっかり働いている歩き方**

## 歩行時の腸腰筋の活動

脚（あし）が**体幹**の後ろにあるときに働いています。
つまり、この筋肉が伸ばされている時に働いています。

しまいます。

また、腸腰筋のもうひとつの大きな役割として、腰椎を丸めないようにする機能があります。というのは、腸腰筋は下図のように腰椎から**股関節**前面に走行しているため、腰椎が曲がるのを防ぐ作用をしてくれるのです。

こうしたことからも、**腸腰筋は歩くときの歩幅や姿勢に大きく関与し、キーマッスルとして機能していることがよく分かります。**

余談では有りますが、１００ｍの陸上選手で世界のトップレベルの選手と日本人選手の筋肉を比較した研究があります。この研究では、世界のトップレベルの選手は、特に腸腰筋の筋断面積が大きかったそうです。こうしたことからも腸腰筋の働きは、健康だけではなく、スポーツの分野でも大変注目されています。

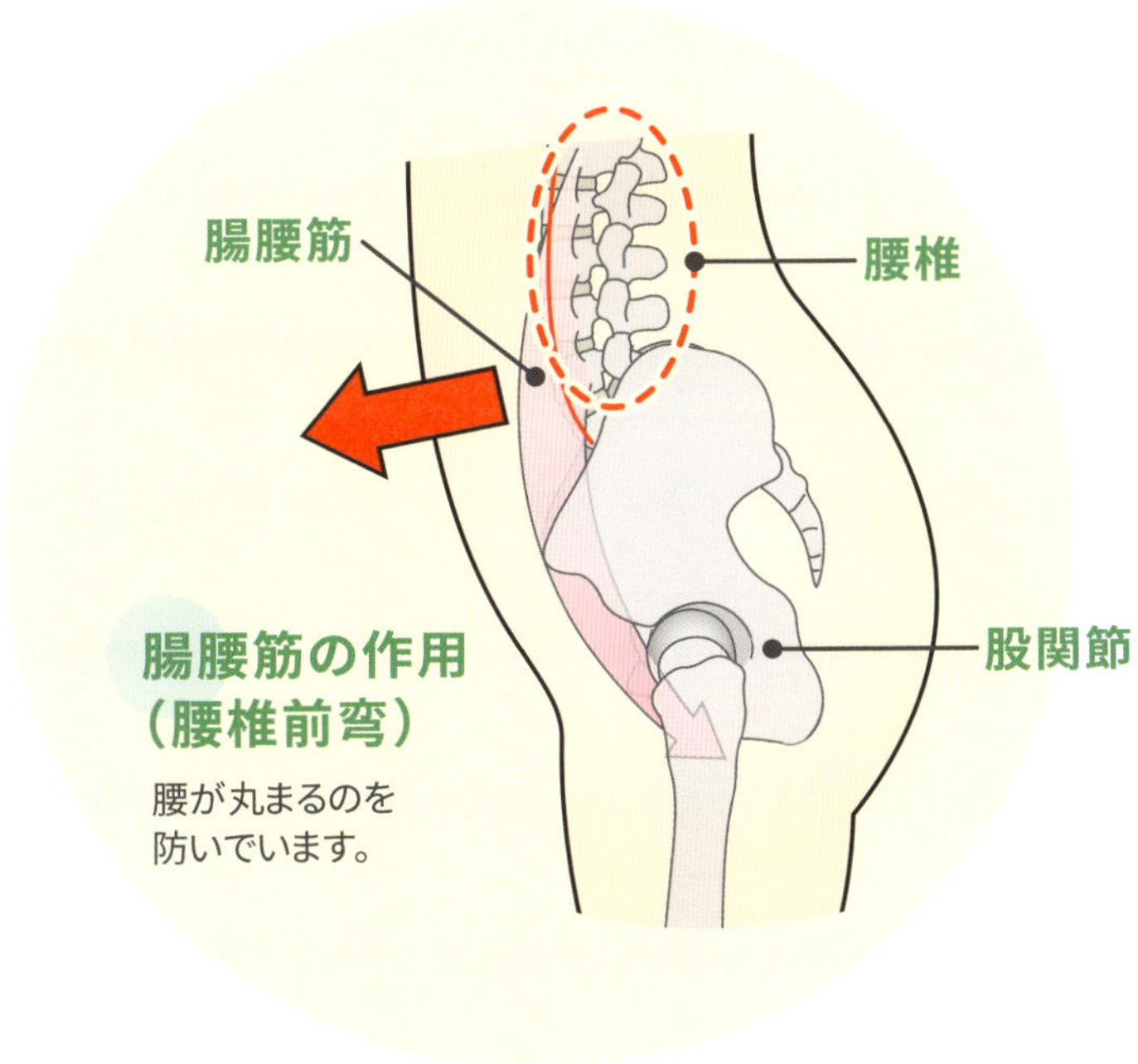
腸腰筋
腰椎
股関節
腸腰筋の作用
（腰椎前弯）
腰が丸まるのを
防いでいます。

# 腸腰筋の筋力を維持するためのエクササイズ

## ❶ 座位での足踏み運動

座った状態で太ももを交互に挙げます。このエクササイズも腰が丸まらないように維持しながら行います。できるだけ高く太ももを挙げるのがポイントです。難しい運動ではないですが、ちゃんとできるとかなり苦しさを感じるエクササイズだと思います。

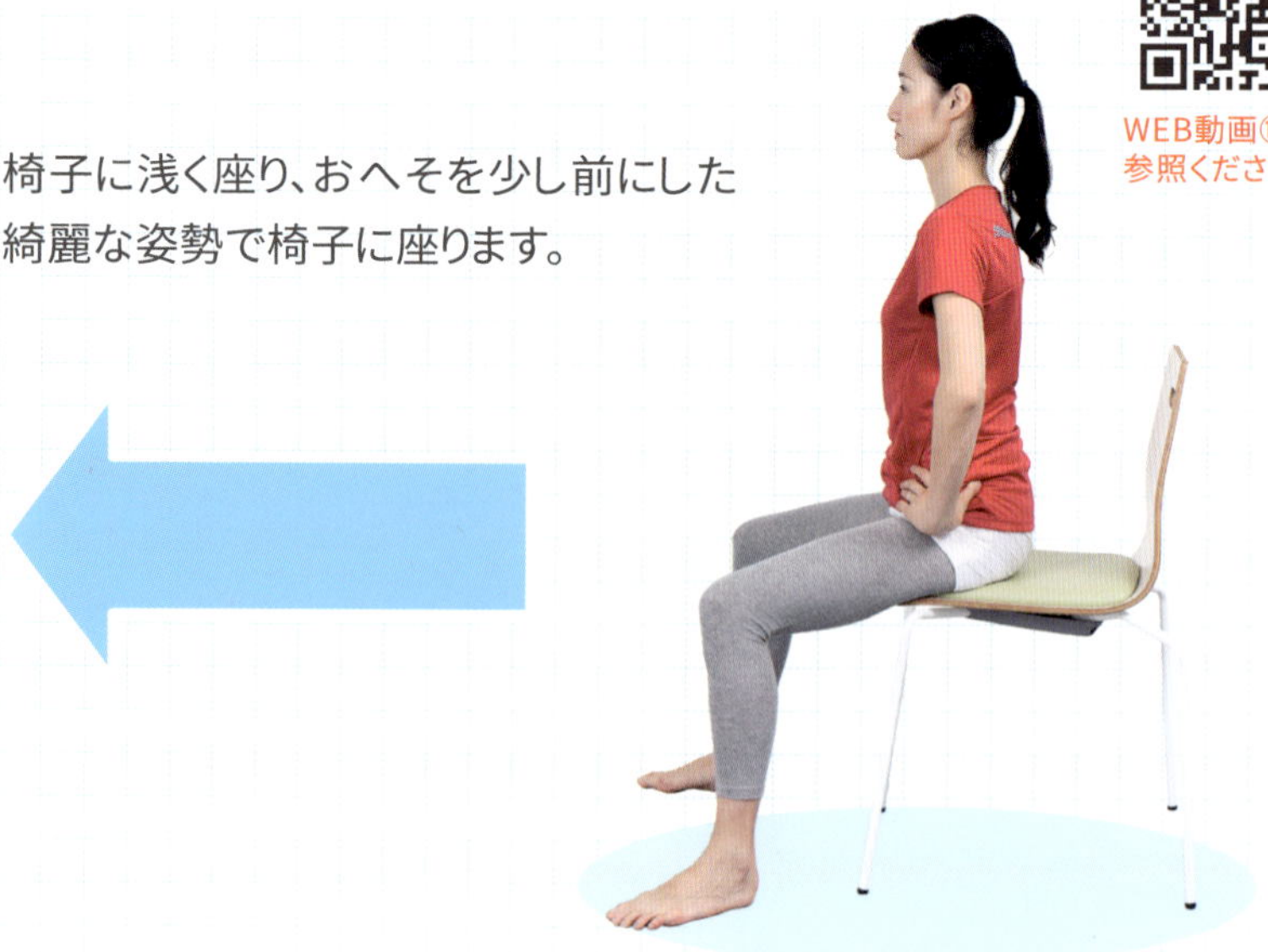

WEB動画⑫も参照ください。

椅子に浅く座り、おへそを少し前にした綺麗な姿勢で椅子に座ります。

おへそが後ろに下がると、体幹が丸まり、この運動の効果がでません。

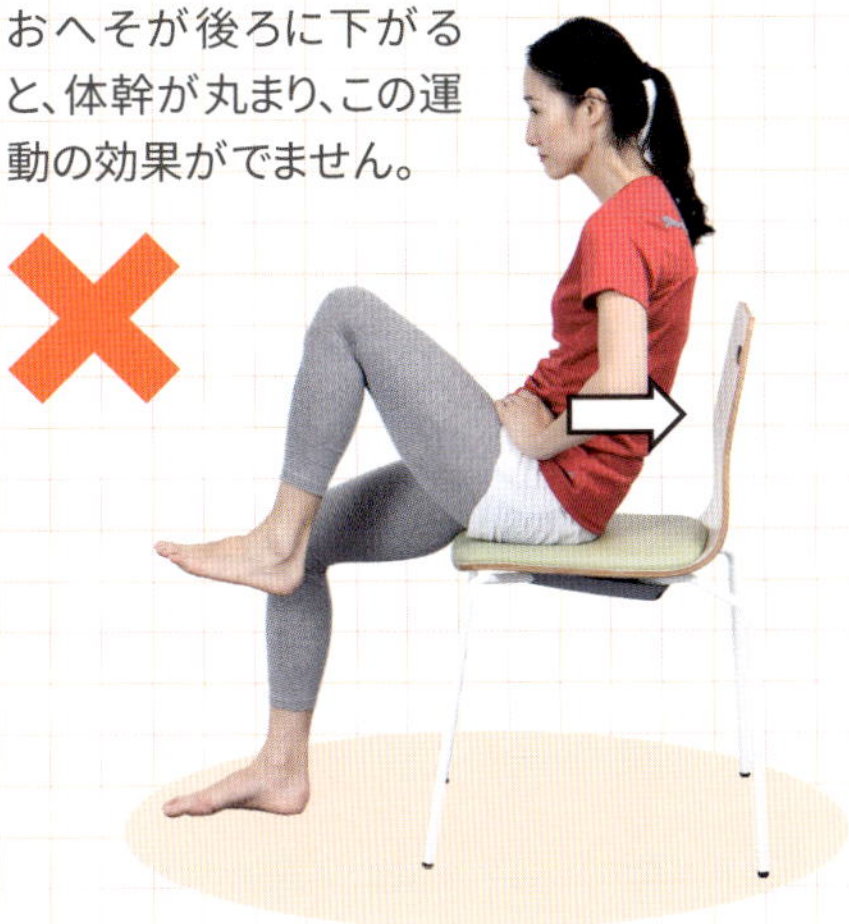

## 座って足踏みエクササイズ
### （腸腰筋の筋力エクササイズ）

**ポイント**

**30秒**

座った状態で太ももを交互に挙げます。このエクササイズも腰が丸まらないように維持しながら、できるだけ高く太ももを挙げるのがポイントです。

左右交互に太もも挙げをリズミカルに繰り返しましょう。

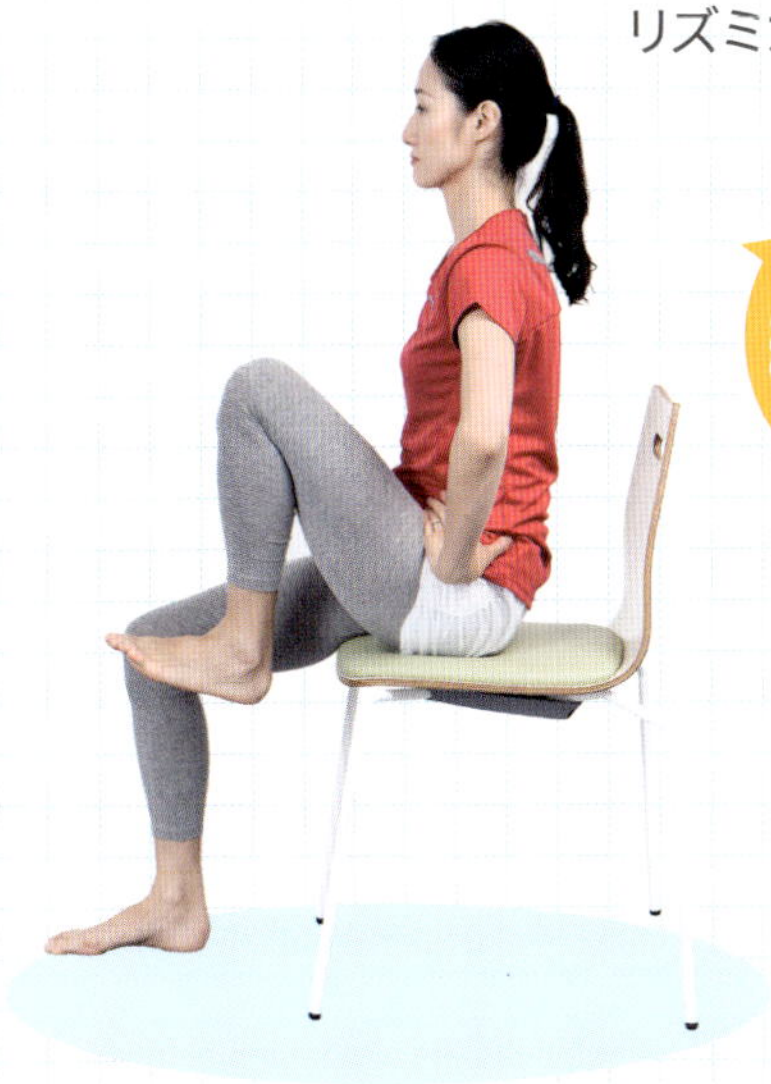

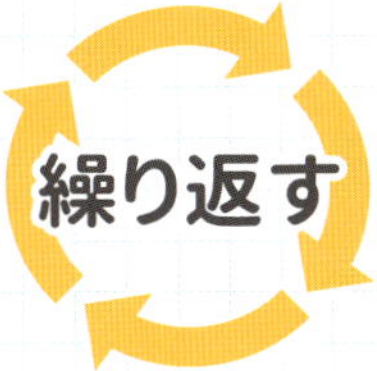


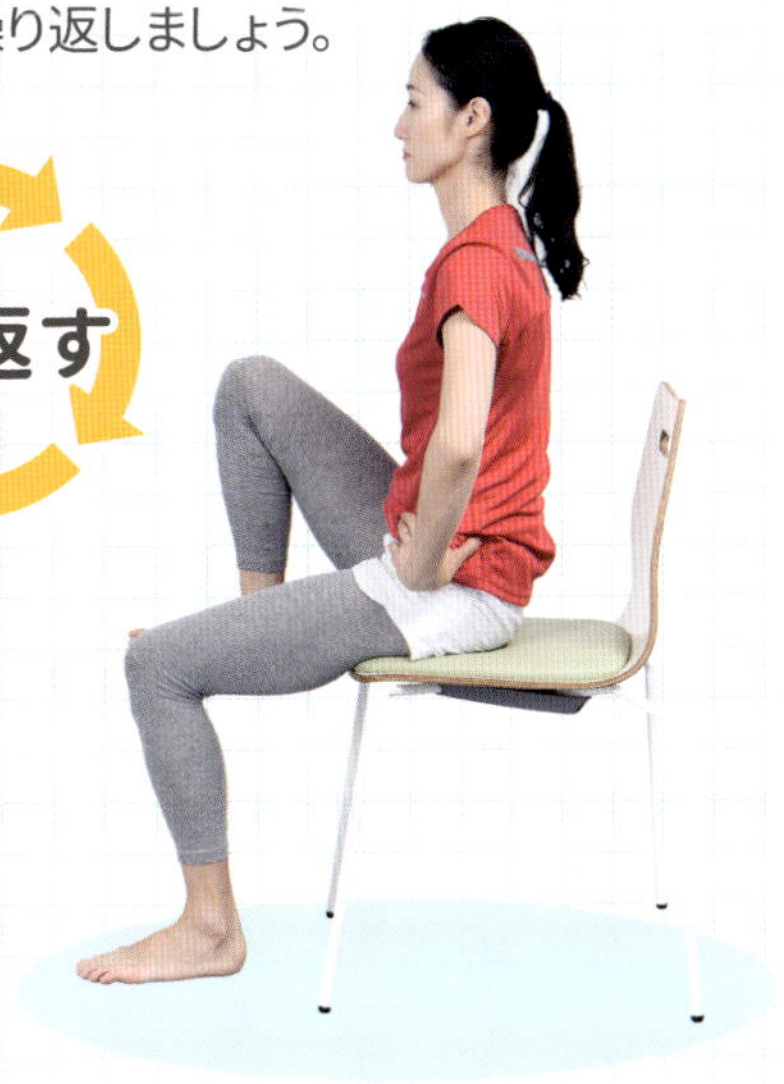

## ④ 大殿筋の筋力低下を予防しよう！

### ● 背景：大殿筋がなぜ重要か

大殿筋も近年とても注目されている筋肉の一つです。大殿筋は太ももを後ろに持ち挙げる筋肉です。この筋肉の重要性について説明していきましょう。

この筋肉は歩いている時のどのときに働くかというと、実は脚（あし）が**体幹**の前にあるときに働きます。つまり、この筋肉も伸ばされている時に働くのです（左図）。

大殿筋も腸腰筋と同様で歩幅に関与しています。大殿筋の筋力が保たれていれば、左図右のイラストのように足を大きく前に出しても、**体幹**が崩れないような状態を保つことができます。

しかし、大殿筋の筋力が低下すると、この姿勢

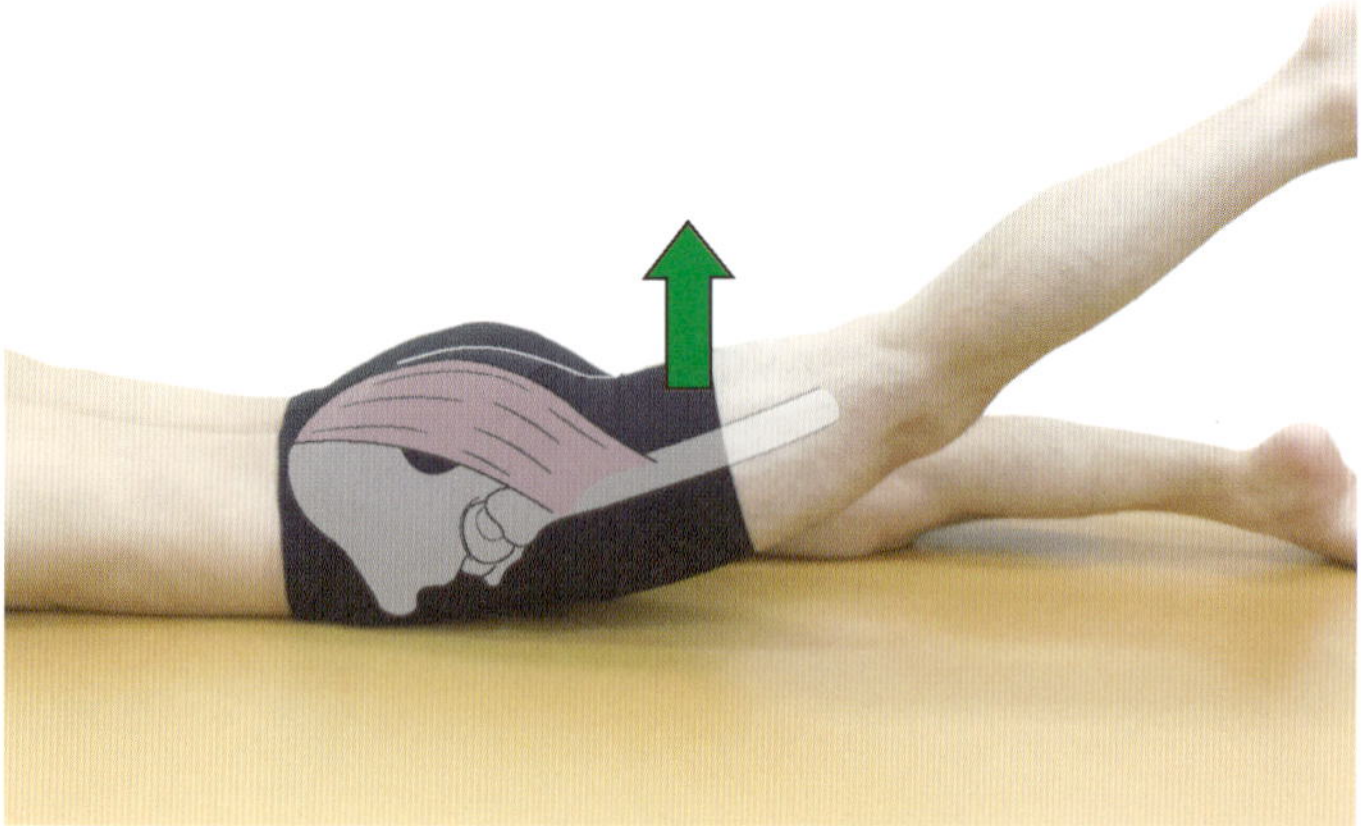

**大殿筋の作用（股関節伸展）**

大殿筋は股関節伸展といって、太ももを後ろに持ち挙げる筋肉です。

を取ることができなくなります。つまり**体幹**に対して足を大きく前に出すことができなくなってしまい、歩幅が小さくなってしまいます。このことは、歩くのが遅くなるのはもちろんですが、影響はそれだけではありません。体幹に対して足を大きく前に振り出すことができなくなると、**歩いている時の体重の移動が後ろに残るようになります。**これにより、**体幹**は曲がりやすくなり、いわゆる背中が丸まった姿勢になります。この姿勢もこの本で何度も紹介した下図左のようなお年寄り独特の姿勢にもなりやすくなります。これにより、**体幹**の筋肉は使いにくい状態となり、からだの機能がどんどん衰退していくという悪循環が生まれる要因にもなります。こうしたことからも、**大殿筋は歩行や姿勢に大きく関与し、キーマッスルとして機能していることがよく分かります。**

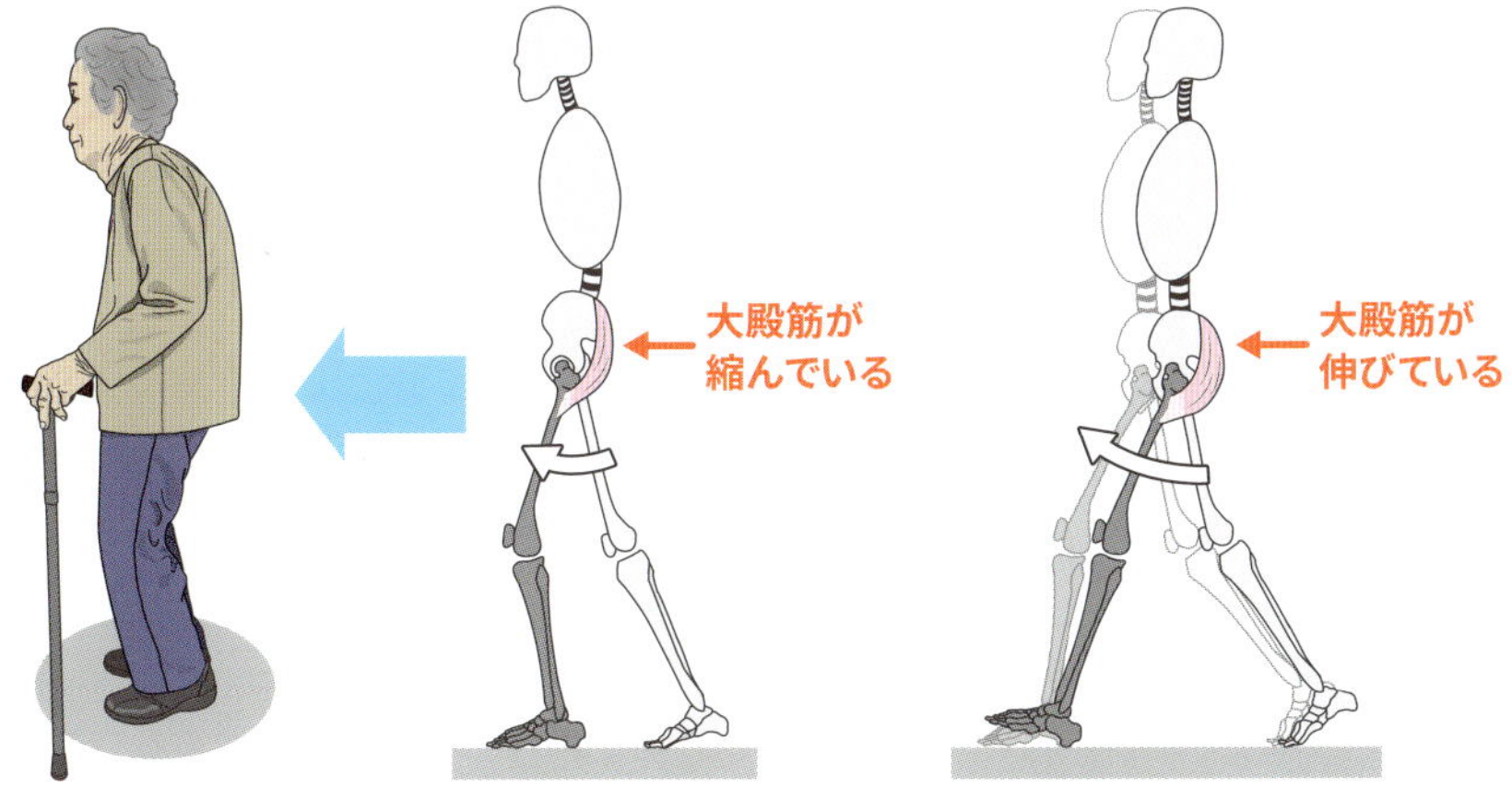


**❷ 大殿筋があまり働いてない歩き方**

この筋肉が上手く使えない状態が続くと歩幅が小さくなり、
体重の移動が後ろに残るため、体幹は曲がりやすくなってしまいます。

**❶ 大殿筋がしっかり働いている歩き方**

## 歩行時の大殿筋の活動

脚(あし)が**体幹**の前にあるときに働いています。
つまり、この筋肉が伸ばされている時に働いています。

# 大殿筋の筋力を維持するためのエクササイズ

## 1 四つばいの太もも後ろ挙げ運動

大殿筋は、姿勢やからだの使い方に大きく関与しているキーマッスルであると同時に、お尻のヒップアップに関与します。特に女性はお尻のラインを綺麗に見せるのに、この筋肉を鍛えると良いでしょう。歳をとってお尻が垂れていく姿を想像するのは嫌ですよね。この筋肉をしっかり鍛えて、綺麗なヒップラインを作りましょう。

### 四つばいの太もも後ろ挙げエクササイズ

30秒
左右15秒ずつ

左を15秒行ったら、次に右を15秒間行います。

大殿筋のエクササイズは綺麗なヒップラインを作るのに役立ちます！

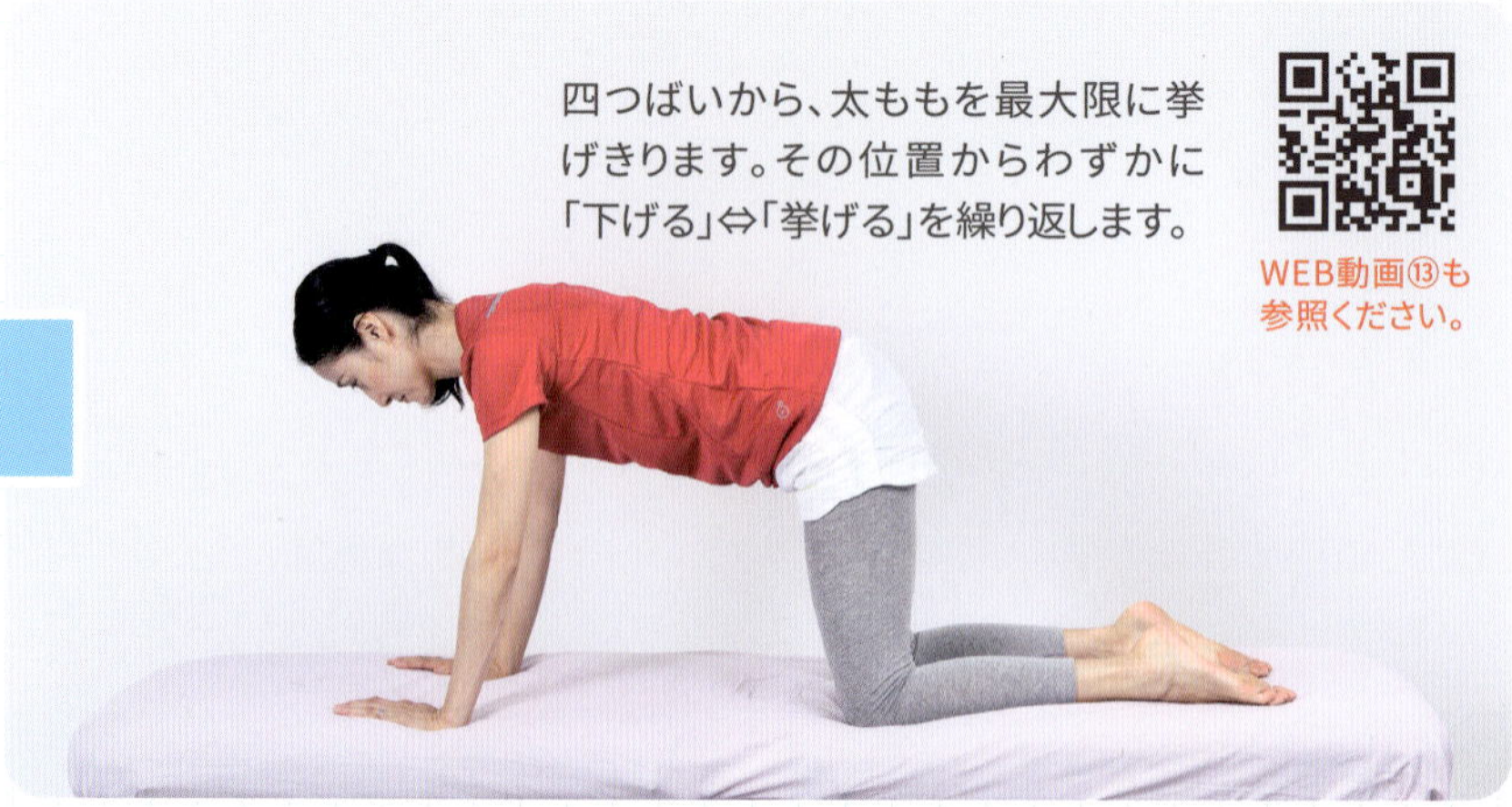

四つばいから、太ももを最大限に挙げきります。その位置からわずかに「下げる」⇔「挙げる」を繰り返します。

WEB動画⑬も参照ください。

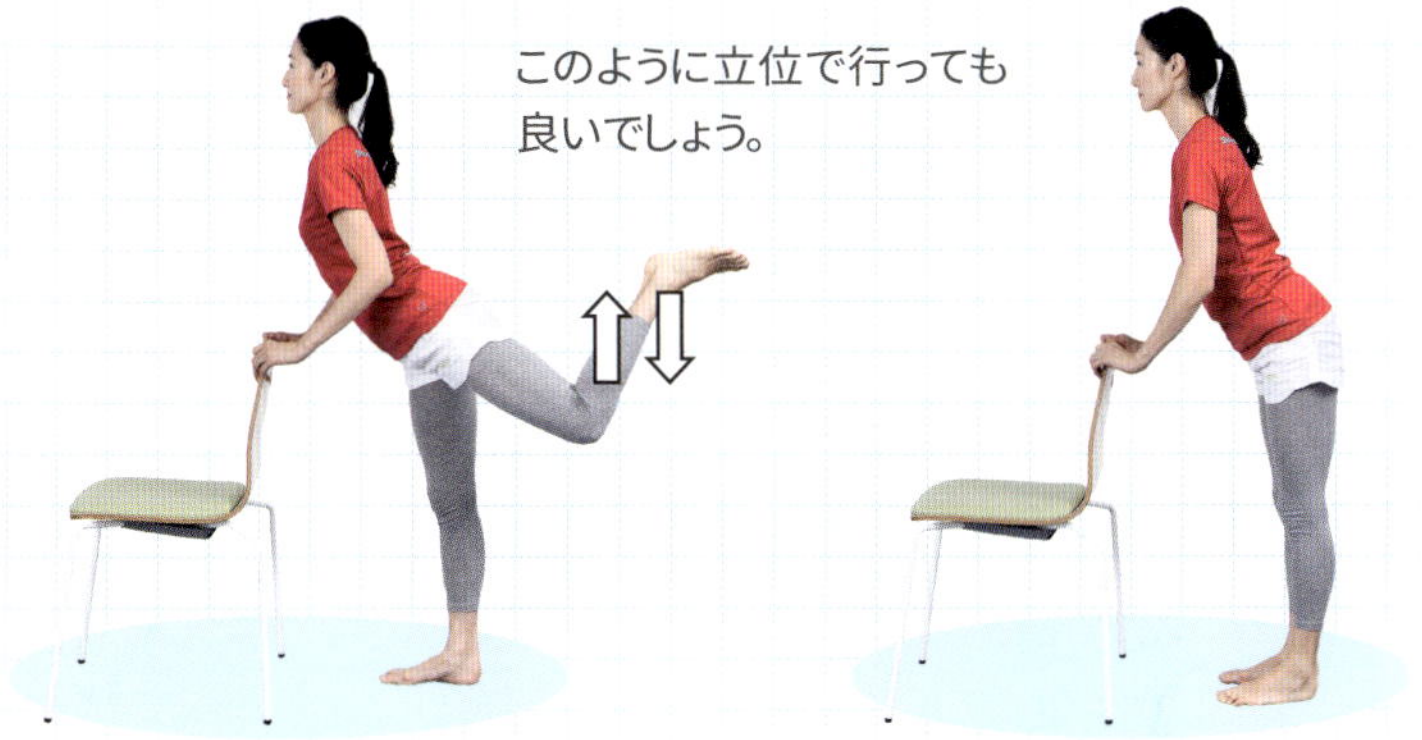

このように立位で行っても良いでしょう。

体幹がねじれてしまうと、別の筋肉でこの運動を行ってしまい、効果がでません。

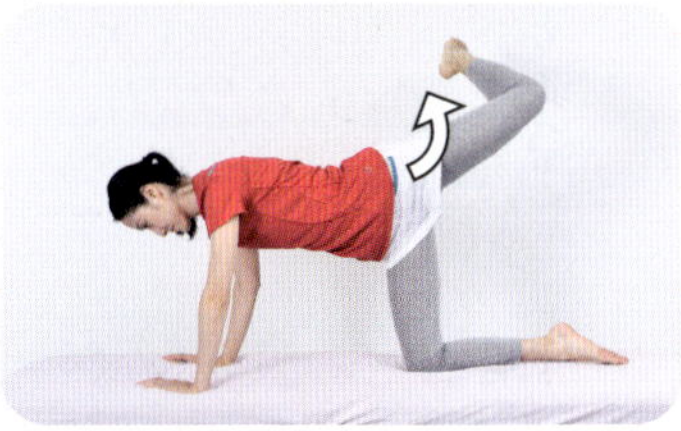

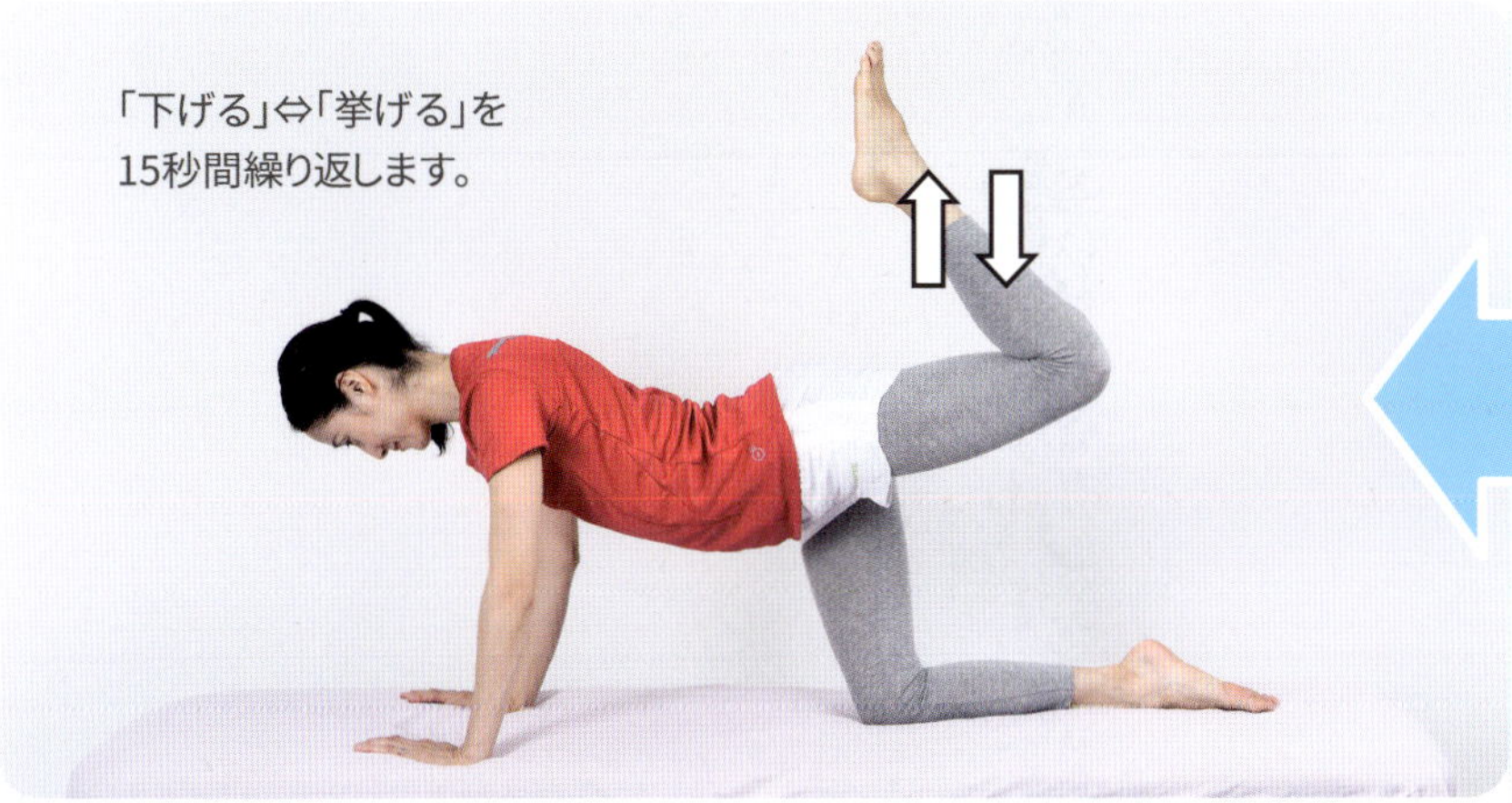

「下げる」⇔「挙げる」を15秒間繰り返します。

## ❺ 大腿四頭筋の筋力低下を予防しよう!

### ●背景：大腿四頭筋がなぜ重要か

リハビリの先生が、最も衰えやすい筋肉として、まず挙げるのが大腿四頭筋です。この筋肉は太ももの前に付いている筋肉で、ひざを伸ばす作用があります（下図）。

また、スクワットなどの動作で最も働く筋肉です。手術、長期臥床、年齢などの影響を非常に受けやすく、最も衰えやすい筋肉であるといえます。この筋肉はひざの安定性に最も寄与している筋肉で、この筋肉の筋力が低下すると、左図❷のようにひざが不安定になります。

この筋肉があまりにも弱くなると、歩

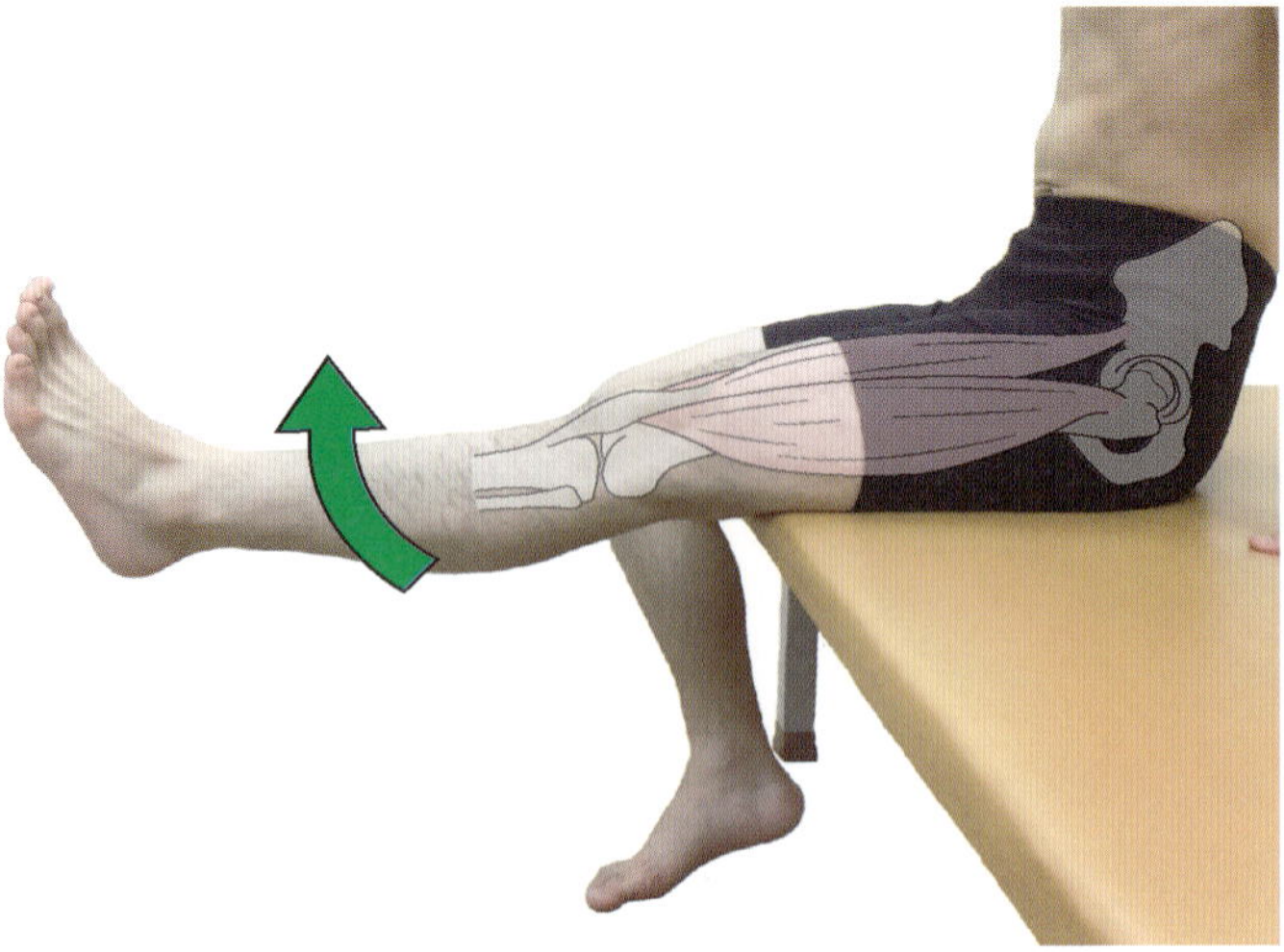

**大腿四頭筋の作用（ひざ伸展）**

大腿四頭筋はひざ伸展といって、スネを前に持ち挙げる筋肉です。

いているときの安定感がなくなり、場合によってはひざ折れを起こす原因になることもあります。こうなってしまうと、転倒のリスクが非常に高くなります。**下半身の安定には必ず必要な筋肉であるため、絶対に筋力低下を起こさないようにしたい筋肉です。**

この筋肉の重要性は、様々なスポーツ選手を見るとうなずけます。例えば、サッカーのようにしっかり踏ん張って安定性を必要とするスポーツでは、特にこの筋肉は発達しています。プロのサッカー選手の太ももを見ると大腿四頭筋がとても発達しているのが分かります。また、様々なスポーツ選手の筋力の指標として、この大腿四頭筋が用いられます。それほど**ひざ**の安定性に重要な筋肉だということができます。

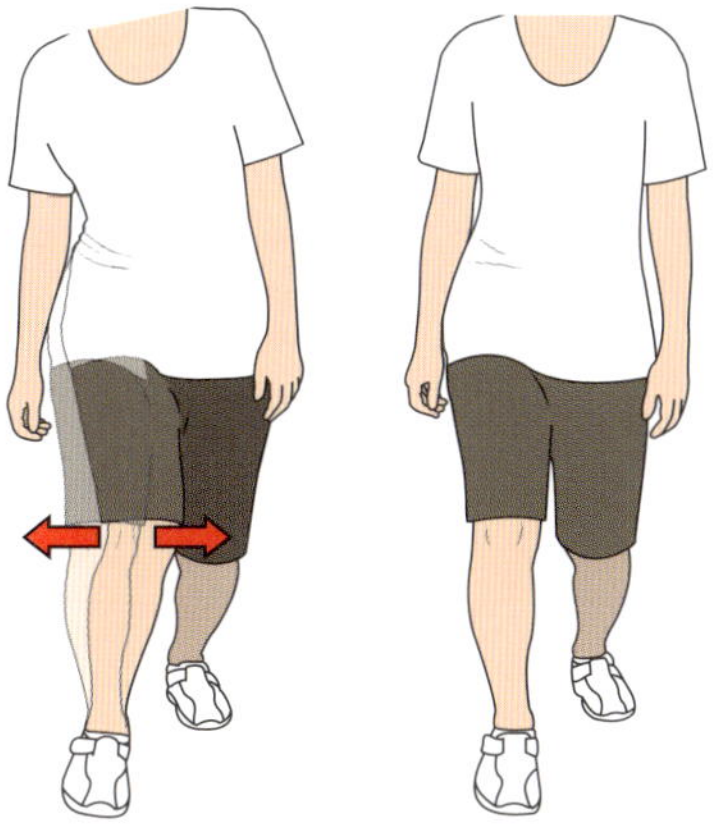

❷不安定なひざ　❶安定したひざ

## 大腿四頭筋の作用（ひざの安定性）

この筋肉は**ひざ**の安定性に最も寄与しているので、この筋肉の筋力が低下すると、**ひざ**が不安定になります。

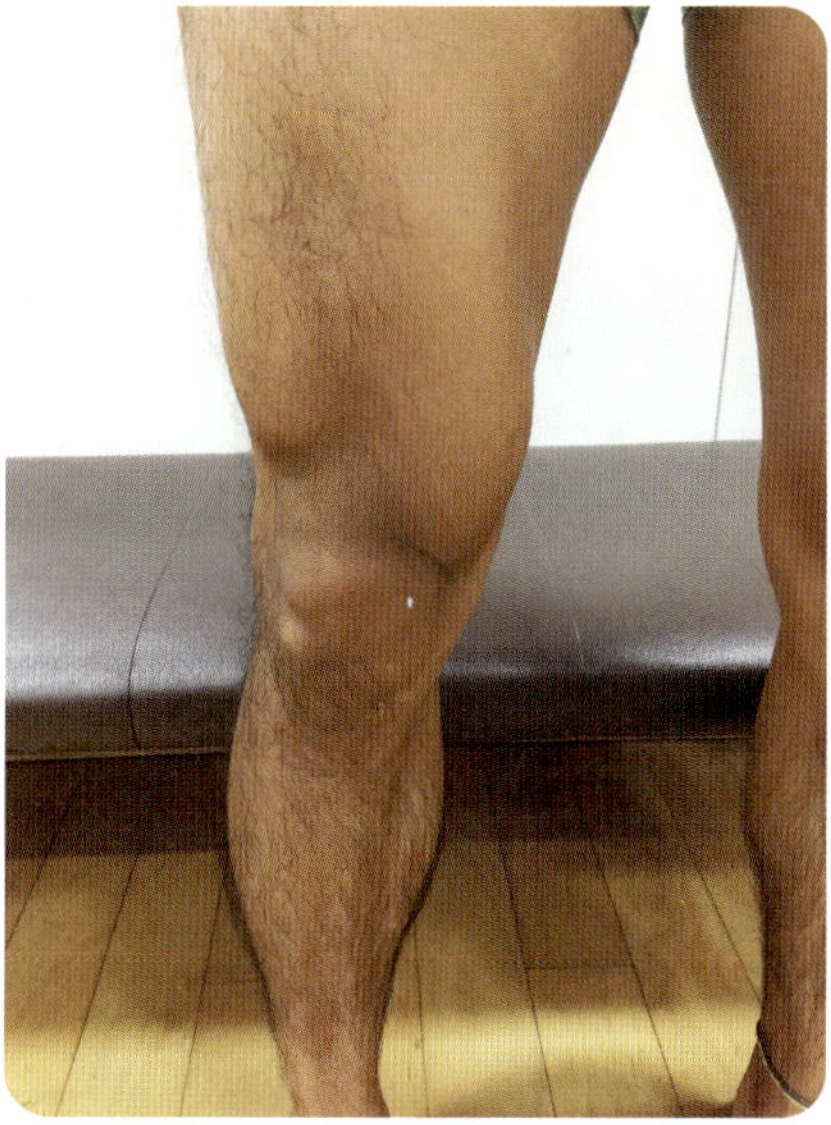

## プロのサッカー選手の太もも

# 大腿四頭筋の筋力を維持するためのエクササイズ

## 1 椅子からの立ち上がり

椅子からの立ち上がりは簡単にでき、大腿四頭筋を鍛えるのにとても有効なエクササイズです。また大殿筋も同時に鍛えることができます。初めは太ももがパンパンになってしまうかもしれませんが、続けているうちに慣れるのが分かるはずです。

また、椅子の高さによって負荷を調節することができます。例えば、低い椅子であれば強い負荷を加えることができ、高い椅子であれば弱い負荷になります。

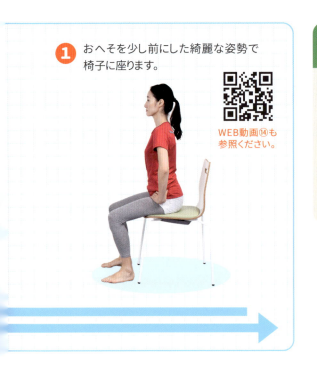

1 おへそを少し前にした綺麗な姿勢で椅子に座ります。

WEB動画⑭も参照ください。

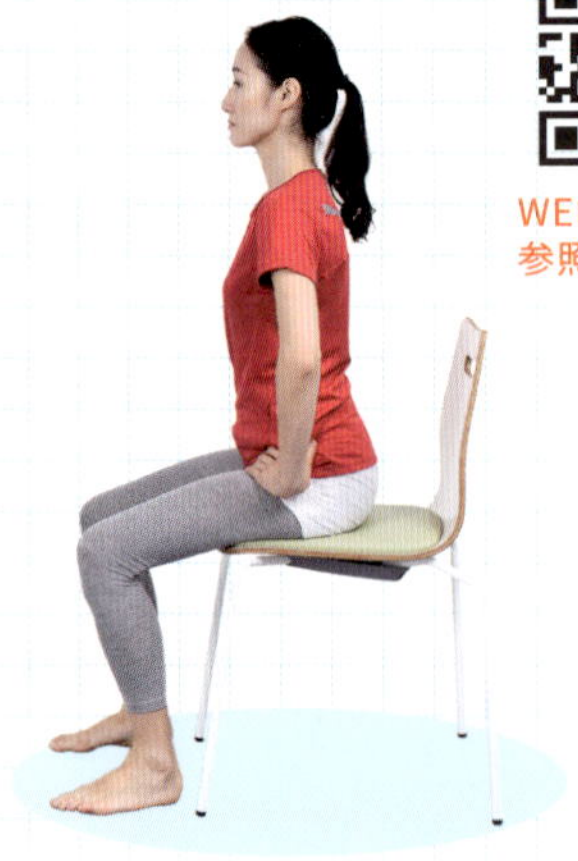

### 椅子からの立ち上がり 30秒

立ち上がるときは、体を上に持ち上げる意識ではなく、足の上に体重がしっかり乗ることを意識しましょう。

**ポイント**

座位で、おへそを前にした状態で行うのがポイントです。

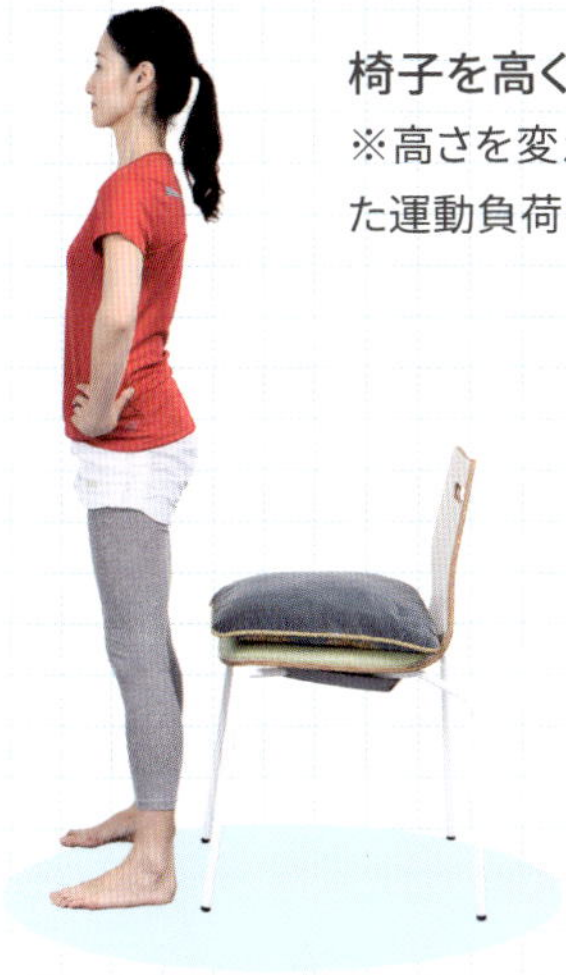

**椅子を高くすると、かなり楽！**

※高さを変えることで、今の自分に合った運動負荷を調整しましょう。

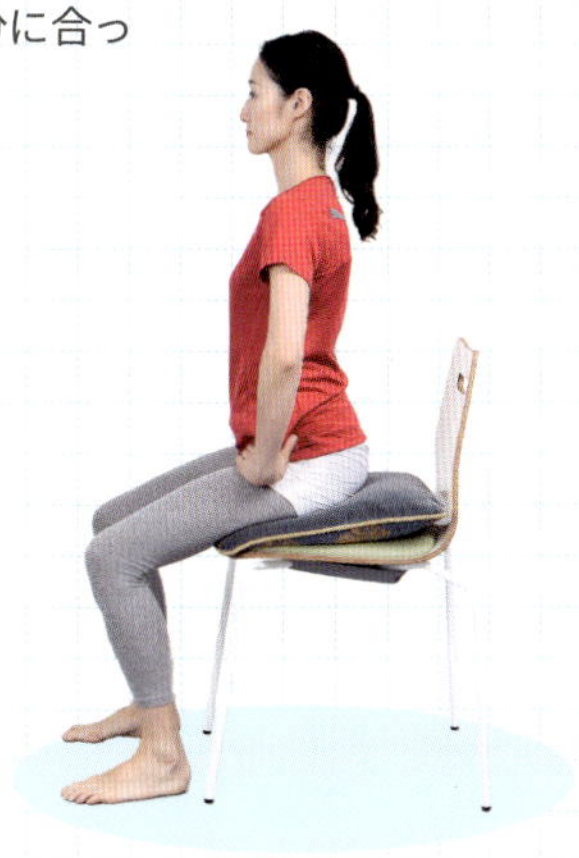

3

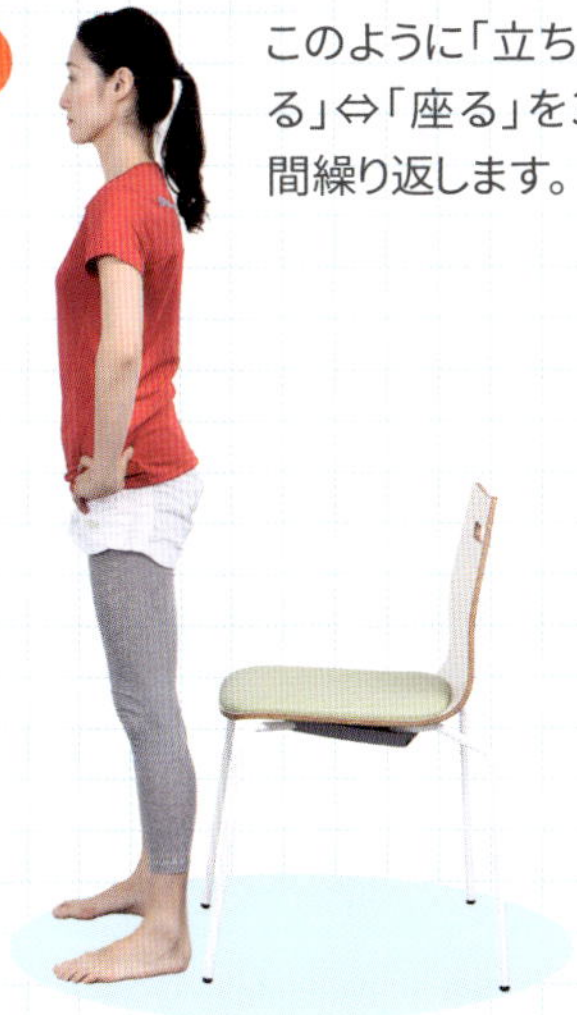

このように「立ち上がる」⇔「座る」を30秒間繰り返します。

2

足の上にしっかり体重を乗せます。

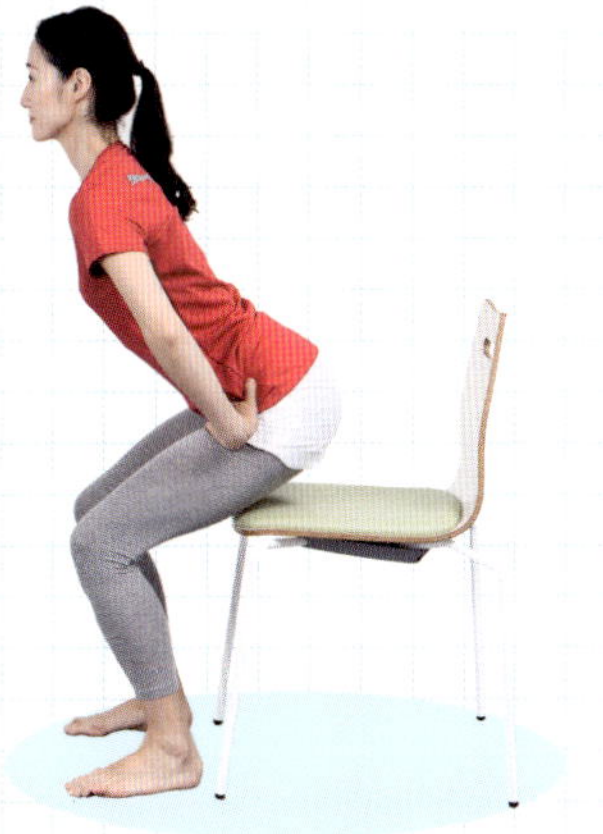

## ② 踏み台昇降運動（階段の上り）

家のちょっとした段差を使って行うことができます。
また普段の生活の環境の中で、毎日4階分以上の階段を上る機会を作ることができるのであれば、それを大腿四頭筋のエクササイズとして代用することができます。毎日行うことができれば、苦だと思っていた階段の上り下りも、それほど苦でなくなることが分かるでしょう。

### 踏み台昇降エクササイズ（階段の上り）

**ポイント**
綺麗な姿勢を意識して行いましょう。

**30秒**
左右15回ずつ

①

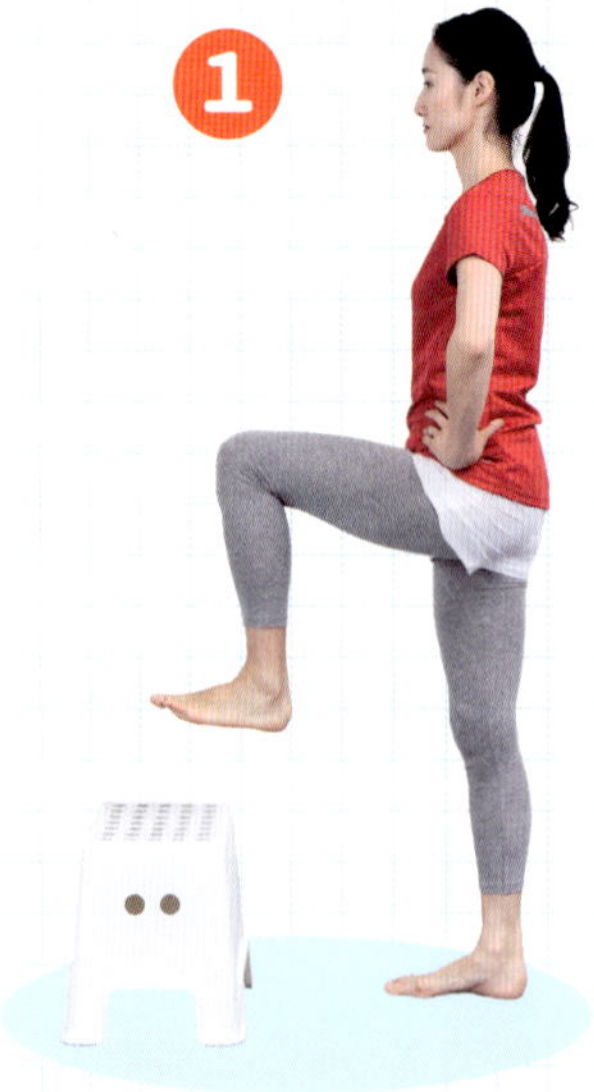

**綺麗な姿勢を意識**して、「左足から上って、左足から下りる」を15回行います。次に、「右足から上って、右足から下りる」を15回行います。はじめは20cmくらいの台の高さから始めて、徐々に高くすると良いでしょう。

WEB動画⑮も参照ください。

毎日、4階分以上の階段を上る機会を作ることができるのであれば、それを大腿四頭筋のエクササイズとして代用することができます。

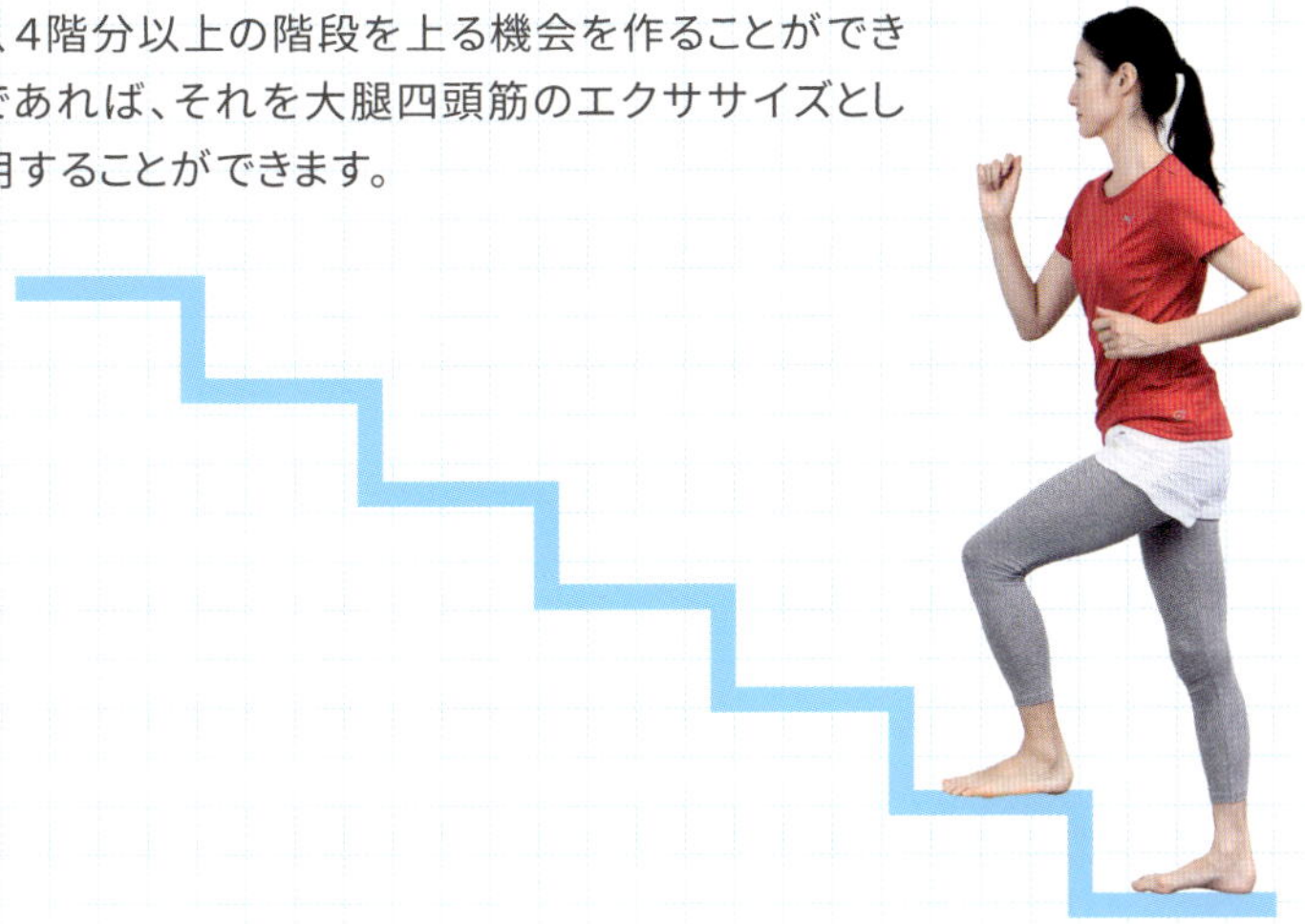

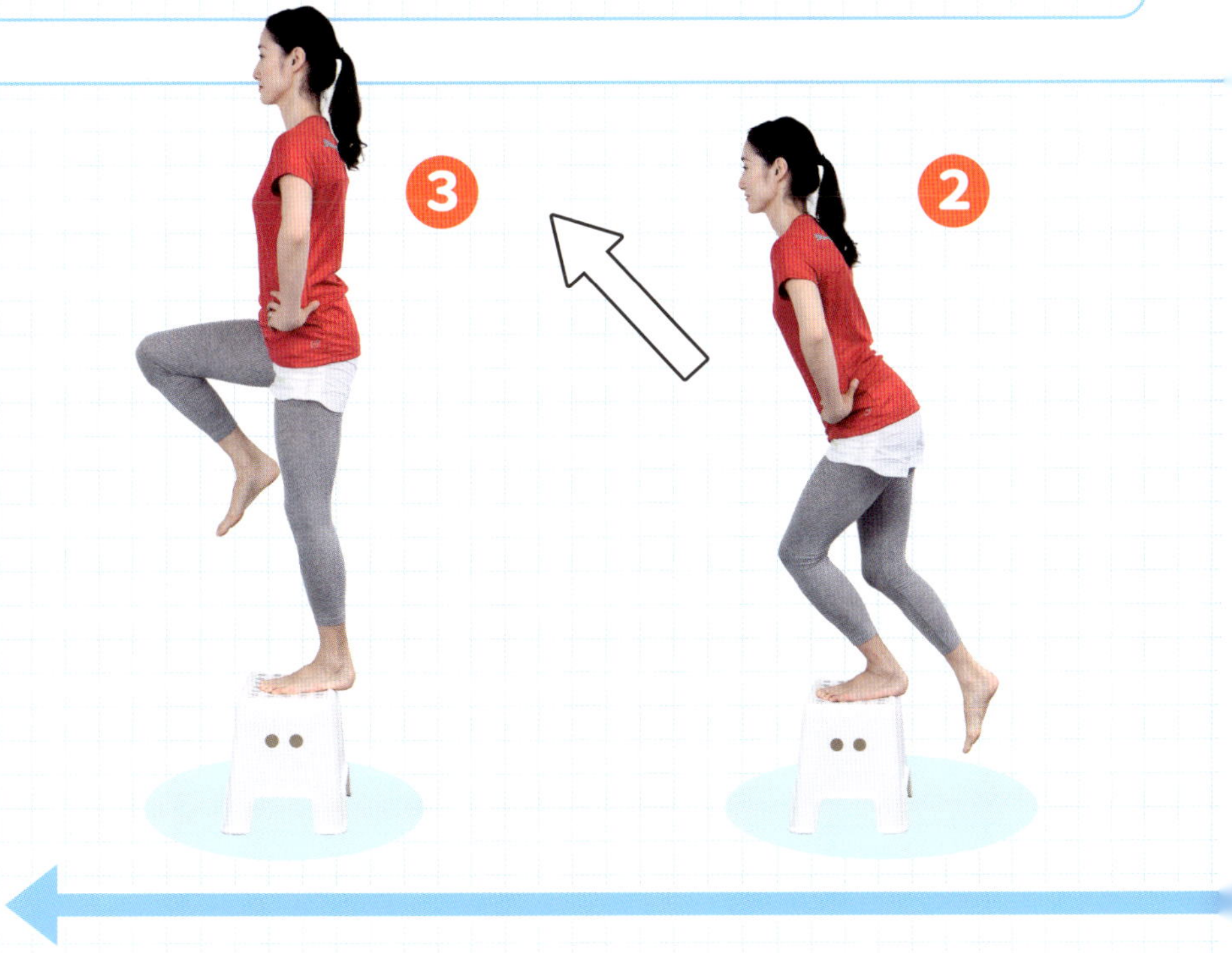

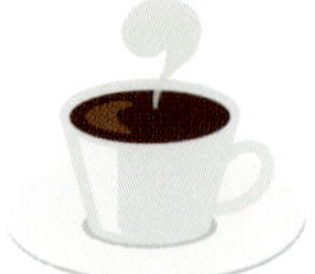

## ちょっとコーヒーブレイク③
# 頂いている命

知覧《ちらん》という地名をご存知でしょうか。鹿児島の薩摩半島にある小さな町で、『特攻隊の故郷』として知られています。私は、誰もが一度は知覧に訪れてほしいと思っています。いま私たちが生きている時代は、いろいろな不平不満があっても、本当に恵まれた時代に生きていると思います。それを知覧に行くと実感します。そして、何よりも**「私たちは命を頂いている」**というかけがえのない実感を持つことができます。

あの当時、特攻隊の隊員に選ばれたのは、10代後半から20代前半の若者でした。国は、このような若者をあえて特攻隊にしていたようです。この国にとって、未来を支えるはずの若者がなぜ特効隊に選ばれたのかをご存知でしょうか。その理由は、熟練したパイロットを死なせるより、まだ技術が未熟な若いパイロットを失った方が国にとって有益と考えたからだそうです。

これからまだまだ生きたいと思っている若者たちが、国のためとは言え、死んでいかなければならないその無念さを考えると、とても胸が苦しくなります。知覧には、これから死にゆく人たちのたくさんの手紙がありましたが、多くの人が母親への想いを書き連ねていました。本当はみんな死にたくなかったのです。

知覧を訪れた後、私の人生の価値観は大きく変わったと思います。「私の命は頂いている」そういった思いが強くなり、**「自分の命を大切に使ってあげよう」「頂いた命を大切に活かしてあげたい」**と思うようになりました。だからこそ、**目一杯仕事をして、目一杯社会に貢献して、目一杯親孝行して、目一杯家族と触れ合っていきたい**と思うようになりました。

そして、何よりも頂いた『大切な自分のからだ』を、生涯を通じて活かしてあげられるように、大切にいたわってあげたいと思うようになりました。このために、**「自分に合った適度な運動を行う」「良い食べ物をよりよく食べる」「太らない」「タバコを吸わない」**など、誰でもできる当たり前の努力を欠かさないようになりました。この本を読んでいる皆さんも、生涯自分のからだを活かすために、自分のからだを大切にいたわることができるようになって頂ければ、とてもうれしく思います。

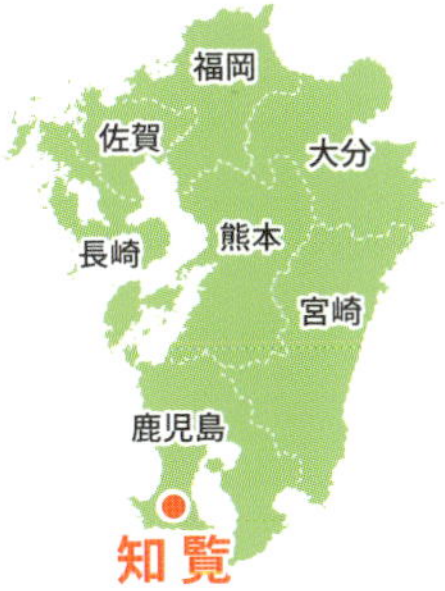

第3章

# バランス能力を改善する

（きれいに立てることの重要性を知りましょう！）

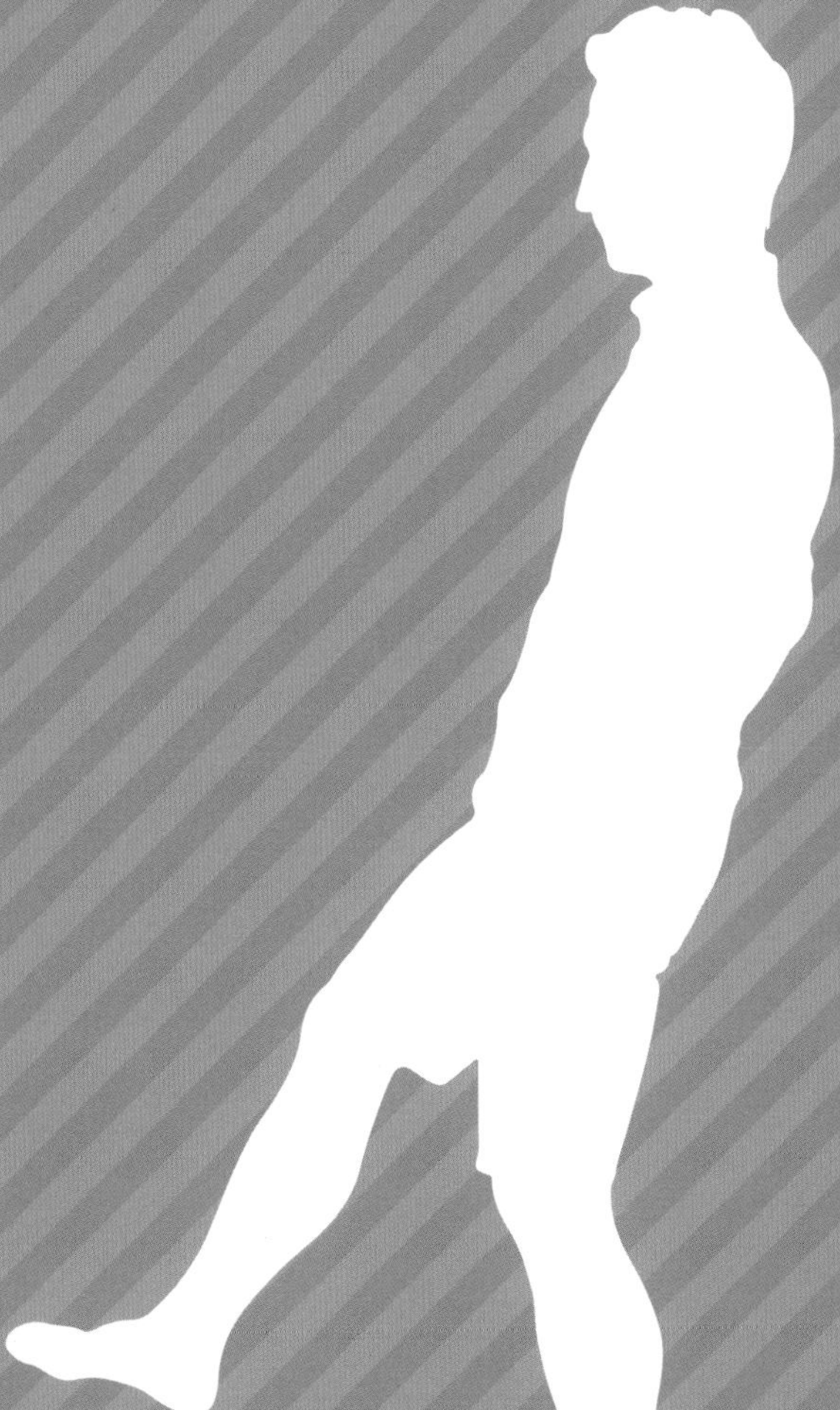

## ❶ なぜバランスが悪くなるのか？

### ● バランスの診断基準と加齢に伴う変化

歳をとると、ほとんど例外なくバランスも悪くなります。バランス能力および移動（歩行）能力の低下が生じ、閉じこもり、転倒リスクが高まった状態を『運動器不安定症』といいます。『運動器不安定症』の診断基準は、片足立位テスト（下図）15秒以内、3m Timed up & go テスト（左図）11秒以上だそうです（日本整形外科学会による）。

この片足立位テストは、安全でバランス良く立てる指標として行われるテストです。ある調査では、片足立位15秒未満の人は、50歳代9・9%、60歳代12・8%、70歳代26・8%、80歳代55・0%だったそうです。このように、50歳代でさえも片足で15秒立っていられない人は約10%にみられ、70歳を超えると確実にその比率が増えます。そして80歳代になると、なんと半分以上の人が片足で15秒立つことができず、転倒のリスクが急速に高まることが分かります。

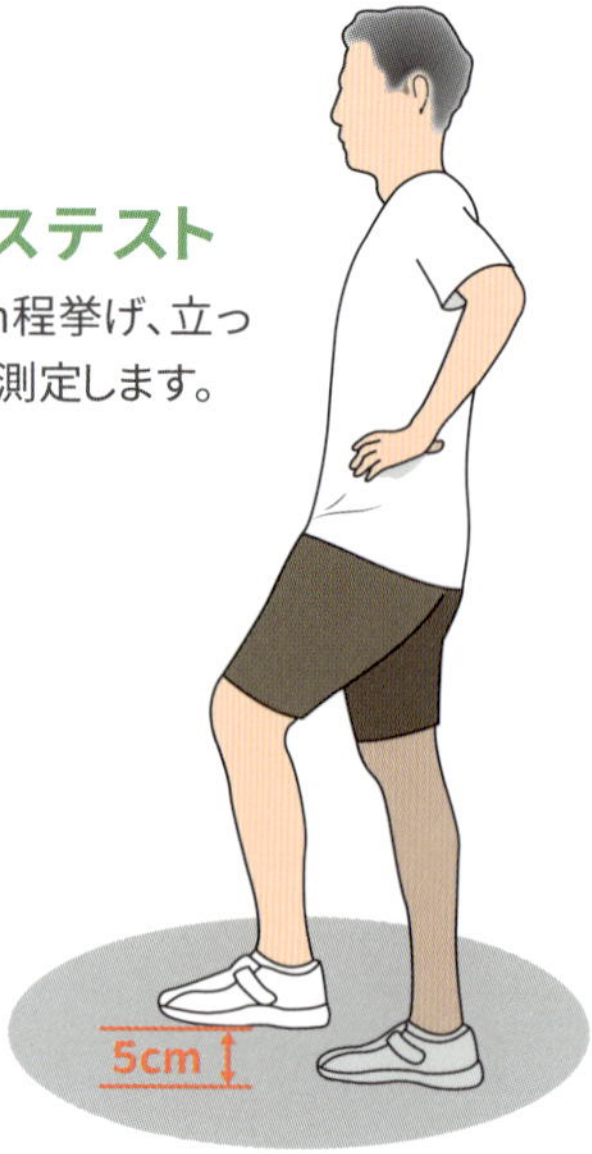


**片足バランステスト**

片足を床から5cm程挙げ、立っていられる時間を測定します。

また、下図の3m Timed up & go テストは、安全にバランス良く移動できる指標として行われるテストです。このテストのようにたった3m先の目印点を折り返すだけの運動でさえ、加齢とともに難しくなっていき、70歳代では平均9秒程度、80歳代では11秒を超すという結果だそうです。加齢に伴い、筋力だけでなく、からだのバランス能力もいかに衰えていくのかが分かります。

こららのテストは整形外科的な検査として使用されているものですが、特に片足立位テストは簡便に行える重要なテストといえるでしょう。実際の**中高年の生活を考えると、片足立位を最低30秒は保てることが必要**だと私は考えています。つまり、片足立位を30秒とることができない人は、バランスの機能に何らかの障害があると考えられます。

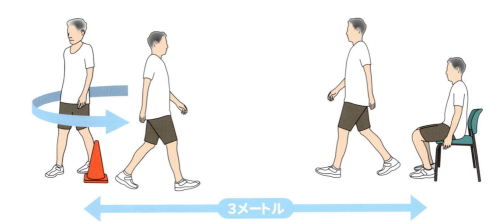

### 3m Timed up and go テスト

椅子に座った姿勢から立ち上がり、3m先の目印点で折り返し、再び椅子に座るまでの時間を測定します。

## ●バランスを悪くする3つの要因

それでは、歳をとるとどうしてバランスが悪くなるのでしょうか。これにはいろいろな理由がありますが、バランスが悪くなる要因は大きく3つに分けることができると考えられます。この3つの要因について、説明していきます。

### ①バランスを司る神経回路の衰え

1つ目の要因として、バランスを司る神経回路が衰えることを挙げることができます。

バランスを取る行為は、『感覚情報の入力』と『運動情報の出力』の繰り返しによってなされます。これを分かりやすく説明すると、まず「目」「耳」「皮膚」「関節」「筋肉」などで感じた情報が神経回路を伝って脳や脊髄に届きます。これが『感覚情報の入力』です。そしてこれらの情報すべてを総合的に捉え、どの部位をどのくらい動かすのかを脳が判断して指令を出し、その指令が神経回路を伝って筋肉や関節を動かします（左図）。これが『運動情報の出力』です。

私たち人間は普通に立っている時、コンマ数秒という短い時間で、こんな難しい作業の繰り返しを神経回路内で行っているのです。この回路がうまく作動しなければ、私たちは歩くことはおろか、立っていることさえできないのです。

人が年齢を重ねると、どうしても神経回路の一連の速度が遅くなります。つまり、脳が入力情報を処理する速度と、指令を出すまでの速度が遅くなるわけです。

これらの情報すべてを総合的に捉え、どの部位をどのくらい動かすのかを脳が判断して指令を出します。

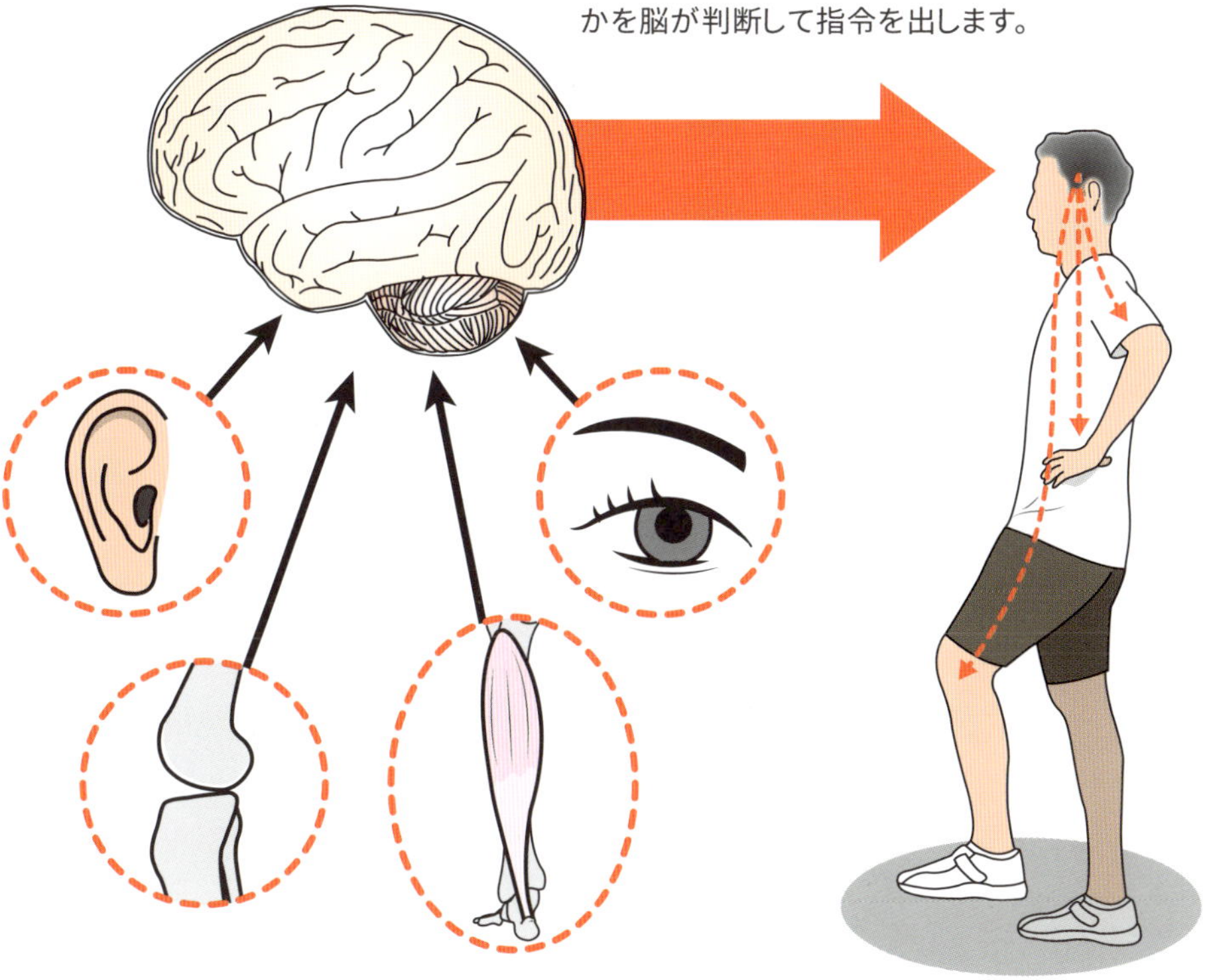

## 感覚情報の入力と運動情報の出力

目からの視覚情報、耳からの平衡感覚情報、皮膚からの触覚情報、関節からの位置感覚の情報、これらの情報が神経回路を伝って脳や脊髄に向かいます。

## ②ボディ・イメージの悪化

2つ目の要因は、ボディ・イメージの悪化です。**人は目を閉じていても、自分のからだの位置や動きを感じることができます。**これがボディ・イメージです。例えば、目を閉じて腕を上げてみてください。すると目を閉じているのに、腕がどのくらい上がっているか、だいたい分かりますよね（左図）。腕の位置だけでありません。腕を上げた時の**体幹**の位置や姿勢も感じることができるのです。

歳をとると、このボディ・イメージが悪くなってきます。特に動いているときのボディ・イメージが悪くなります。例えば普通の人は、横にいる人と話しながら歩いていても、自分のからだの**体幹**の位置や足の上げた位置など無意識に認識しています。だから、転ぶことはありませんし、話しながらでも障害物を自然に避けることができます。しかし、歳をとってくるとこのボディ・イメージと実際のからだの位置がズレてくるのです。だから、ちょっと何かに気を取られると、つまずきやすくなったり、バランスを崩しやすくなるのです。

ボディ・イメージが極端に悪くなる例として、脳卒中の後遺症を挙げることができます。脳卒中を発症した人は、ボディ・イメージが極端に悪くなります。このために、発症初期の多くの患者さんは立つことはおろか、座っている時のバランスさえもうまく取ることができません。

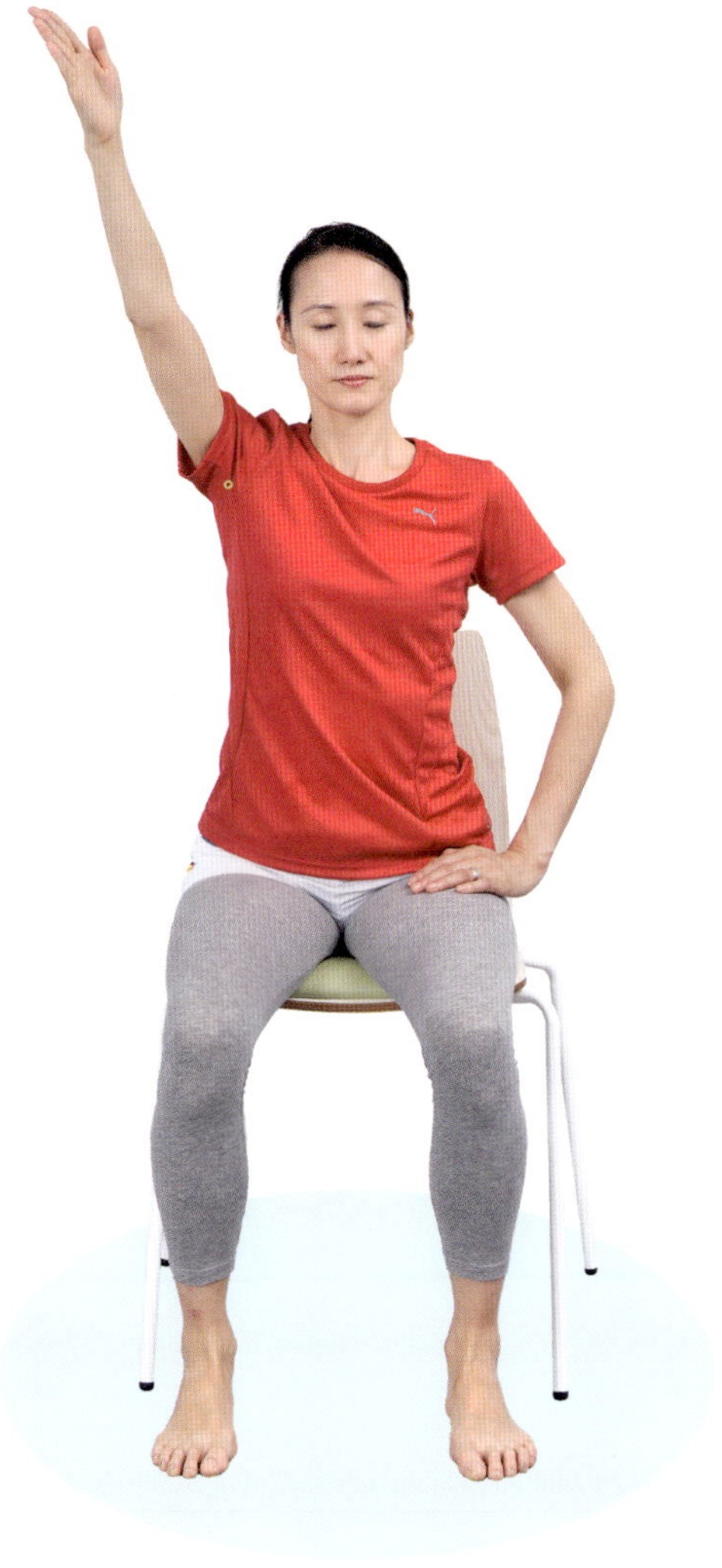

## ボディ・イメージ

目を閉じていても、腕を上げると、腕がどのくらい上がっているか、
だいたい分かります。さらに体幹の位置や姿勢も感じることができます。

## 体重のかけ方が偏ることの影響

❶のように、普通に片足立ちで、バランスがとれる。

❷のように、体重を踵だけに偏らせて片足バランスをとってみると、ふつうに片足で立つより不安定になります。

❸のように、さらに背中を丸めた姿勢にすると、よりバランスが悪くなります。

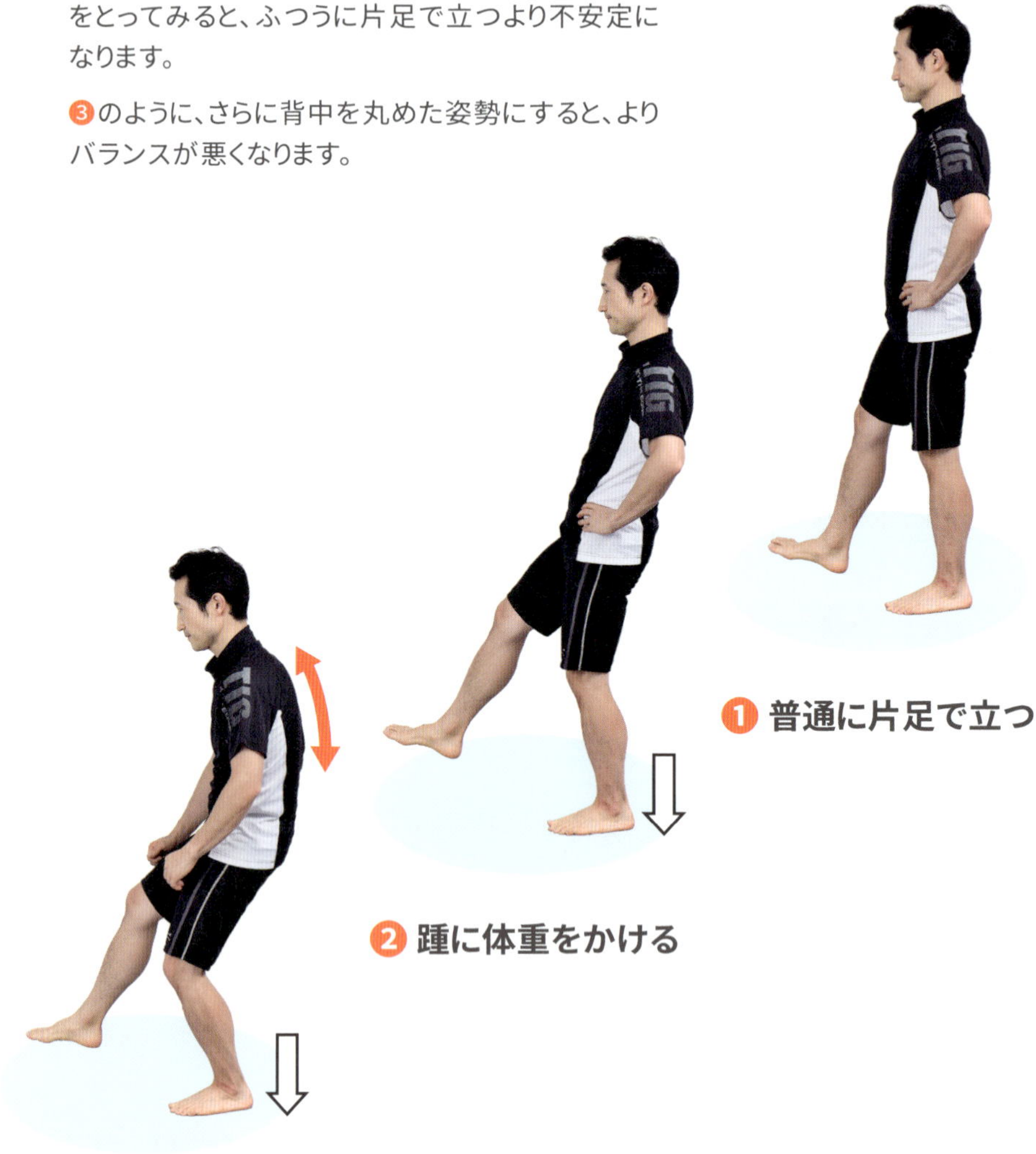

❶ 普通に片足で立つ

❷ 踵に体重をかける

❸ さらに背中を丸めた姿勢にする

## ③体重のかけ方の偏り

３つ目の要因は、体重のかけ方が偏るようになることです。

例えば、普通の若者であれば片足でバランスを取ることは難なくできます。しかし、右図❷にように体重を踵だけに偏らせて片足バランスをとってみると、普通に片足で立つより不安定になります。そして右図❸のように背中を丸めた姿勢にすると、さらにバランスがとりにくくなります。つまり、仮にバランス能力自体に問題がなくても体重のかけ方に偏りがあれば、バランスは悪くなるのです。

歳をとると、多かれ少なかれこれら3つの要因がすべて衰えていきます。このため、ほとんど例外なくバランス能力が低下します。

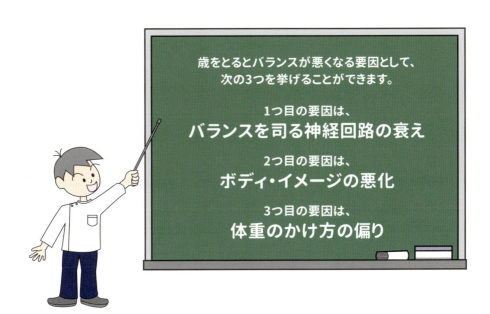

## ❷ バランス能力が低下することの影響

### ● 転倒が多くなる

バランスが悪くなるのは良くないのは分かりますが、具体的にどのような問題が生じるのでしょうか。最も大きい影響は、『**転倒**』が多くなることです。

私は病院でリハビリ科に処方される患者さんの病名や年齢などの患者データをまとめる仕事にずっと携わってきました。この仕事を10年以上行っていたのではっきり言えることがあります。それは、高齢化が進むにつれ、年々、『**転倒**』による腰、大腿骨、手を骨折する人が加速的に増えたということです。下図を見てください。これは大腿骨頚

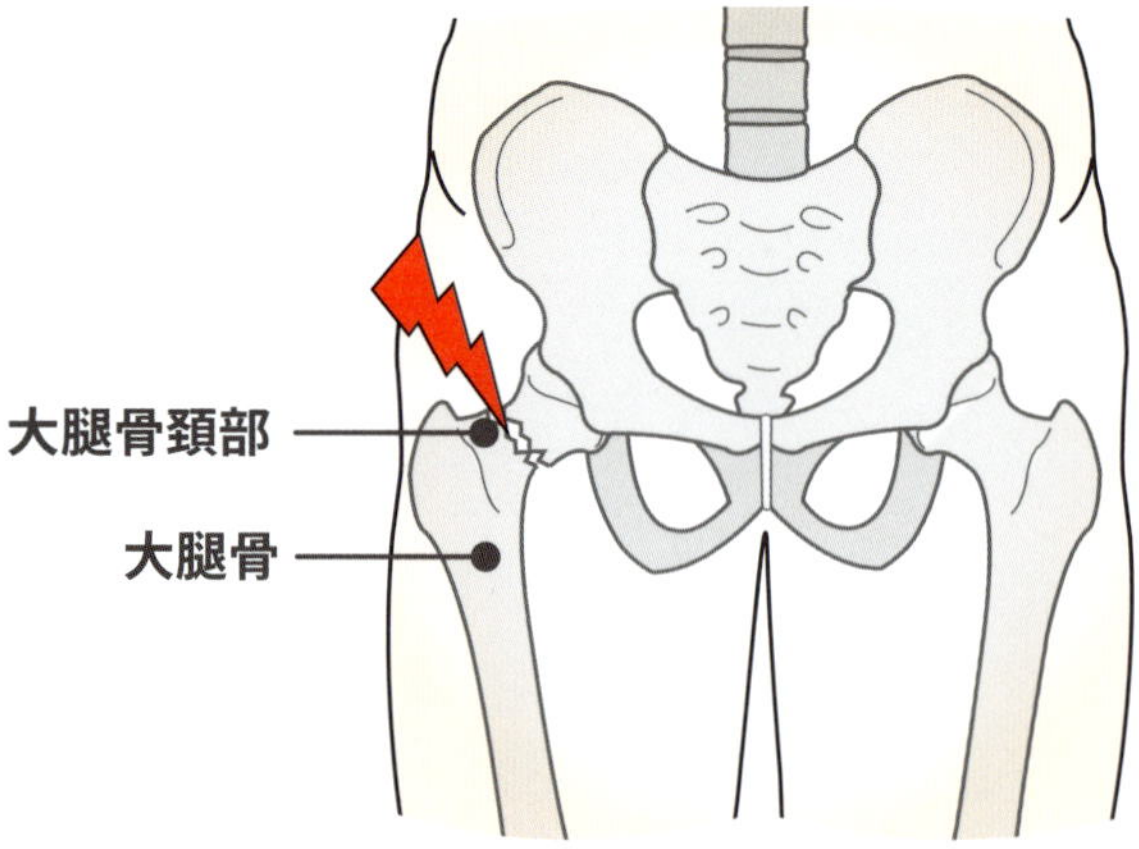


**大腿骨頚部骨折**

部骨折といって脚（あし）の付け根の骨折です。この骨折は**『転倒』**によって起こる代表的な骨折です。この図をみると２０００年から高齢化が進むにつれ、加速的にその件数が増えていることが分かります。

高齢者にとって、こうした**『転倒』**による骨折は、非常に大きな意味を持っています。なぜなら、歳をとってからのこのような大きなケガは、からだに非常に大きなダメージがあることと、そして精神的な恐怖が大きくなるからです。このため、仮に元の生活に戻れても、多くの人は活動性が以前より落ちてしまいます。こうしたことからもバランス能力をしっかり維持し、転倒しにくいからだを作ることがいかに重要であるかが分かります。

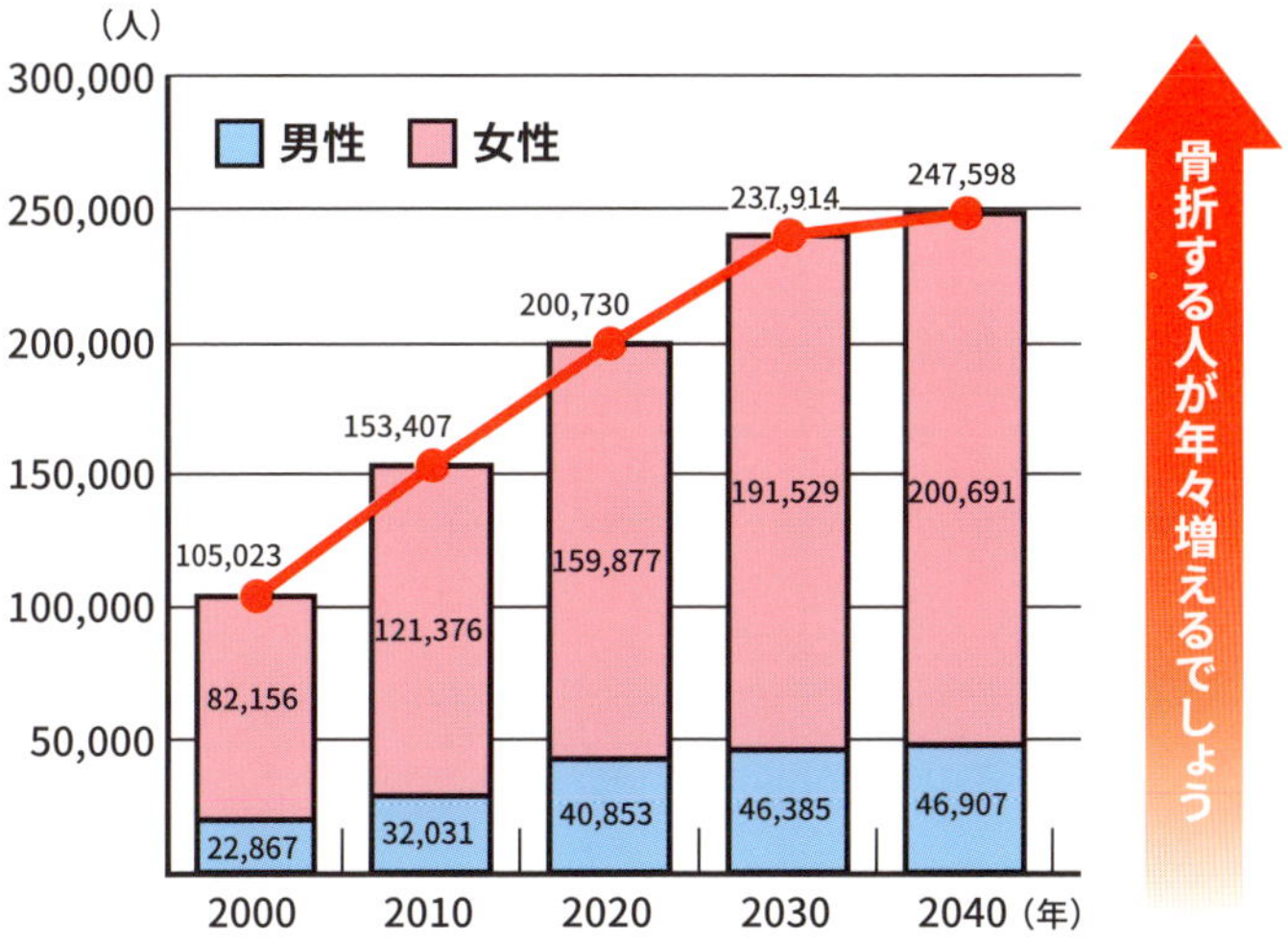


**大腿骨頚部骨折の発生数の推移**

## ●変形を生じやすくする

「体重のかけ方が偏る」ことの影響として、バランスが悪くなることを説明しました。しかし、それだけではありません。その他の影響として、姿勢が悪くなり、**ひざ**や足関節の変形とも強く関連することを知っておかなければなりません。

例えば、体重を外側にかけて立ってみてください（左図の上段）。**ひざ**がO脚気味になって、さらに**股関節**・**ひざ**・足の外側に張り感を感じるのが分かります。つまり、体重のかけ方が偏ることはからだの色んな所に負担をかけ、ひいては変形を引き起こすまでにつながってしまいます。これによりさらにバランスが悪くなり、転倒のリスクも大きくなります。

そして最も恐ろしいのは、こうした変形が痛みに変わっていくということです。これは歳をとって歩けなくなっていく最も大きな要因の一つといってよいでしょう。さらにいえば、変形が強くなってくると、動くのがおっくうになってくるため、活動性が落ちていくわけです。

こうした悪循環を起こさないためにも、「体重のかけ方の偏り」を改善し、変形しにくいからだを作ることがいかに重要であるかが分かります。

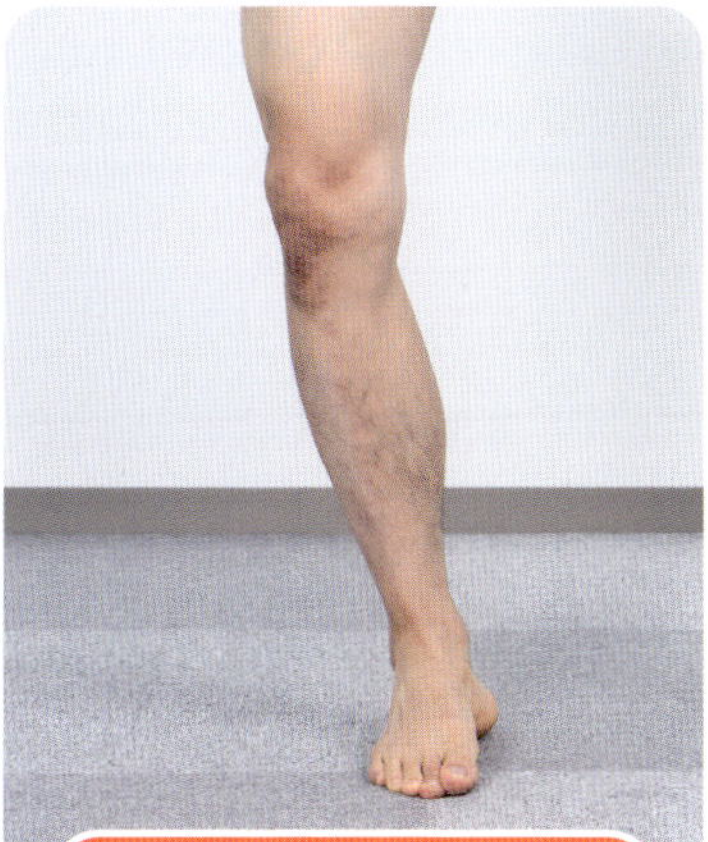

外側に偏ったかけ方

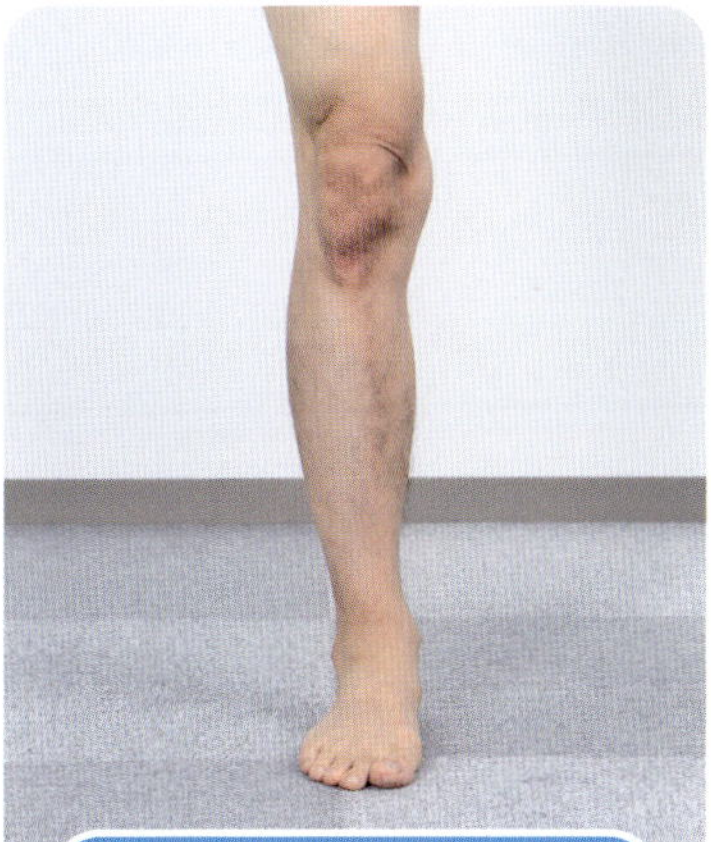

良いかけ方

体重を外側にかけて立つと、ひざがO脚気味なり、ひざや足に偏って負担がかかるのが分かります。さらに、バランスが悪くなり、転倒のリスクも大きくなります。

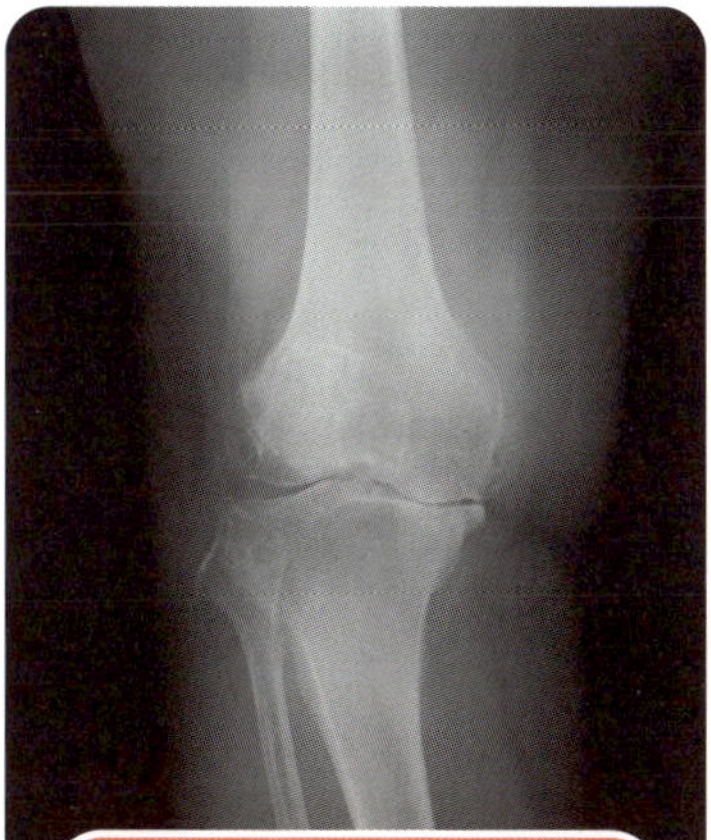

変形したひざ

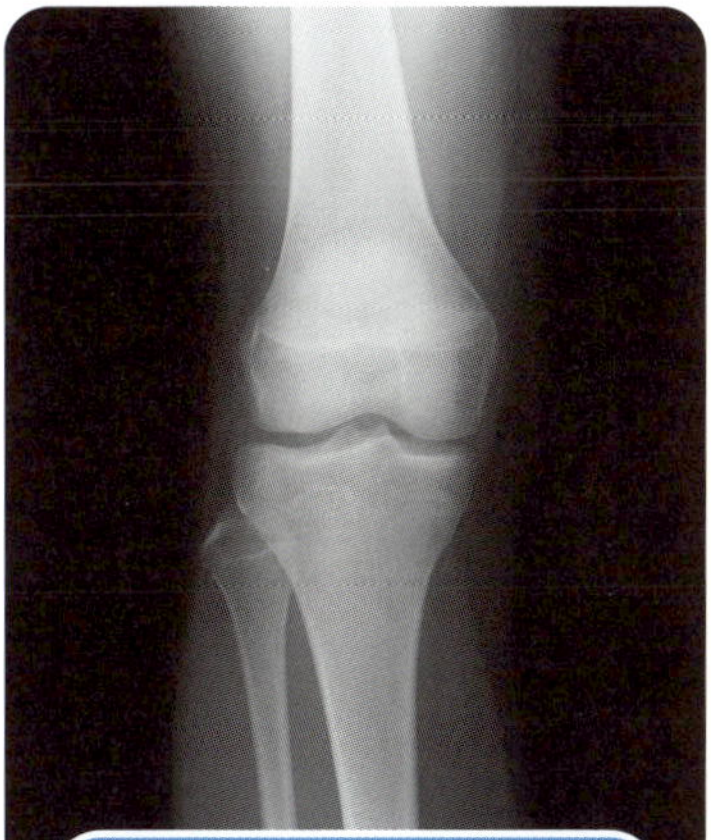

正常なひざ

体重のかけ方が偏った状態で長年生活していることは、変形の要因の一つとなります。

## 体重のかけ方が偏る影響

バランスが悪くなるだけでなく、姿勢が悪くなり、ひざや足関節の変形とも強く関連することを知っておかなければなりません。

## ❸ 何を改善すればよいのか？

前述でバランスを悪くする3つの要因について述べました。この中で、特に「体重のかけ方の偏り」を変えることは比較的容易にできます。しかも、「体重のかけ方の偏り」を変えるバランス練習をすることで、残りの2つの要因である「バランスを司る神経回路」も、「ボディ・イメージ」も改善していきます。

こうしたことから、**バランス能力を改善するために最も重要なのは、「体重のかけ方の偏り」を改善すること**だと私は考えています。

このため、まずは『正しい体重のかけ方』を理解し、「体重のかけ方の偏り」を変えるためのエクササイズをすることから始めると良いと思います。

これにより「体重のかけ方の偏り」を改善することができれば、バランス能力が明らかに改善することを感じることができるでしょう。

このエクササイズは、毎日の私のリハビリの仕事の中で、たくさんの患者さんに実際に指導している方法です。そして、このエクササイズによって「体重のかけ方の偏り」が改善すると、バランス能力も歩く能力も明らかに改善することを日々感じています。

次の項目で、このことについて説明していきます。決して、難しいエクササイズではないですが、ちゃんと理解してから行ってみてください。**場所を選ばずどこでもでき、年代を問わず、からだに良い影響を与えるエクササイズである**ことをお約束します。

## 「体重のかけ方の偏り」を変えることの効果
### （正しい体重のかけ方）

姿勢を改善し、体重をまっすぐにかけた状態でバランス練習を繰り返すと、バランス能力はどんどん改善していきます。

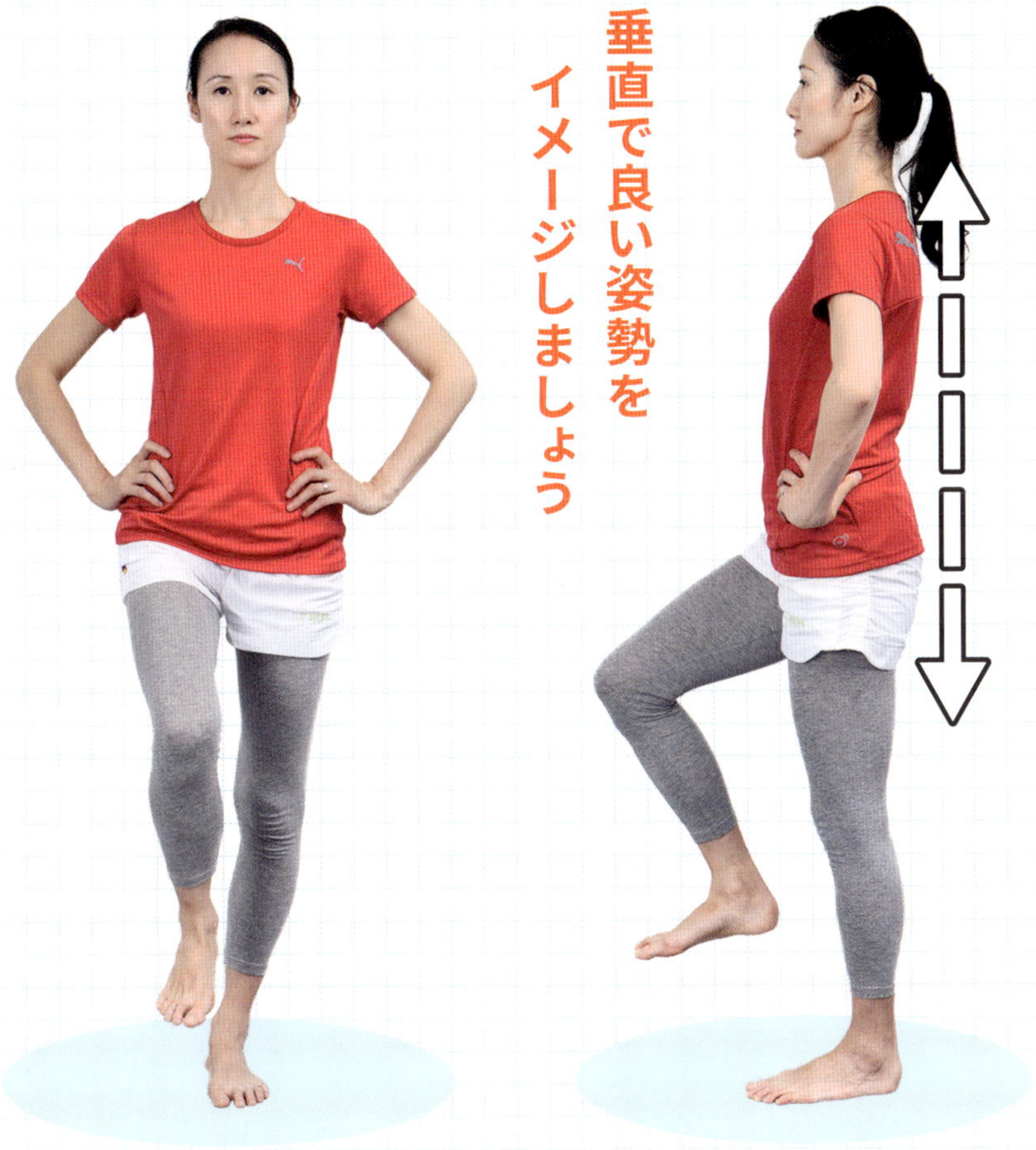

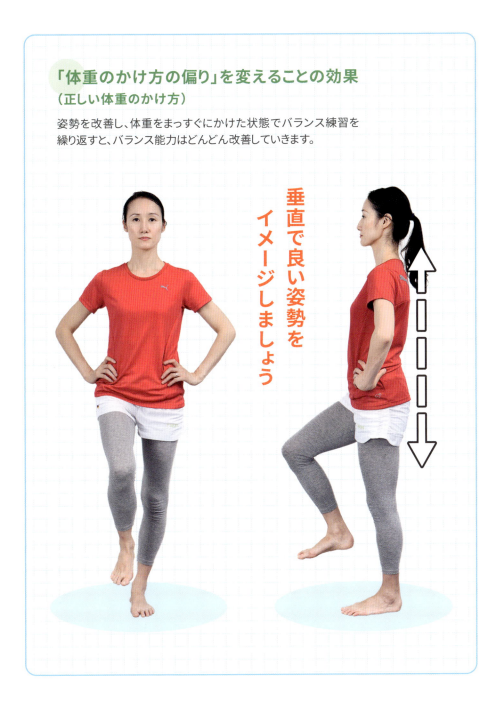

## 「体重のかけ方の偏り」を変えることの効果
### （偏った体重のかけ方）

体重のかけ方が偏った状態でバランス練習を行ってもバランス能力の改善はあまり期待できません。

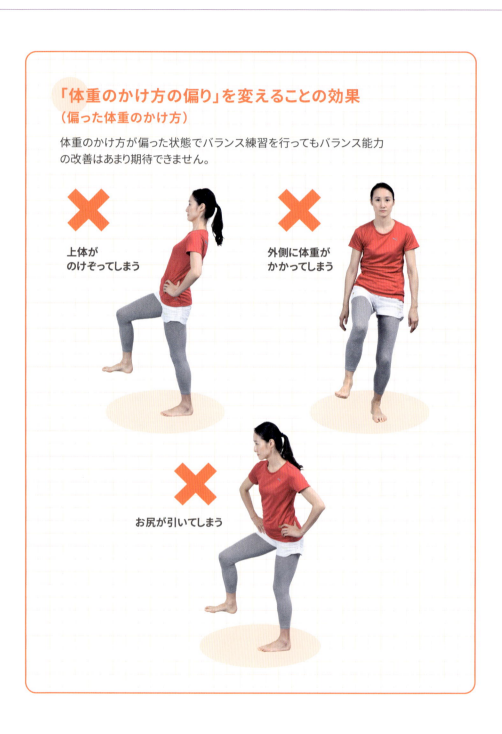

✕ 上体がのけぞってしまう

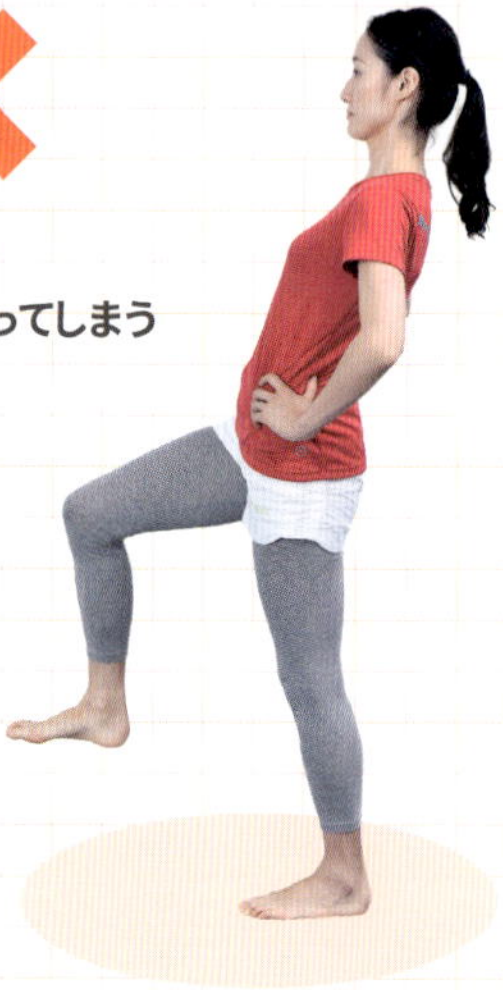

✕ 外側に体重がかかってしまう

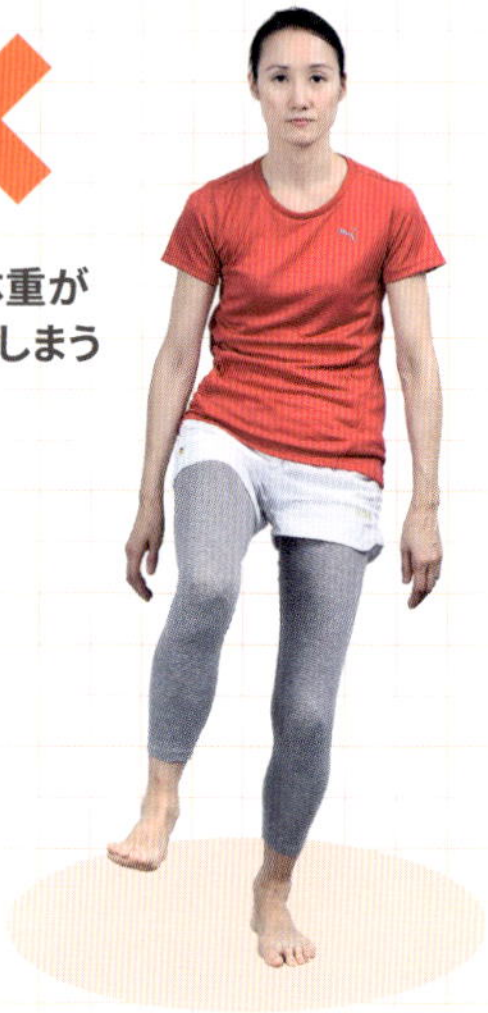

✕ お尻が引いてしまう

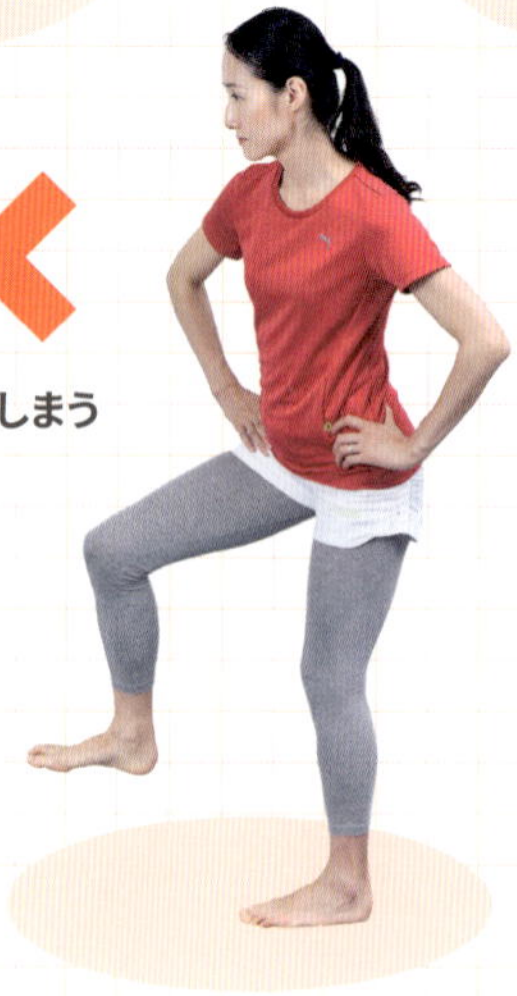

# 豆知識『頭と運動機能の関連性について』

頭を使うことと、バランス機能も含めた運動機能とは、非常に強い関連があります。例えば、速読や計算のトレーニングをしている人などは、運動時の反応速度が速くなったり、バランス機能が良くなったりすることが分かっています。どうしてこのようなことが起こるのでしょうか。運動はからだの活動によって行われていると多くの人が思っていますが、それだけではありません。実際には、脳への感覚情報の入力と運動情報の出力を繰り返すことで運動が遂行されます。このため、脳の機能を活性化させることによって、この一連の神経回路が促され、反応速度が早くなったり、歳をとってもその速度を維持できたりするのだと思います。こうしたことからも歳をとっても頭を使い続けることは、認知症の予防に限らず、運動機能の維持にも役立つといえます。

また中高年以降に、外出を含め積極的に社会と関わることも、とても重要な役割を果たすと考えられます。脳の神経回路は常に更新されていますので、社会と関わることによる新しい情報の入力と出力を繰り返すことがとても重要だからです。

このように、「よく頭を使い」「良い運動をして」「良い食べ物を食べる」ことは健康寿命のための最も基本となることなのではないかと私は考えています。

## ❹ 体重のかけ方の偏りを改善しよう！

### ● 背景：体重のかけ方の偏りを改善するには…

体重のかけ方が加齢に伴い偏ってくる理由はたくさんありますが、「**体幹**が硬くなること」と「**体幹**が変形してくること」が最も大きな要因だと私は考えています。つまり第1章で説明したように**体幹**が硬くなることで、徐々にからだが曲がっていき、からだをまっすぐにして立つことができなくなるので、体重のかけ方が偏ってくるのです。

これを改善するためには、2つのことが必要になります。**1つは、体幹が硬くなることを予防したり、改善したりする**ことです。そして、**もう1つは『体幹をまっすぐにして立つ』ための練習をする**ことです。**この2つを行うことで、必ずバランス能力は改善します。**

1つ目の**体幹**が硬くなることの予防については、すでに第1章で紹介していますので、第1章54〜64ページの「**体幹**の柔軟性を維持するためのエクササイズ」をしっかり行いましょう。その上で、『**体幹**をまっすぐにして立つ』ための練習をすると、効果的にバランス能力を改善させることができるでしょう。

『**体幹をまっすぐにして立つ**』と聞くと、「そんなの当たり前じゃないか」と思った方もいるかもしれません。しかし、この『**体幹をまっすぐにして立つ**』ことは決して簡単ではありません。なぜなら、健康な人でも姿勢が悪い人や、片足バランスで**体幹**が傾いている人は相当な割合でいるからです。このため、『**体幹をまっすぐにして立つ**』ための練習は、10年後、20年後の皆さんの健康に大きな役割をしてくれるはずです。

**片足バランスは、すべての運動の基本となる**ためとても重要です。私は毎日多くの患者さんにこのエクササイズを指導しています。その際に、患者さんに意識してもらうことは次の2つです。

**1つ目は、体幹をまっすぐにして行うことを強く意識させます。**例えば、よくある例としてお尻を後ろに引いたり、逆に前に出してしまう人は多いです。また内側や外側に傾く人も少なくありません（122ページの図参照）。これを鏡の前で指導し、実際にどんな状態になっているのかを認識させます。自分がどうなっているのかを認識させながら練習することで、**体幹**がまっすぐという感覚を身につけることができます。また必ず右足→左足→右足という具合に、左右交互に行うようにします。このことで、バランスの良い側と比較し、悪い側の**体幹**がどのように違うのかがより分かりやすくなり、**体幹**がまっすぐという感覚を身につけやすくなります。

**2つ目は、足の裏のど真ん中に体重が乗ることを意識させます。**これも意識しながら練習することで、足の裏のど真ん中に体重が乗る感覚を身につけることができます。さらに必ず右足→左足→右足という具合に、左右交互に行いますので、バランスの良い側と比較し、悪い側の足の裏に体重が乗る位置がどのように違うのかがより分かりやすくなります。

たったこれだけのことですが、次のページの写真と解説で示したエクササイズを毎日行うことで必ずバランス能力は改善します。

時々、鏡などでチェックして、無意識でもまっすぐ立てるようにしていきましょう。

またある程度安定して行えるようになったら、テレビを見ながら行っても良いと思います。時間と場所を選ばずにできるのがこのエクササイズの特徴なので、是非行ってください。

# バランス能力を改善するためのエクササイズ

## ❶ 片足バランス

### 片足バランス エクササイズ

片足でバランスをとるだけの運動ですが、意識の仕方がとても重要です。写真の解説のように意識しながらエクササイズすることで必ず片足バランスが良くなります。

30秒
左右15秒ずつ

ポイント
①体幹をまっすぐに保つ。
②足の裏のど真ん中に体重を乗せる。

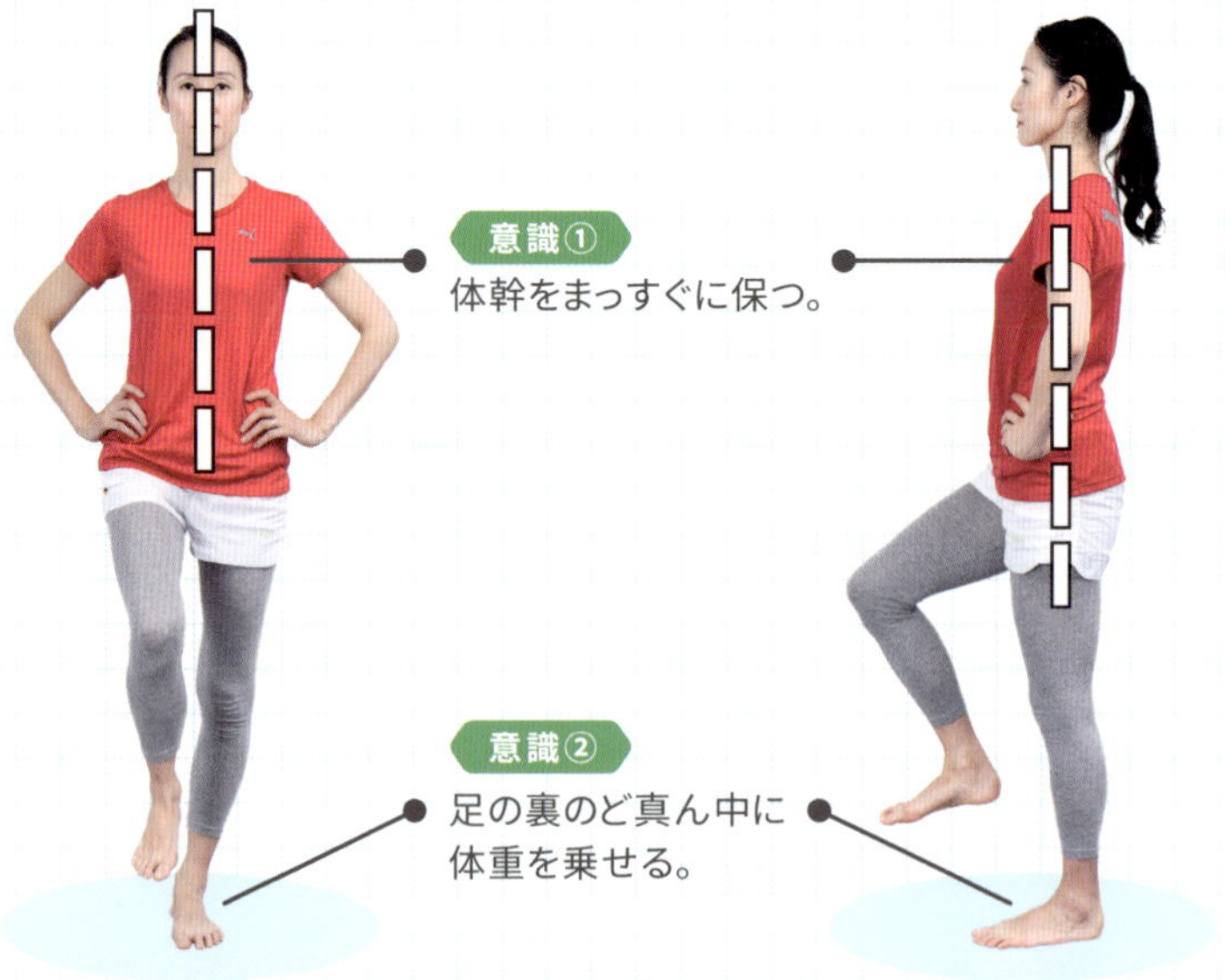
意識①
体幹をまっすぐに保つ。
意識②
足の裏のど真ん中に体重を乗せる。

WEB動画⑯も参照ください。

**片足でバランスを取り15秒維持します。左右行います。**

# ② 閉眼での片足バランス

閉眼での片足バランスは、「ボディ・イメージ」の再学習にとても役立ちます。意識の仕方は、「片足バランスエクササイズ」と同様ですが、からだ全体の「形」と「位置」をしっかり頭でイメージしながら行いましょう。このことで、さらに「ボディ・イメージ」をよくすることができるでしょう。どこでもできるので、是非行ってください。

## 閉眼での片足バランス エクササイズ

片足でバランスをとるだけの運動ですが、意識の仕方がとても重要です。写真の解説のように意識しながらエクササイズすることで必ず片足バランスが良くなります。

**30秒**
左右15秒ずつ

**ポイント**

①体幹をまっすぐに保つ。
②足の裏のど真ん中に体重を乗せる。

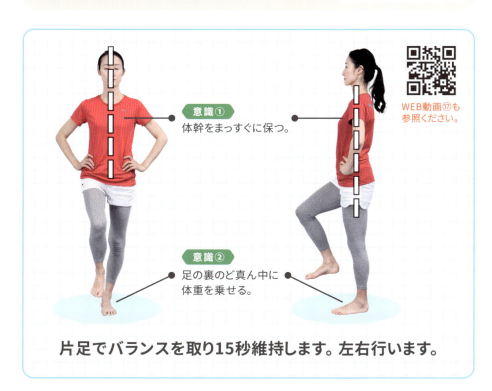

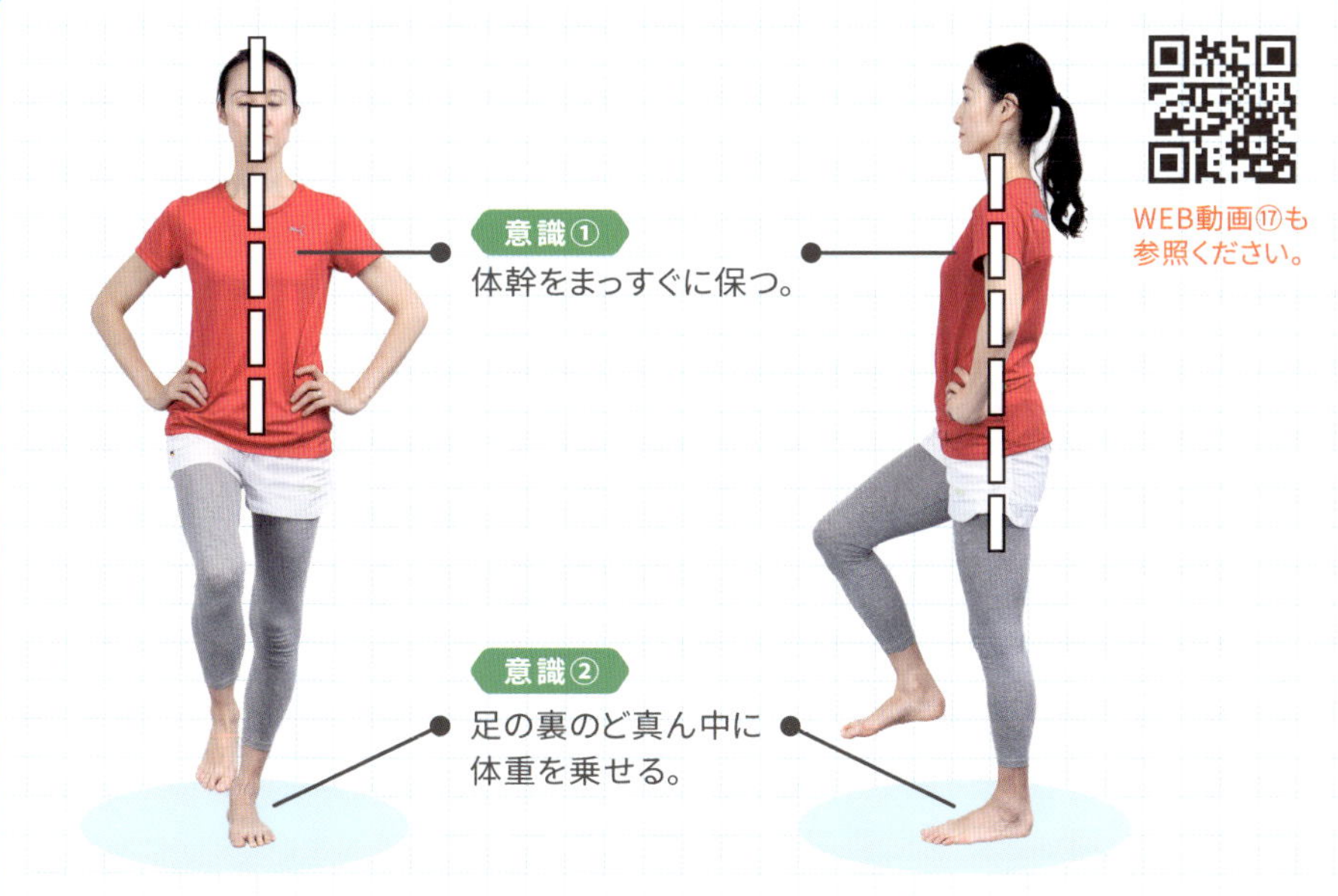
意識①
体幹をまっすぐに保つ。
意識②
足の裏のど真ん中に体重を乗せる。
WEB動画⑰も参照ください。

**片足でバランスを取り15秒維持します。左右行います。**

# ③ 良い姿勢のためのエクササイズ

**良い姿勢で立つことは、体重のかけ方の偏りを改善し、バランスを改善する効果があります。**またそれだけでなく、**様々な障害の予防にもつながります。**さらに、普段の**姿勢が良くなるわけですから、美容の観点でも大きな意味があります。**エクササイズの意図をしっかり理解して、良い姿勢を作ることを心がけて下さい。美容も含め、たくさんの利点があることをお約束いたします。

## 腰椎を主体に曲がってくるタイプの良い姿勢のためのエクササイズ

**30秒**

腰椎を主体に曲がってくるタイプ（51ページ参照）では、みぞおちの所を意識し、「みぞおちが上に挙がるようにする」「足の裏のやや前方に体重が乗るようにする」、この2つを意識すると自然と姿勢がきれいになります。

**ポイント**

普段立っているときに、この2つのポイントを心がけてきれいな姿勢で立つようにしましょう。また、力まずに立つことも大事なポイントです。

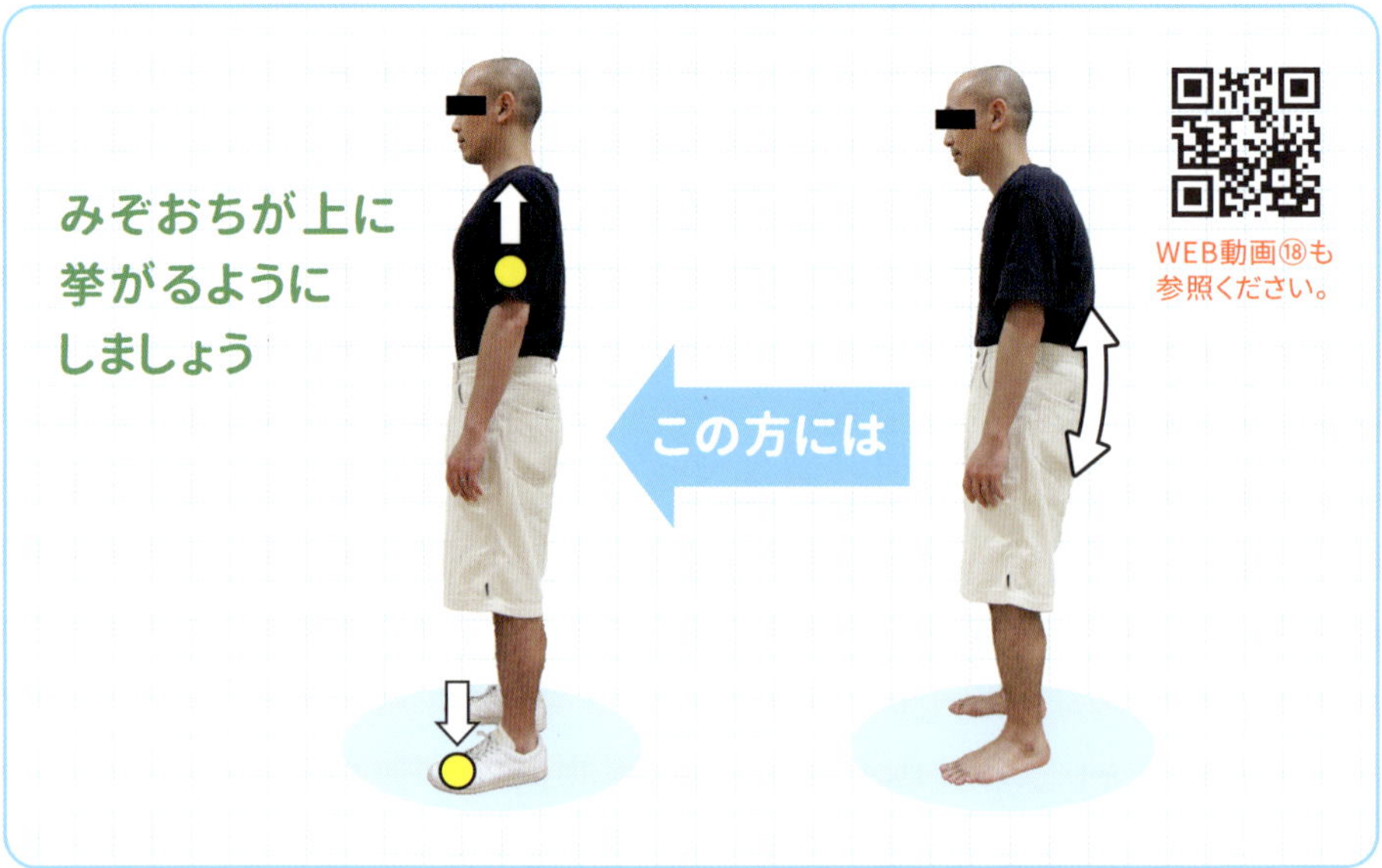
みぞおちが上に
挙がるように
しましょう
この方には
WEB動画⑱も
参照ください。

**より美しく、より凛々しく見えて…**
**様々の障害を予防でき…**
**さらに、いつでもどこでもできる…**
**たくさんの利点があるエクササイズです！**

## 胸椎を主体に曲がってくるタイプの良い姿勢のためのエクササイズ

**30秒**

胸椎を主体に曲がってくるタイプ（52 ページ参照）では、「顎と股関節を軽く引く」「胸を軽く張る」、この 2 つを意識すると自然と姿勢がきれいになります。

**ポイント**

普段立っているときに、この2つのポイントを心がけてきれいな姿勢で立つようにしましょう。また、力まずに立つことも大事なポイントです。

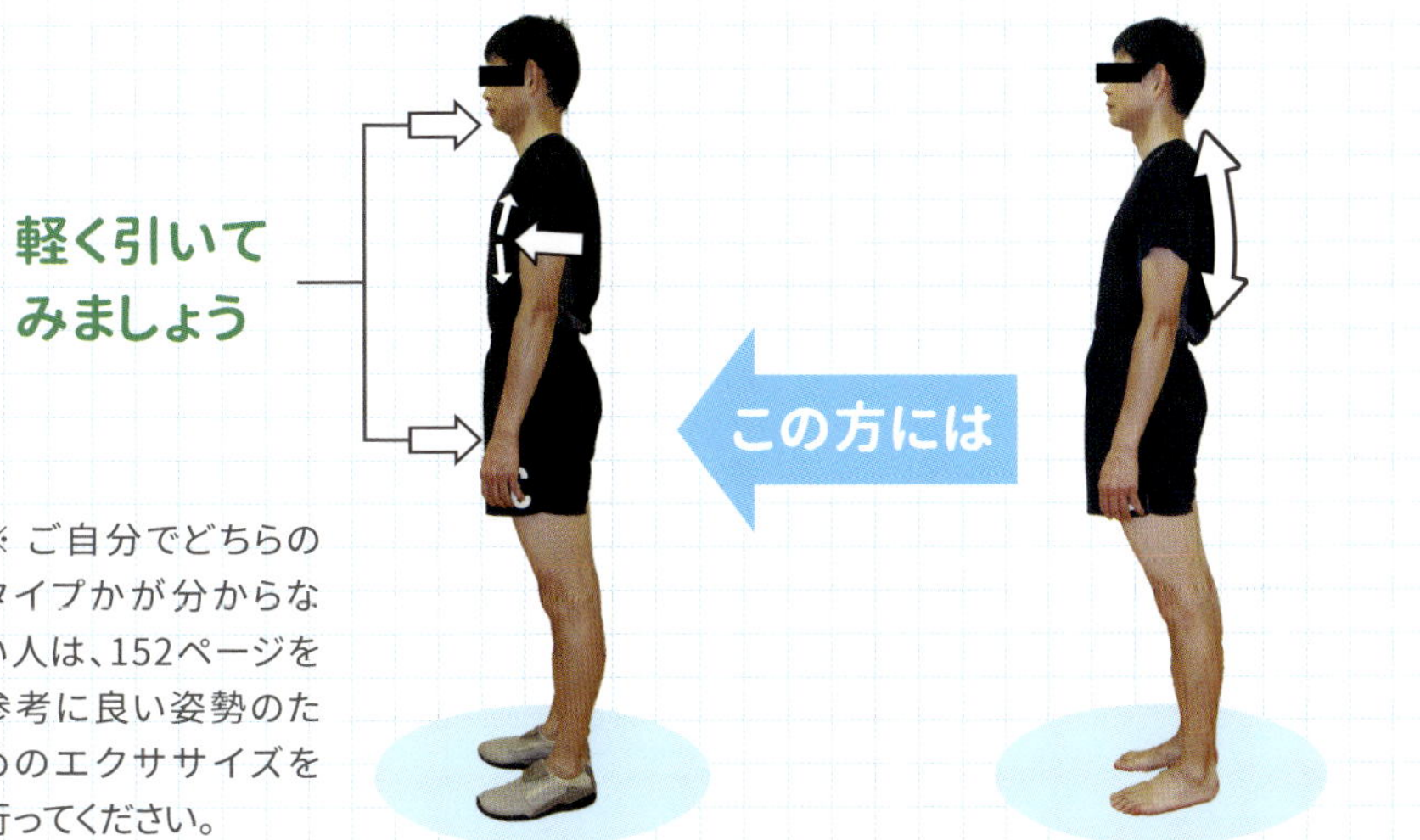
軽く引いて
みましょう
この方には

※ ご自分でどちらのタイプかが分からない人は、152ページを参考に良い姿勢のためのエクササイズを行ってください。

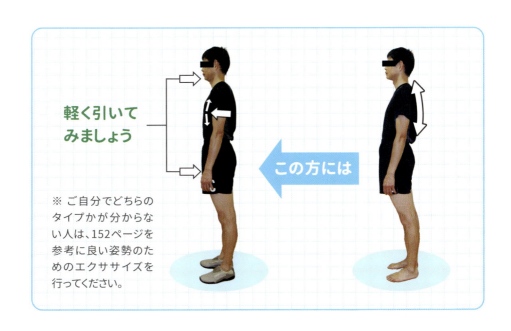

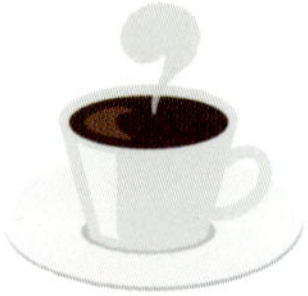

## ちょっとコーヒーブレイク④

# 今の自分

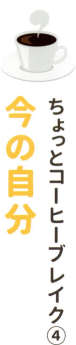

私には2人の子供がいますが、子供たちが何かを行って失敗したり、うまくいかなかったりしたときには、いつも次のようなことを言っています。

**「うまくいかなかったのは、『君』がダメなんじゃないよ。『今の君』の力が足りなかっただけだよ」**

このことは子供に諭していると同時に、自分に言い聞かせていることだといつも感じています。私自身、うまくいかないことや、失敗すること、人間関係で不和を生じることで、「やっぱり俺ってダメなのかな」と悩むことはよくあります。でもその後に必ず**「『自分』がダメなんじゃない、『今の自分』がダメなんだ」**と言い聞かせるようにしています。なぜなら、このように考えればいつも成長を重んじることができ、そして何があっても常にあきらめない力を自分に宿すことができるからです。

人間には、生まれもっての能力や環境などたくさんの違いがあります。でも、**今の『自**

分の居る地点』よりも、どの方向に向かっているのか、そしてその方向に歩き続けているのか、という方が大事なのだと私はいつも思っています。そして目指す方向へ歩き続けることで、結局は『自分の居る地点』を自分の未来で変えることができるのだと思っています。世の中にはたくさんの成功者と言われる人たちがいますが、どの人もこうしたことを繰り返し『自分の居る地点』を変えていったということには、例外がないと私は信じています。

私の亡くなった父は、私によくこんなことを言ってくれました。

**「お前がどんなに頑張っても、昨日と今日の違いは紙一重の差しか無いかもしれない。でも、その紙一重を積み重ねる人だけが大きな成果を築けるのだよ。」**

父が生きているときは、この言葉の本当の意味が分かっていなかったように思います。そして今でも、この言葉の本当の真意は分かっていないのかもしれません。ただ、**今の自分がどの地点にいるのかにかかわらず、ひたすら自分のできることを坦々と行っていく**ことが人生の答えの一つだと私は強く信じています。

# 終章

# この本のまとめ

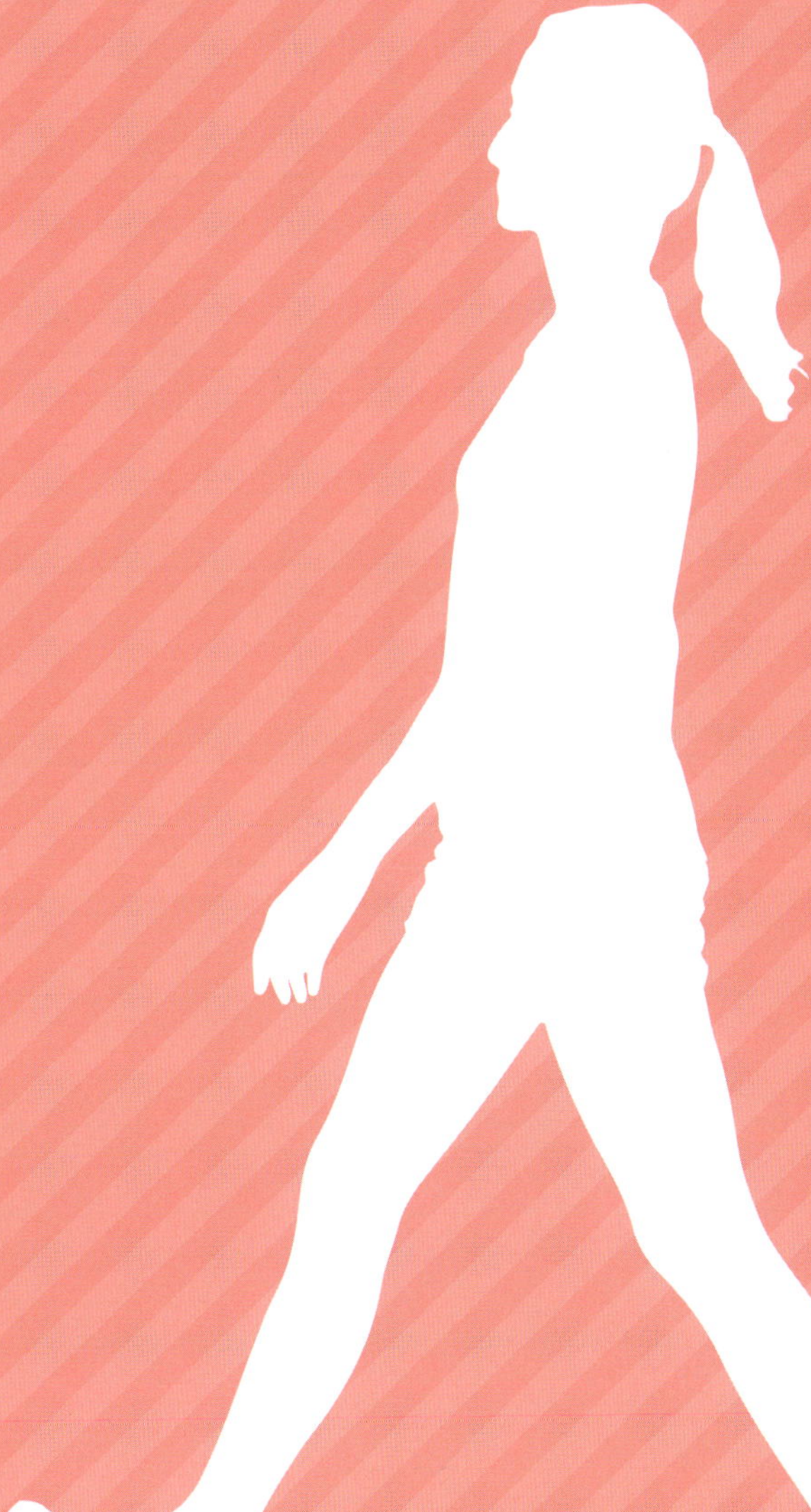

## ❶ エクササイズを継続する

### 無理のない範囲から始めましょう！

この本をここまで読んだ皆さんは、自分自身の健康に関心があり、そしてこの先もずっと健康でいたいという強い想いを持っていると思います。しかし、からだのためとはいえ、エクササイズを継続して行っていけるかというと、なかなか難しいのも事実です。

でも、**皆さん一人一人の「からだ」は、これから末永くお付き合いしていく大切な「からだ」です。**このことを強く念頭に置き、大切な愛車をメンテナンスするのと同じように、ご自身の「からだ」もちゃんとメンテナンスしてあげることを心がけてみてはいかがでしょうか。

まずはあまり息まず、無理のない範囲から気軽に始めてみましょう。**何よりも大切な事は継続することです。**もちろん時々休みの日があっても良いと思いますが、継続することが何より大切であることを覚えておきましょう。

この本ではここまで説明したエクササイズを切り取り付録に一日5分程度で行えるものにまとめてあります。そのくらいのエクササイズから気軽に始めて、まずは2週間継続してみましょう。そして「からだ」が「慣れてきたな」と感じるようになったら、徐々にエクササイズの回数と強度を増やしていくと良いと思います。

## 何よりも大切な事は継続することです。

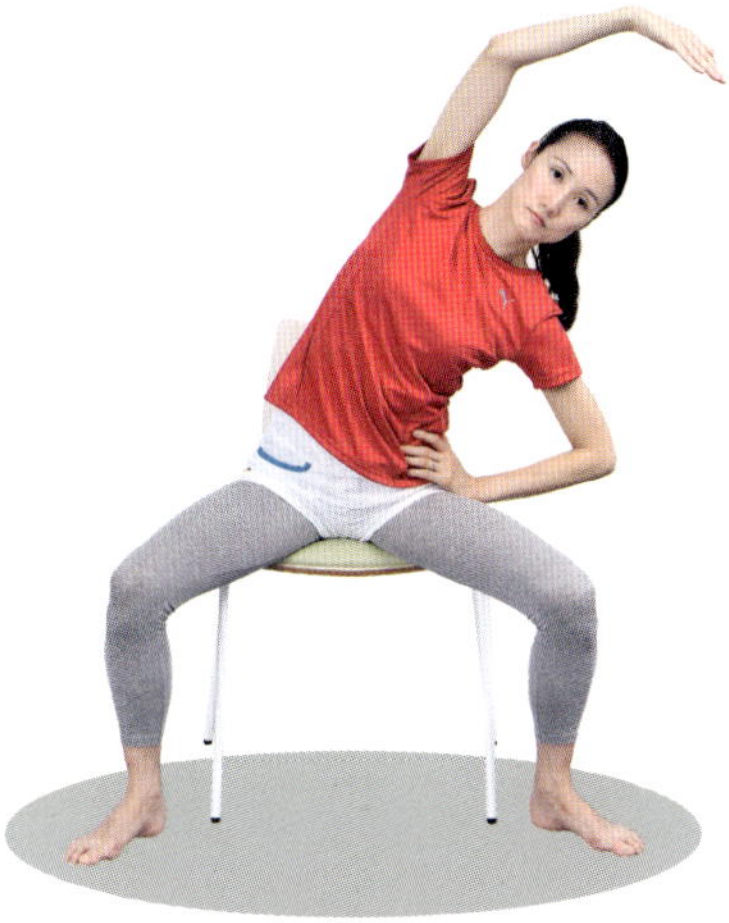

体幹の側屈エクササイズ

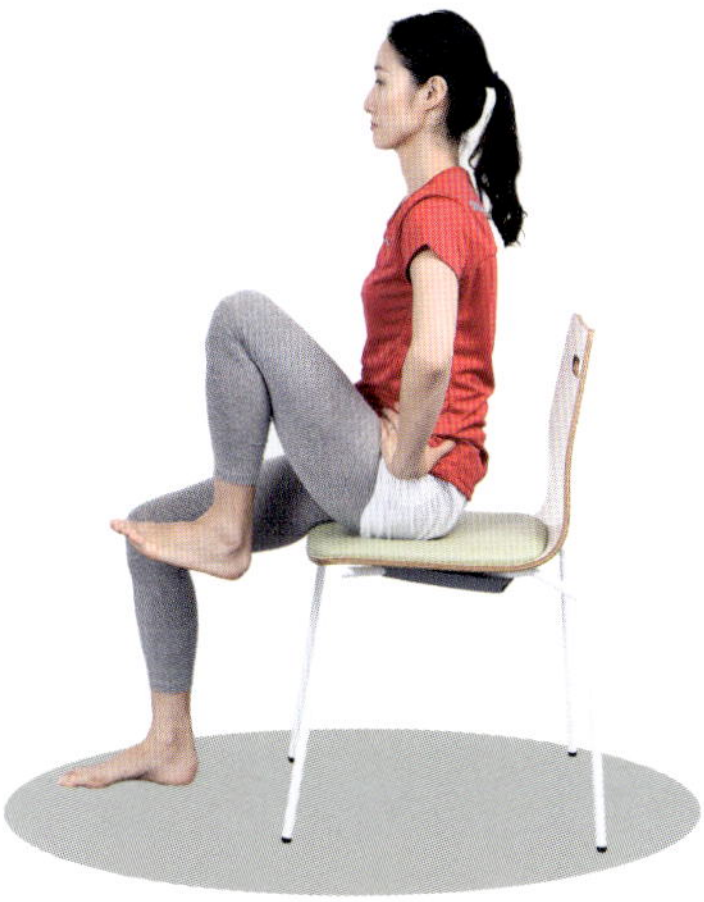

腸腰筋の筋力エクササイズ

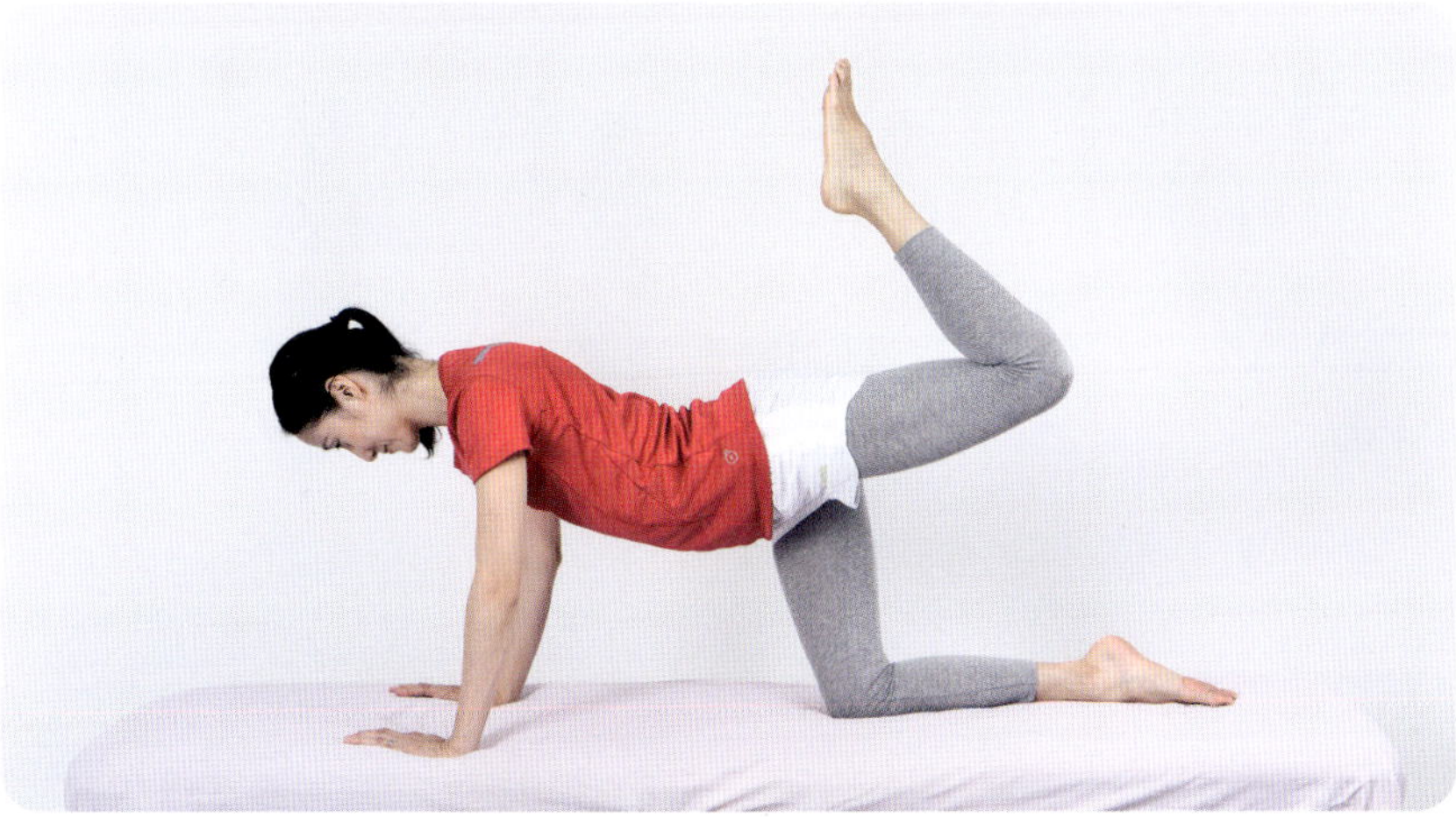

大殿筋の筋力エクササイズ

**無理のない範囲から始めましょう！**

## ●正しく行いましょう！

エクササイズは継続することが大事なことを説明しましたが、もうひとつ言えば、**正しく行うことも大切です。**なんでもそうかもしれませんが、**間違ったやり方を行っていては狙った効果がでません。**このため、各々のエクササイズを正しく行うことも重要なポイントになります。

我々リハビリの先生は、毎日たくさんの患者さんにエクササイズを指導していますが、その時はちゃんとできるようになっても、次にいらっしゃるときには、別のやり方になっていることもしばしば経験します。こうしたことからも、自分の行っているエクササイズが正しく行えているかをときどき確認することも大切だと私は考えています。

エクササイズのやり方がすこし曖昧になっていると感じたら、そのエクササイズが記載されているページを振り返って、やり方を確認してみてください。気づくと違うやり方になっていることもしばしばあると思います。

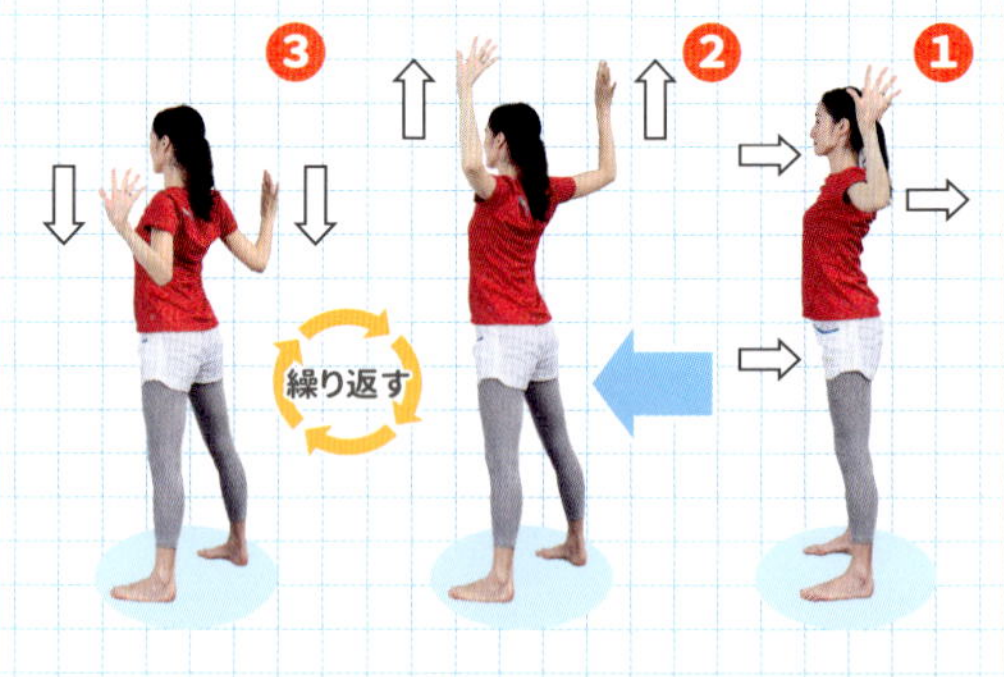


立位で、顎・肘・**股関節**の3点を引いた姿勢をつくります。

良い姿勢を保ち手のひらの上下運動を繰り返しましょう。

**正しいやり方**

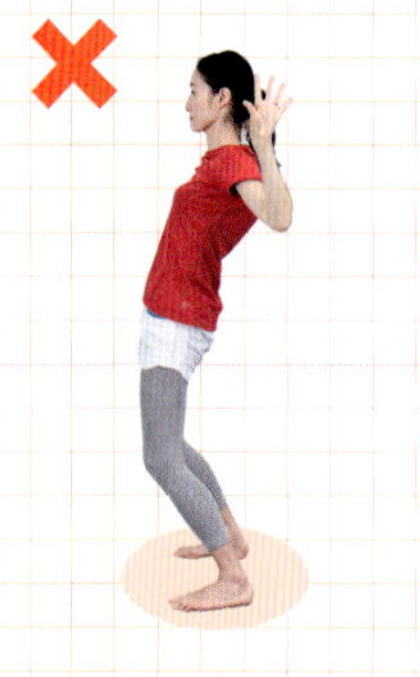

**股関節**が前に出てしまうと胸椎を伸ばす動きをうまく引き出せません。

**間違ったやり方**

**間違ったやり方を行っていては狙った効果が十分にでません。**

## ●効果を実感しましょう！

**三日坊主にならず、継続するためには効果を実感することも大切です。**いろいろな点で効果を実感できれば、やる気がさらに湧き上がるのを感じるはずです。

私自身のことを言えば、若い頃は姿勢の悪さが1つの悩みでした。実際に若い頃の写真を見ると、顎が前に突き出ていて、背中が丸まっていて、悪い姿勢の典型例でした。しかし、**この本で紹介したエクササイズを10年以上続けた結果、どの写真を見てもとても姿勢が良くなっています。**また、患者さんからも「先生はとても姿勢が良いですね」と言われるようになりました。

こういったことからも、自分自身を通じて『**からだが変わる**』ということをよく知っています。きっとこうした効果の実感が、10年以上エクササイズを継続することができた一つの理由だと思います。

エクササイズを1ヵ月継続できたら、以下の4つの点をご自身で確認してみてください。変わらない点もあるかもしれませんが、いくつかの項目で効果を実感することができるはずです。

### ①チェック項目の変化

8ページで行ったチェック項目をもう一度チェックしてみましょう。特に、「要注意」の項目があった人は、その項目に変化があったかを確認してみましょう。もし変化があれば、それはとても良い兆候だと思います。

またチェック項目で、特に「要注意」の項目がなかった人も、もう一度チェックしてみると、以前より楽に行える項目が必ずあるはずです。

### ② 痛みや張り感の変化

からだに痛みや張り感のある方は、今の痛みと張り感が、「どこに」「どの程度」「どんなとき」にあるのかを記載しておきましょう。そしてエクササイズを1ヶ月継続したら、もう一度その痛みと張り感を確認してみましょう。気づくと痛みや張り感がなくなっているなんてこともあると思います。

### ③ からだの疲れや重さの変化

毎日の生活の中でからだの疲労感や重さを感じている人は、エクササイズを1ヶ月継続したら、からだの疲労感や重さの変化を確認してみましょう。これについても、気づくと疲労感や重さがずいぶん軽くなっているなんてこともあると思います。

### ④ 姿勢の変化

私自身の例でも挙げましたが、姿勢の変化に気づく人も多いと思います。姿勢が良くなることは、男性も女性も例外なく、より美しく見えるようになります。継続するためのモチベーションを高めることにつながるでしょう。

## ● 毎日のエクササイズの実際

この本の切り取り付録に提示してあるエクササイズを見てください。この付録にここまで説明したエクササイズを一日5分程度で行えるものにまとめてあります。そのくらいのエクササイズから気軽に始めて、まずは2週間継続してみましょう。

そしてからだが「慣れてきたな」と感じるよ

うになったら、徐々にエクササイズの回数と強度を増やしていくと良いと思います。5分間でできるくらいの運動から始め、徐々に時間を増やし、計10分程度の運動を継続するとからだに明らかな変化が出てきます。これを続けているうちに、自分にとって重点的に行った方が良いエクササイズもわかってきます。とにかく継続することが大切なのです。

## ❷日常にエクササイズを取り入れるための考え方

前項目では、エクササイズを継続することの重要性について説明しました。ただし、工夫次第でエクササイズは日常生活の中に取り入れることもできます。この項目では、日常生活の中でエクササイズを取り入れる方法について紹介します。**日常の生活自体がエクササイズになれば、より効果的に自身のからだをメンテナンスすることができるでしょう。**

日常にエクササイズを取り入れるための考え方として、次の2つのことを知っておきましょう。

## ●これまでと手段を変える

**これまでの手段を少し変えるだけで、日常生活にエクササイズを取り入れることが簡単にできます。**例えば、これまでバスで通勤していた経路を歩きや自転車に変えたり、エスカレーターやエレベーターを使っていたところを階段に変える、また思い切って電車やバスの最寄り駅を変え、一駅分歩いて帰るようにするなどしてみてはいかがでしょうか。

たったこれだけのことですが、工夫次第で**日常生活の中で健康のためにできること**をたくさん見つけることができると思います。しかも、こうしたちょっとした工夫は、全てお金をかけずに行うことができます。**「無料（ただ）でからだを鍛えることできる」**と、考え方を少し変えて取り組んでみてはいかがでしょうか。また生活の中に取り入れることで、エクササイズを習慣化することに役立つでしょう。

「エスカレーターやエレベーターを使っていたところを**階段に変える**」

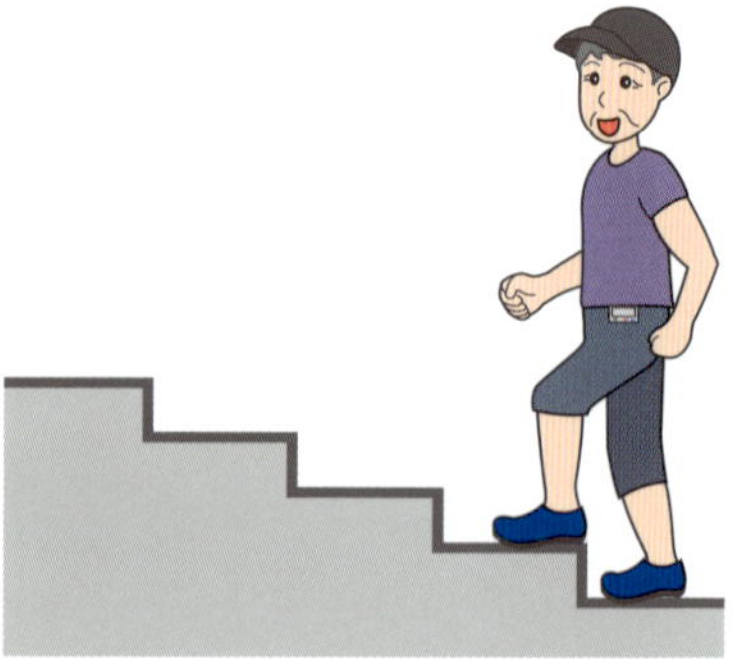

「バスを使っていた経路を**歩きに変える**」

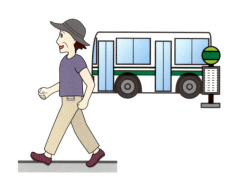

これまでと手段を変える

## ●「〜ながら」をうまく利用する

日々忙しい毎日の中でも、「〜ながら」をうまく利用することで、時間を使わずにエクササイズを取り入れることが可能になります。例えば、テレビを見**ながら**、歯を磨き**ながら**、台所仕事をし**ながら**、電車の中で立ち**ながら**など、日常生活の中で様々な「〜ながら」を利用すると、エクササイズを効果的に取り入れることができるでしょう。

「からだを鍛える時間なんて無いよ」なんて言う前に、「〜ながら」を効果的に利用する方法がないかを一度考えてみましょう。

**「〜ながら」を生活の中にうまく取り入れ、習慣化することができれば、10年後のあなたを変えることができるかもしれません。**

テレビを見ながら…
バランスエクササイズ

バス停で待ち時間を利用しながら…
姿勢エクササイズ

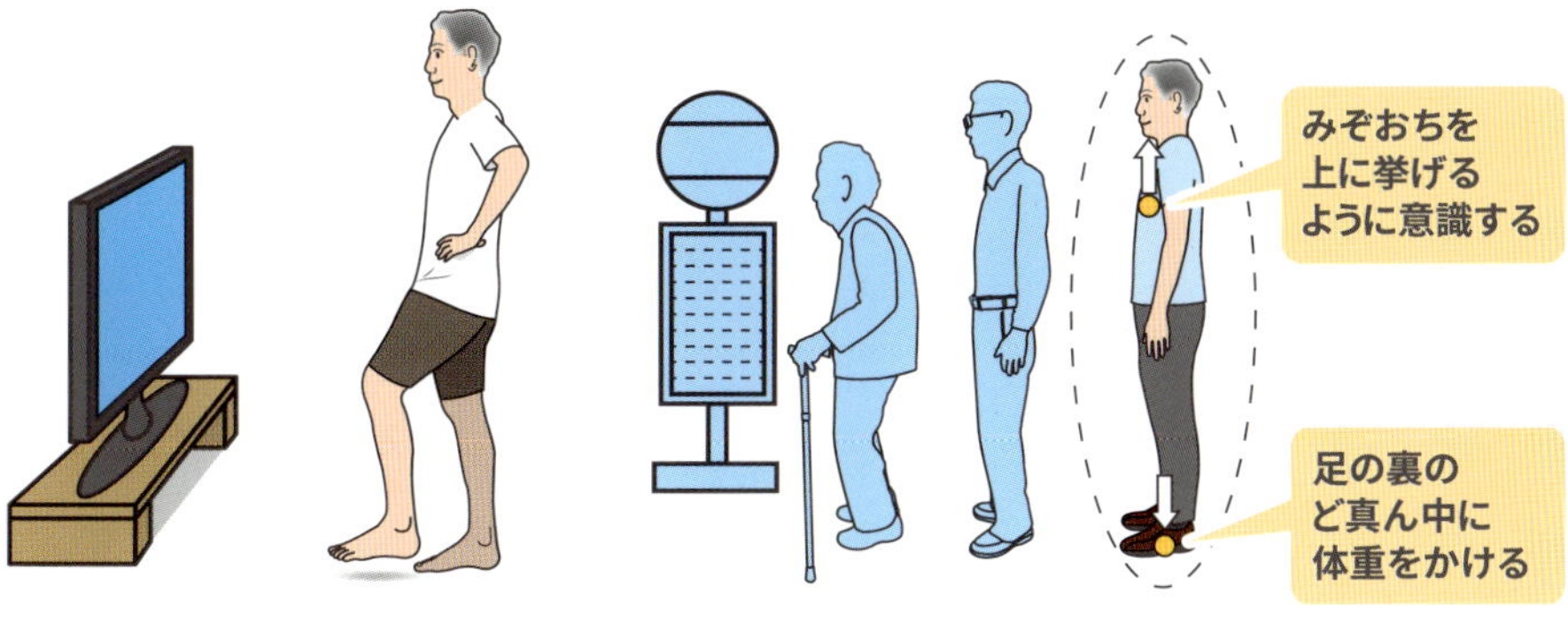
みぞおちを
上に挙げる
ように意識する
足の裏の
ど真ん中に
体重をかける

「〜ながら」をうまく利用する

## ❸日常に取り入れるエクササイズの実際

それでは、日常に取り入れるエクササイズの実際について、具体例を挙げていきましょう。ここで紹介しているエクササイズは、実際に私も行っているエクササイズばかりです。また、皆さんのアイデアで、ここで紹介していないエクササイズでもどんどん取り入れていってよいと思います。第1章から第3章までの内容をしっかり理解していれば、皆さん自身の中で、良いアイデアが出ると思います。

### ●積極的に歩く時間と距離を確保しましょう！

現代の生活は、決定的に歩く時間と距離が少なくなっています。左のグラフは厚生労働省が調べた一日あたりの平均歩数の推移を示したものです。近年、1日の歩数の平均値は、男性が約7000歩、女性は約6000歩まで下がり、年々歩く量が少なくなっているのがわかります。

国が提唱する歩数の目標は、65歳までの男性が9000歩、女性が8500歩、65歳以上でも男性が7000歩、女性が6000歩です。これを踏まえると、**私は生活の中でさらに2000歩から3000歩を増やすことを勧めています。**1キロは約1500歩なので、これまでの生活に2キロほどの歩行距離を加えられると良いでしょう。

自転車を使っていた経路を歩くようにしたり、また買い物を少し離れたスーパーに変えたりして、歩く時間を確保してみましょう。また、私がよく患者さんに指導している方法として、電車やバスを利用する際は一駅手前で降りて一駅分を歩くことを勧めています。

## 現代の生活では…
## 年々、歩く量が少なくなっているのです！

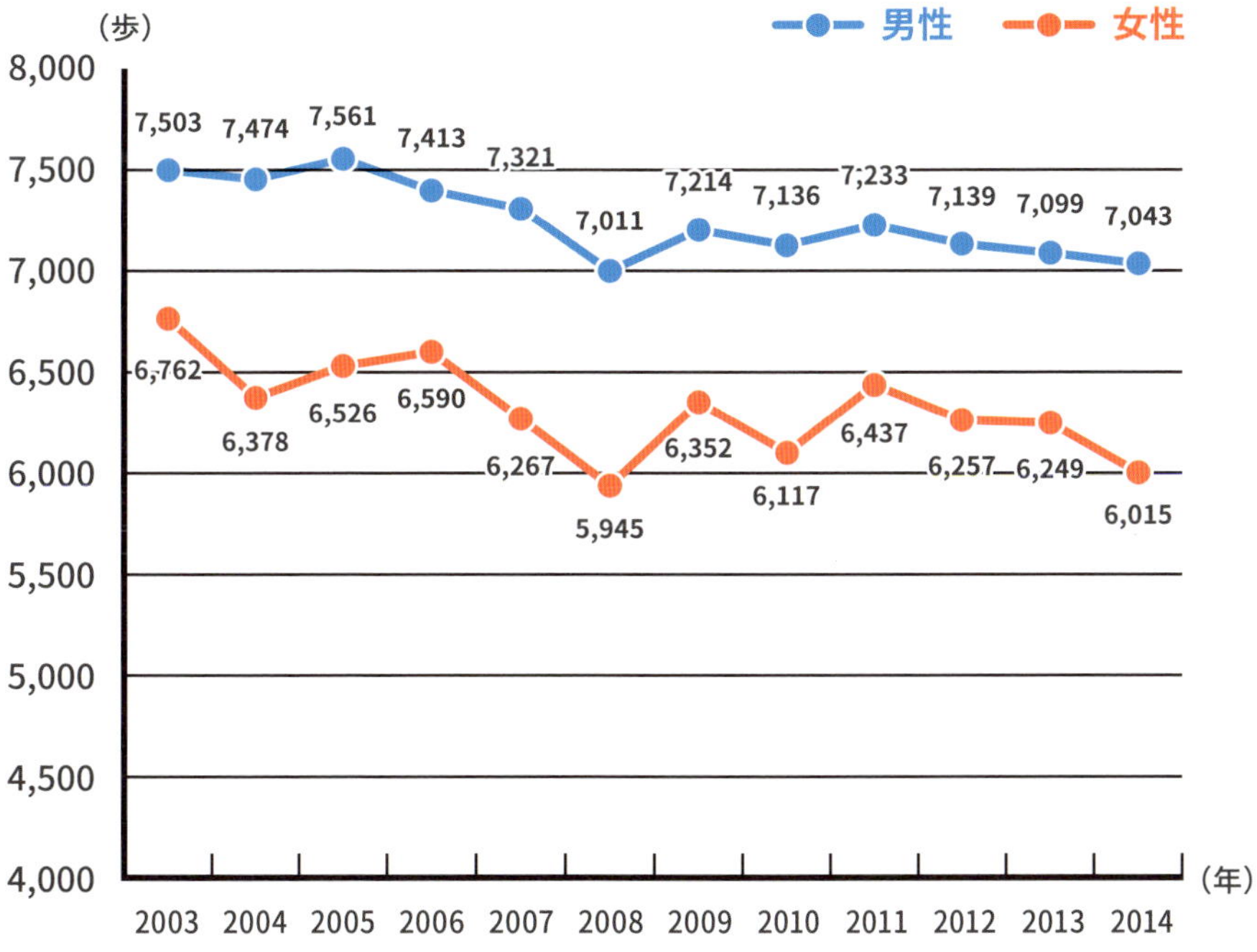


一日あたりの平均歩数の推移（20歳以上）

# 日常に取り入れるエクササイズの実際

## 1 積極的に歩く時間と距離を確保しましょう！

**歩くことを健康のために活かすためには、「歩き方」がとても大事です。**

なぜなら、「歩き方」によって使う筋肉や、使う関節の角度が全く違うからです。66ページでも紹介しましたが、下図の 2 の重心が一番高いところから、3 の**「前方に下《くだ》らせる動き」が、歳をとると特に上手くできなくなります。**

このため、股関節がしっかり伸びる「歩き方」を意識して、積極的に歩く時間と距離を確保しましょう。

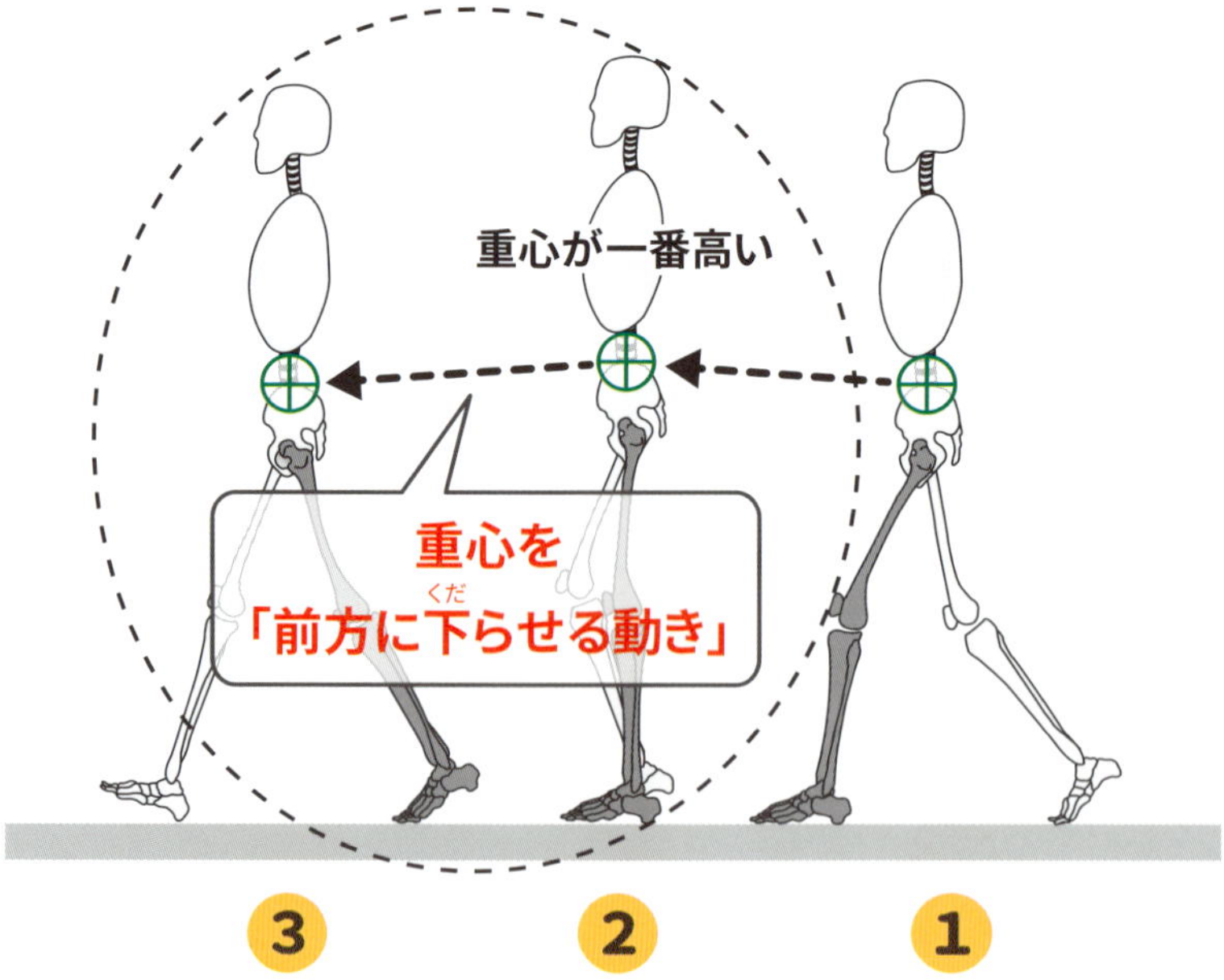


良い歩行（正常歩行）

## 正しい歩き方

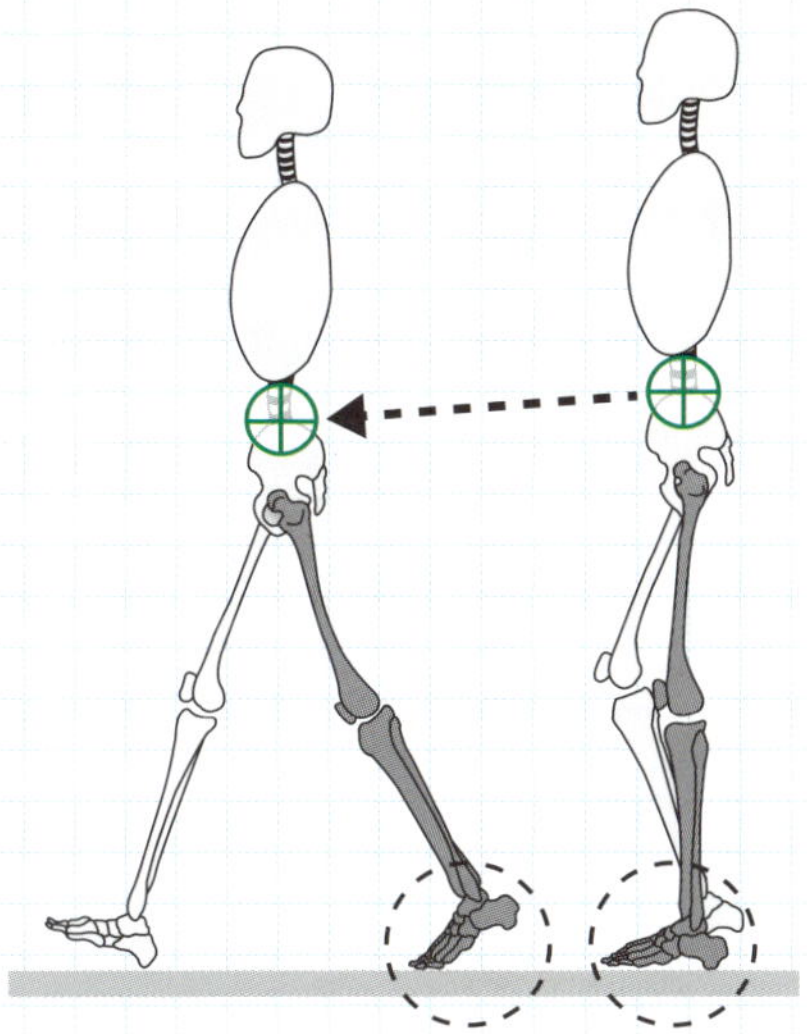

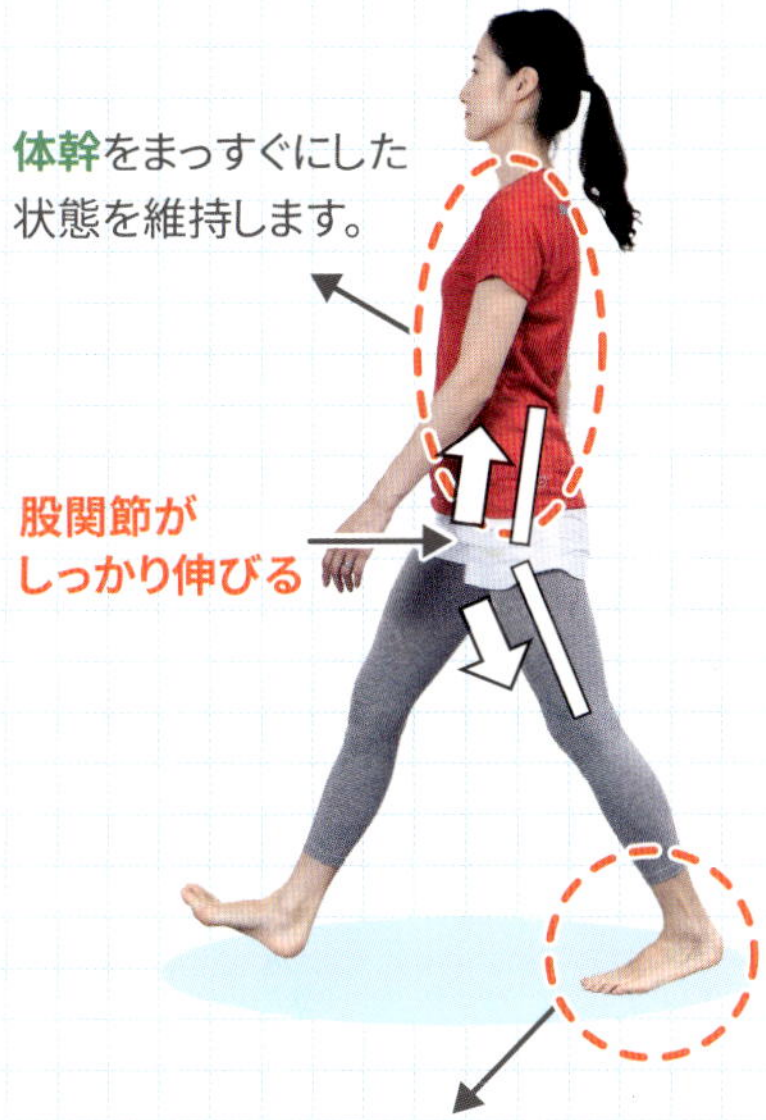
体幹をまっすぐにした
状態を維持します。
股関節が
しっかり伸びる

良い「歩き方」のために意識することは、上のイラストのように、体幹が最も高いところから足より前方に移動して行く時期です【高いところから低いところに下（くだ）っていく時期】。

足より前方に体幹を運ぶことを意識し、股関節を伸ばす動きが生じるようにしながら歩くようにしましょう。

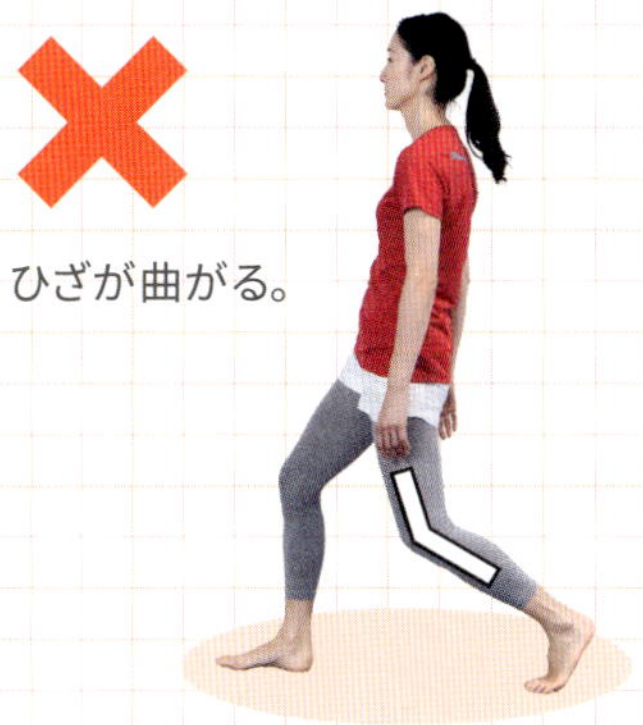
ひざが曲がる。

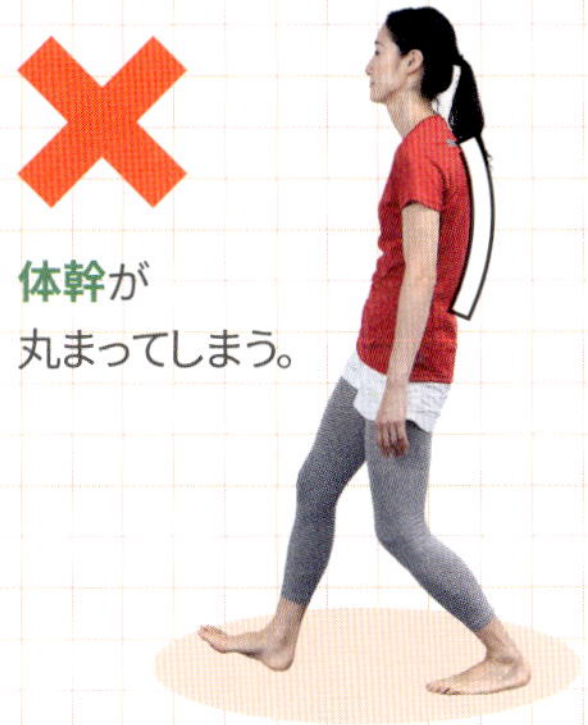
体幹が
丸まってしまう。

## ●「ちょっと一息」のときの体幹の柔軟性エクササイズ！

仕事や家事で一段落したときに、ちょっと一息する時がありますよね。そんな時に、**体幹**の柔軟性エクササイズがお勧めです。

仕事や家事で疲れているときは、からだが硬くなっています。そして特にからだの中で硬くなるのが、首・肩・腰を中心とした**体幹**の部分です。こうしたことから、「ちょっと一息」のときの「**体幹**の柔軟性エクササイズ」がお勧めです。「**体幹**の柔軟性エクササイズ」は、立っていても、座っていてもできますので、仕事や家事の合間に行うには最適のエクササイズといえます。

**からだは、長い時間同じ姿勢や同じ動作を繰り返していると、使わない部分や縮まっている部分が硬くなりやすくなります。**

また、硬くなる部分があると、そこへの血行が悪くなります。これは「痛み」「張り感」、ひいては組織が老化していくことにもつながります。

こうしたことからも、ちょっと一息ついたときに、「**体幹**の柔軟性エクササイズ」を取り入れるのは様々な障害の予防にもつながると言えるでしょう。

# ❷「ちょっと一息」のときの体幹の柔軟性エクササイズ

「ちょっと一息」のときの体幹の柔軟性エクササイズは、硬くなった部分への血行を促し、「痛み」「張り感」ひいては組織が老化していくのを予防することにもつながります！

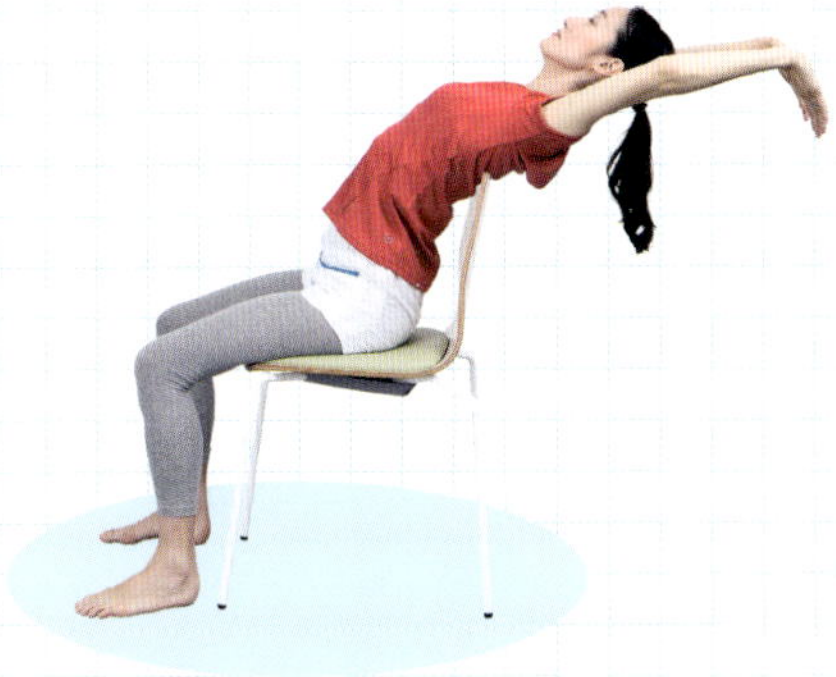

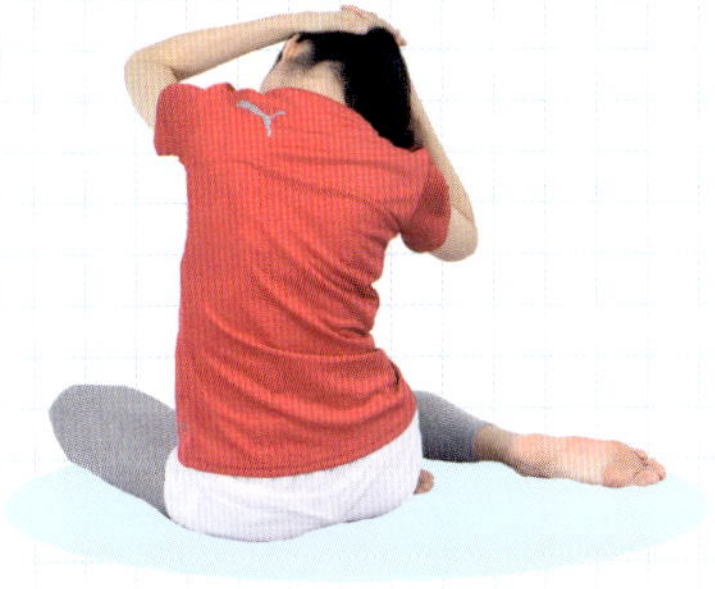

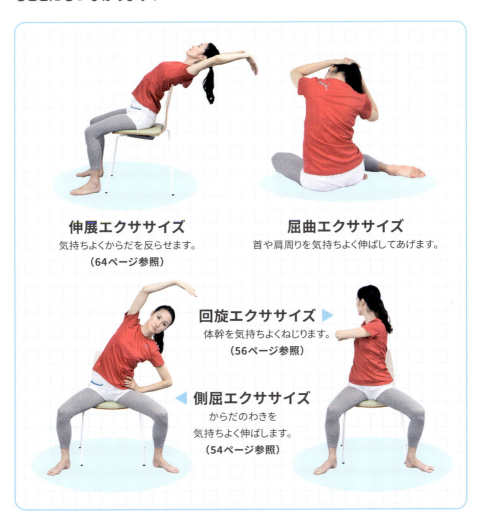

**伸展エクササイズ**
気持ちよくからだを反らせます。
（64ページ参照）

**屈曲エクササイズ**
首や肩周りを気持ちよく伸ばしてあげます。

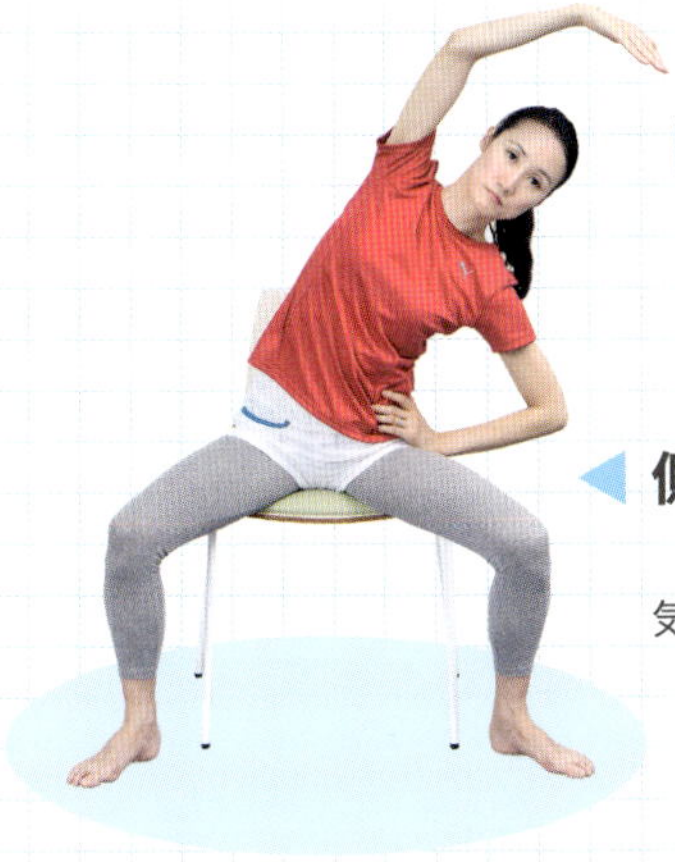

**回旋エクササイズ ▶**
体幹を気持ちよくねじります。
（56ページ参照）

**◀ 側屈エクササイズ**
からだのわきを
気持ちよく伸ばします。
（54ページ参照）

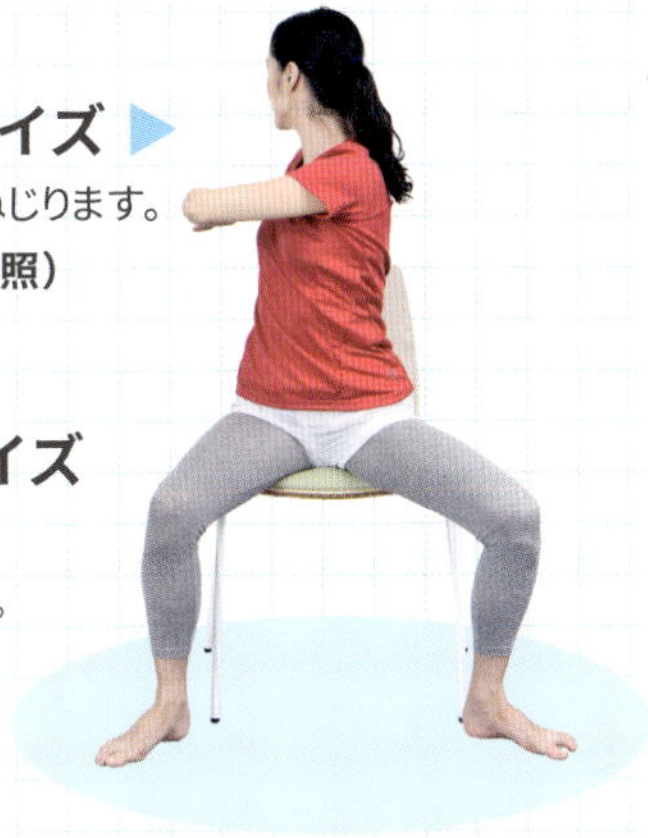

## ● 階段をうまく取り入れよう！

**階段は特に上りがお勧めです。**驚くことかもしれませんが、**ひざ・足・股関節**に障害のあるほとんどの人が、階段の上りと下りでは、下りを嫌がります。その理由は、関節への負担は、下りの方が大きいからです。大リーグのイチロー選手は、階段の下りを出来る限り使わないようにしているという話を聞いたことがありますが、イチロー選手もこうしたことを配慮しているのかもしれません。余談ではありますが、私も病棟でリハビリを行う際には、常に階段を利用して7階や8階の病室まで上りますが、常に階段を利用して行き、帰り（下り）はエレベータを使うようにしています。

**階段の上りでは、この本のキーマッスルとして紹介した腸腰筋、大殿筋、大腿四頭筋をバランスよく鍛えることができます。**これらの筋肉をバランスよく鍛えるために、左図で紹介している方法を意識して実践すると良いでしょう。

エスカレーターやエレベーターを使っていたところを階段に変えたり、あえて階段のある経路を選んで生活にうまく取り入れてみましょう。

また階段をさらに効果的に利用するには、1段飛ばしで上るのもよいでしょう。1段飛ばしで上ると、腸腰筋、大殿筋、大腿四頭筋のすべての筋肉がさらに効率よく鍛えられます。

# ❸ 階段をうまく取り入れよう！（その1）

階段の上りでは、この本のキーマッスルとして紹介した腸腰筋、大殿筋、大腿四頭筋をバランスよく鍛えることができます。

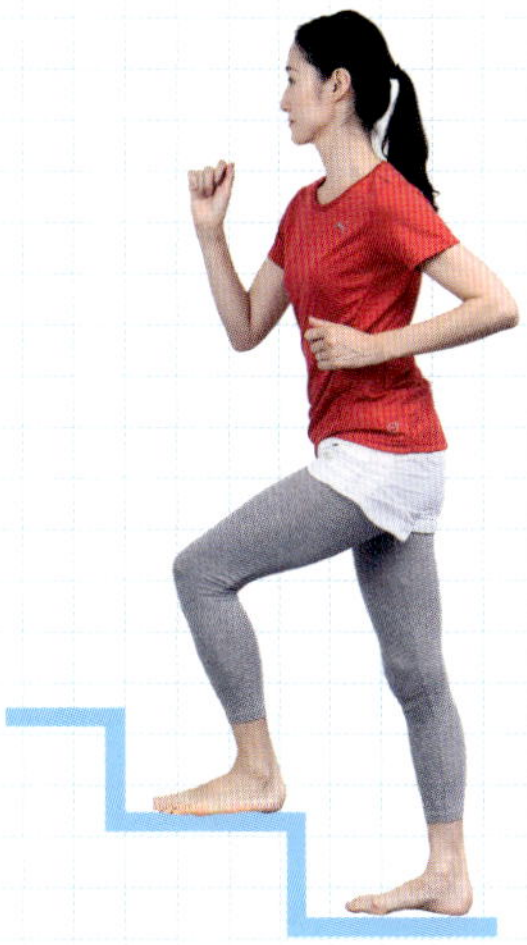

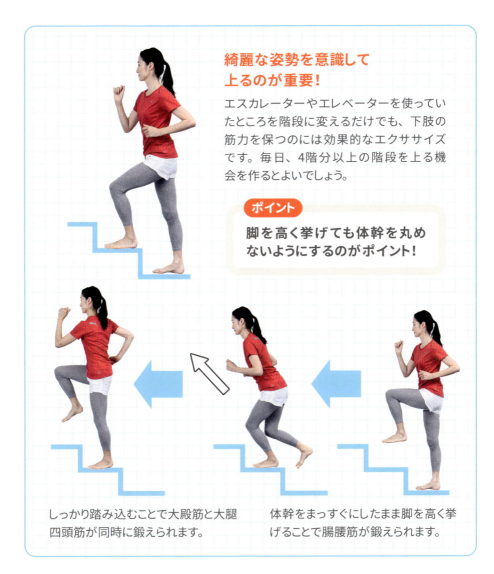

## 綺麗な姿勢を意識して上るのが重要！

エスカレーターやエレベーターを使っていたところを階段に変えるだけでも、下肢の筋力を保つのには効果的なエクササイズです。毎日、4階分以上の階段を上る機会を作るとよいでしょう。

**ポイント**

**脚を高く挙げても体幹を丸めないようにするのがポイント！**

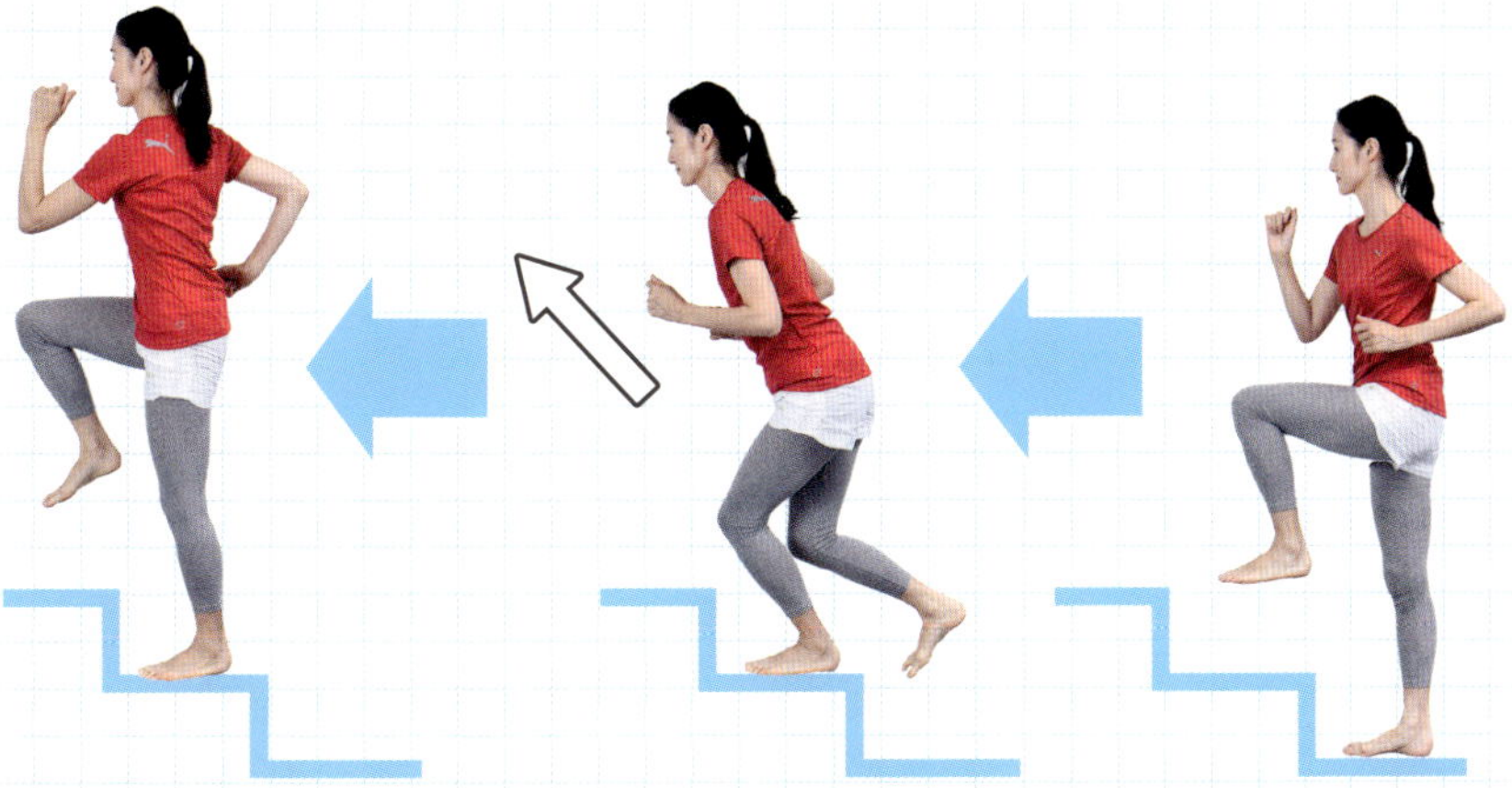

しっかり踏み込むことで大殿筋と大腿四頭筋が同時に鍛えられます。

体幹をまっすぐにしたまま脚を高く挙げることで腸腰筋が鍛えられます。

## ④ 階段をうまく取り入れよう!（その2）

1段飛ばしで上ると、腸腰筋、大殿筋、大腿四頭筋をさらに効率よく鍛えることができます。

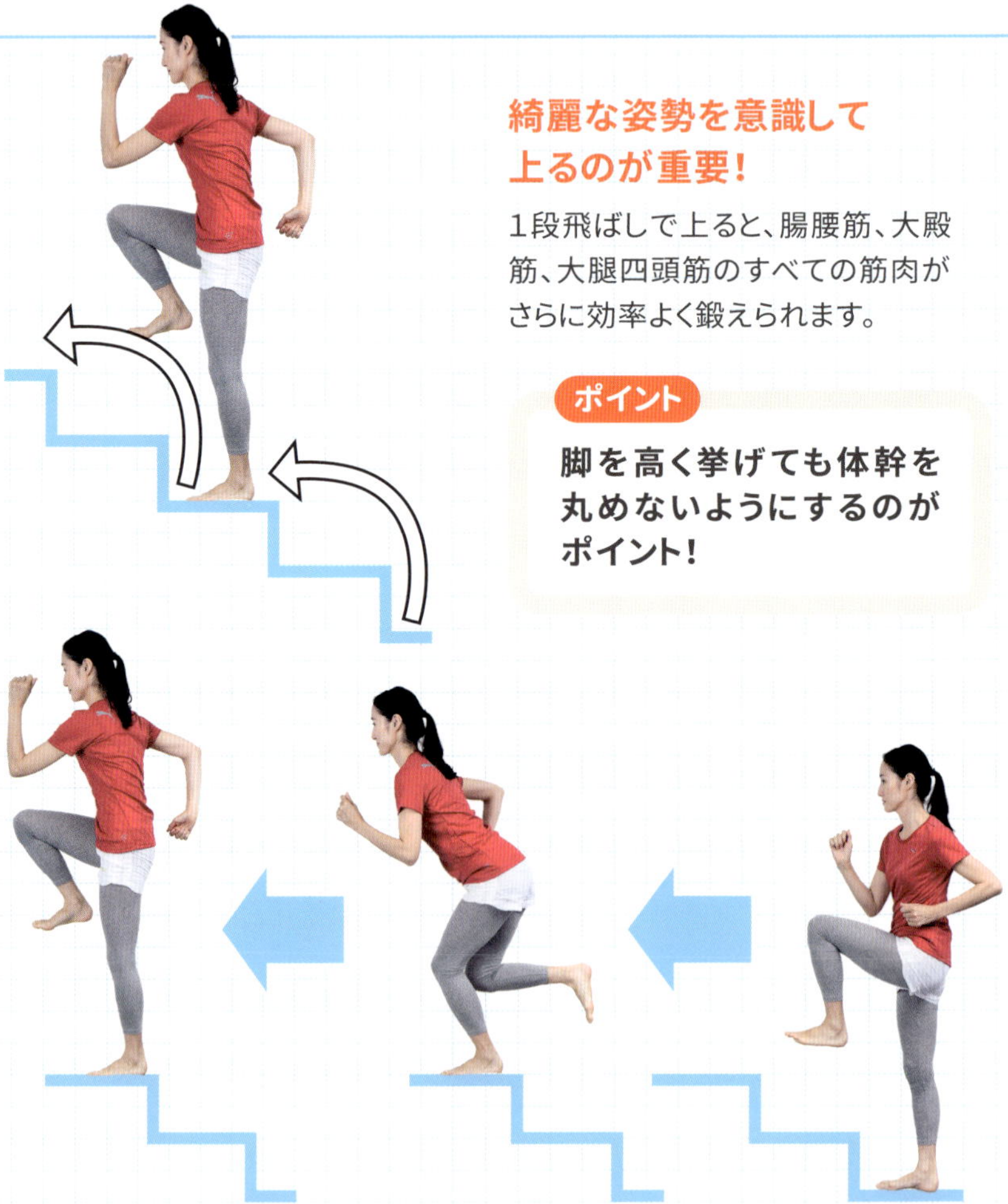

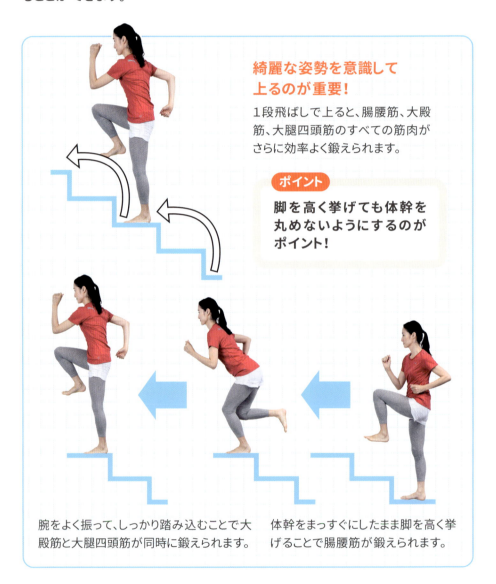

**綺麗な姿勢を意識して上るのが重要!**

1段飛ばしで上ると、腸腰筋、大殿筋、大腿四頭筋のすべての筋肉がさらに効率よく鍛えられます。

**ポイント**

**脚を高く挙げても体幹を丸めないようにするのがポイント!**

腕をよく振って、しっかり踏み込むことで大殿筋と大腿四頭筋が同時に鍛えられます。

体幹をまっすぐにしたまま脚を高く挙げることで腸腰筋が鍛えられます。

## テレビを見ながらの バランスエクササイズ！

テレビの視聴時間は、1日平均3時間以上もあり、年齢が上がれば上がるほど視聴時間が多くなる傾向にあるそうです。

1日の中で、こんなにもテレビに時間を使っていますが、テレビを見ているときには、他に何も作業をしていないことが多いと思います。

それならば、**テレビを見ている時間にエクササイズをうまく取り入れることができれば、好きなテレビも見れて、さらに健康にも良いという両方を実現することができる**のではないでしょうか。

テレビを見ながら行うエクササイズとして、特に私がお勧めしているのは、「片足バランスエクササイズ」です。毎日見ているテレビ番組があるようでしたら、その時間帯に行うようにすると、エクササイズを習慣化することにも役立つでしょう。

## 5 テレビを見ながらの片足バランスエクササイズ

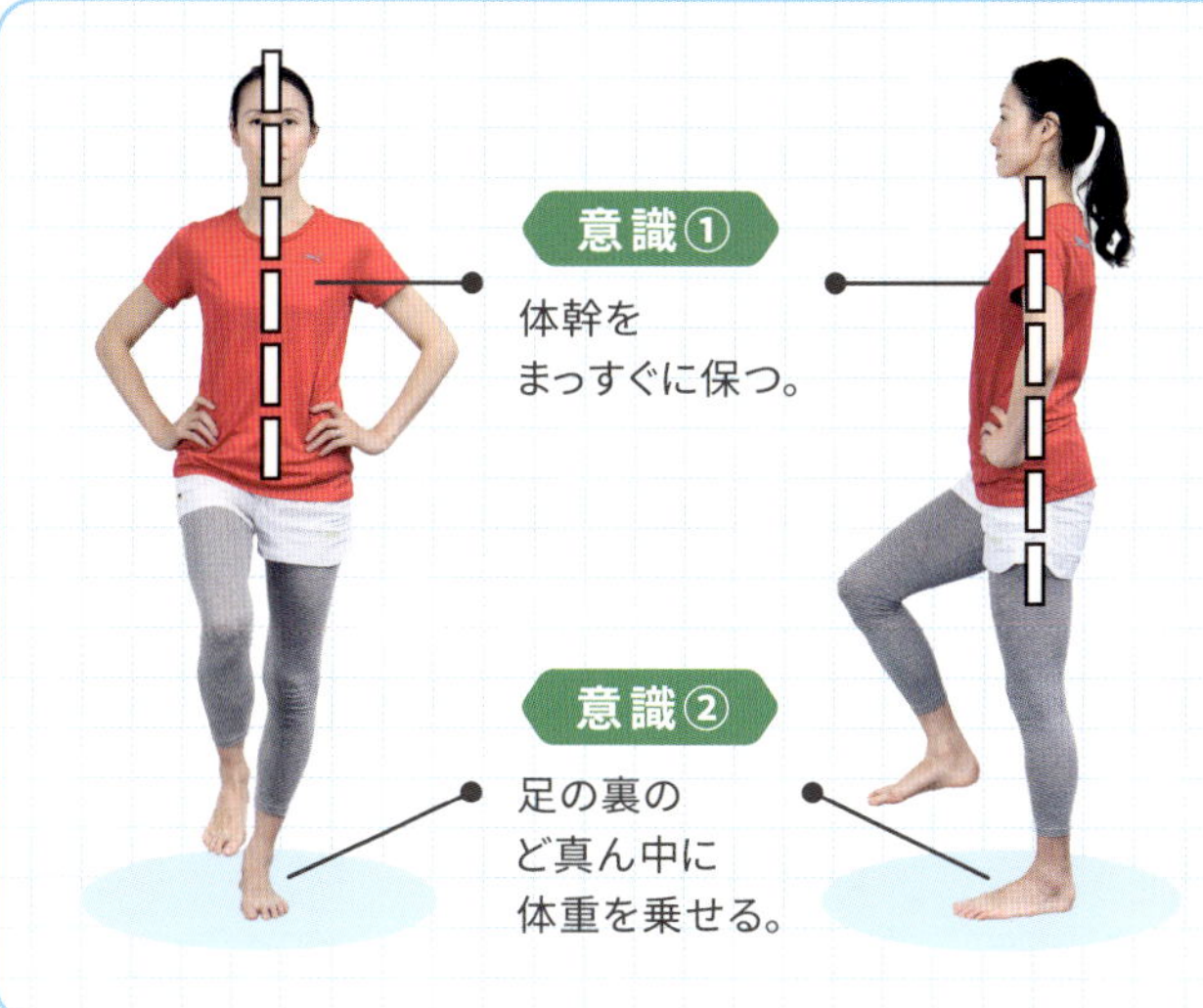


片足でバランスをとるだけの運動ですが、意識の仕方がとても重要です。写真の解説のように意識しながらエクササイズすることで必ず片足バランスが良くなります。

**ポイント**

**①体幹をまっすぐに保つ。**

**②足の裏のど真ん中に体重を乗せる。**

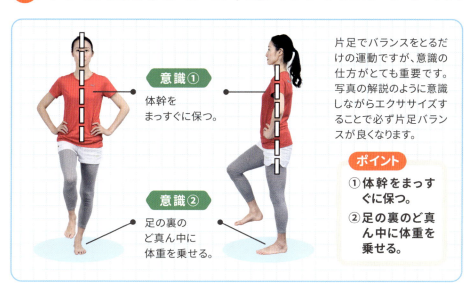

## 待ち時間を利用した姿勢エクササイズ！

電車やバスを待っているとき、また混雑時の待ち時間を利用して、生活に「姿勢エクササイズ」を取り入れてみましょう。

「姿勢エクササイズ」は、立っていても、座っていてもできます。さらに大きな利点は、このエクササイズを行っていても、**誰にも気づかれないことです。誰にもエクササイズをしていると気づかれず、そして、より容姿が美しく見えて、さらに健康に良いのですから、このエクササイズを生活に取り入れないのはもったいない**と思います。

立っていても、座っていてもできるので、時間も場所も選ばず、いつでもどこでもできるということから、取り入れやすいエクササイズだと思います。是非、実践してみてください。

## ⑥ 待ち時間を利用した姿勢エクササイズ

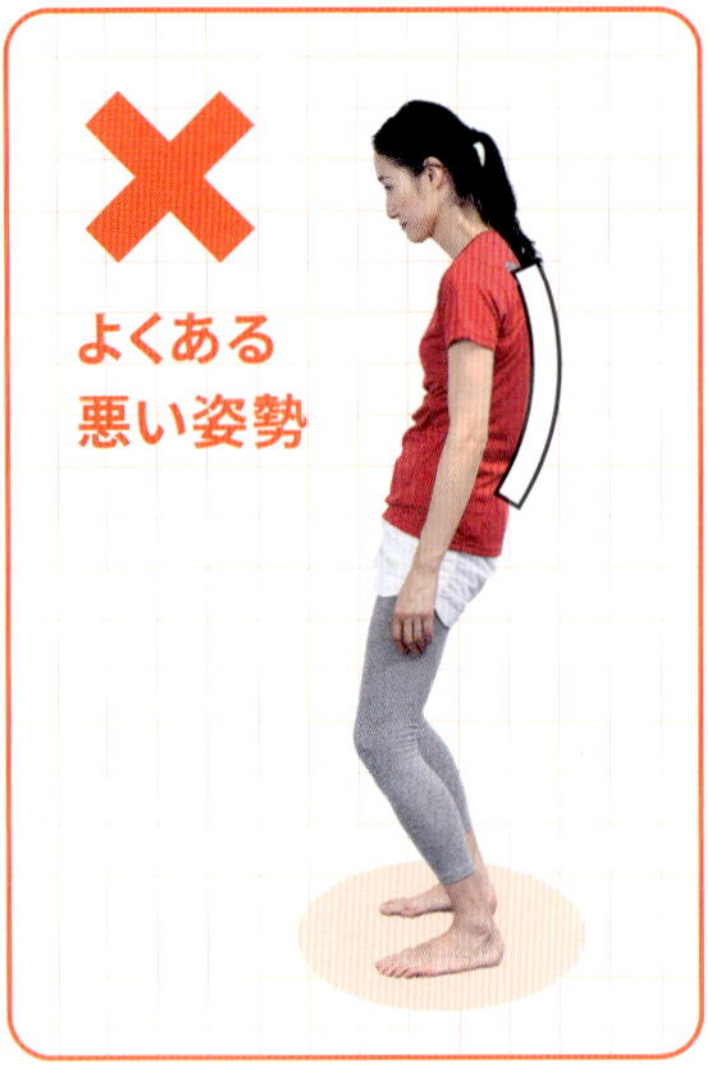


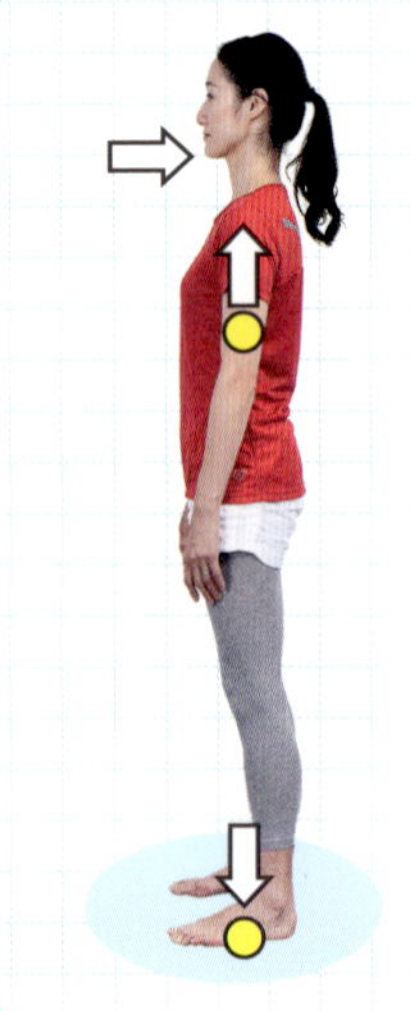

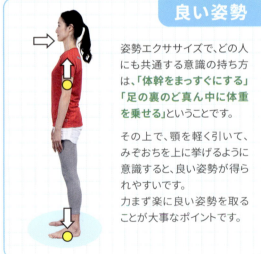

姿勢エクササイズで、どの人にも共通する意識の持ち方は、**「体幹をまっすぐにする」「足の裏のど真ん中に体重を乗せる」**ということです。

その上で、顎を軽く引いて、みぞおちを上に挙げるように意識すると、良い姿勢が得られやすいです。
力まず楽に良い姿勢を取ることが大事なポイントです。

# 7 座っているときの姿勢エクササイズ

## 良い姿勢

**まずは体重のかかる位置を意識しましょう！ お尻の後ろの方に体重がかかっていませんか。**

**ふとももの裏に体重をかけることを意識します。**


その上で、顎を軽く引いて、みぞおちを上に挙げるように意識すると、良い姿勢が得られやすいです。

力まず楽に良い姿勢を取ることが大事なポイントです。

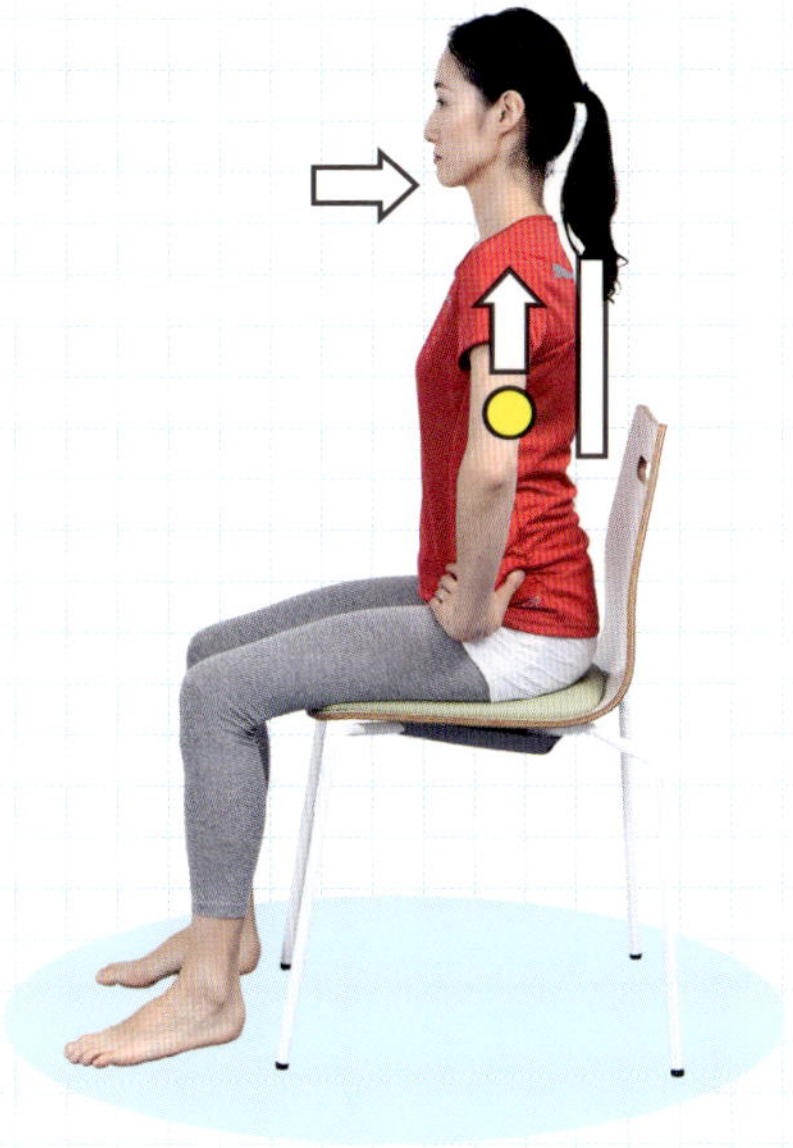

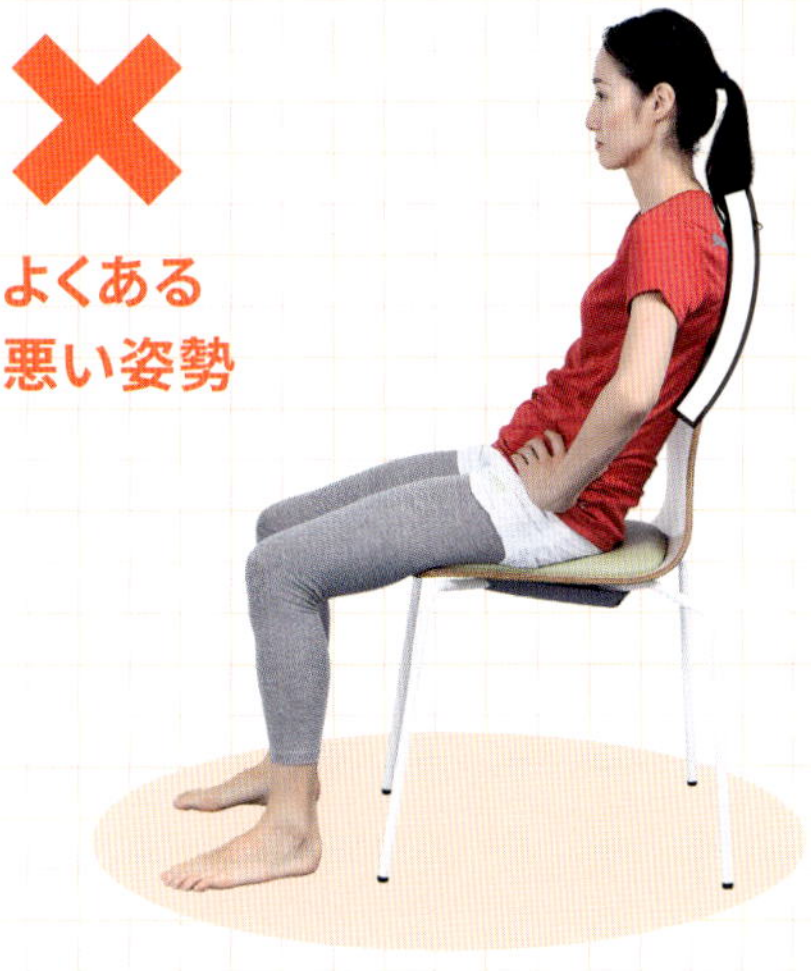

**よくある悪い姿勢**

# 終わりに

この本を最後まで読んで頂き、誠にありがとうございます。

**「より健康で」「より若く」「より生きがいを持った生き方」はすべての人の願い**だと私は思います。長生きできるようになった現代だからこそ、この願いはよりいっそう大切になってきているのではないでしょうか。

この本は、信頼できる私の仲間のリハビリの先生とともに、たくさんの議論を重ねて作り上げました。だから、この本に書かれた知見もエクササイズもリハビリの現場でしか得られない多くの経験と知識に基づいたものです。**この本の内容を理解し、正しく実践することで、からだの変化を感じることができると思います。**

私はリハビリの先生になったことを本当に良かったと思っています。それはたくさんの患者さんが、こんな私に「先生と出会えて本当に良かった」と言ってくれるからです。そして今回、この本を出版できたことで、自分がこれまで培ってきた知識と経験がたくさんの人の健康に貢献できるのであれば本当に嬉しく思います。

今後も医療に携わる者として、『成長』と『貢献』を重んじて活動を続け、そのことがたくさんの人の『笑い声』に繋がることを願っています。この想いだけを強く抱き、ひたむきに前進していくことが、**親が喜んでくれ、我が子に誇れ、そして何より自分自身のワクワク感が膨らむことであると強く信じています。**

最後に、この本のイラストを手掛けて頂いた谷本健先生に深く御礼申し上げます。彼もリハビリの先生であり、医療人でないと表現できないところをうまくイラストに表現して頂きました。また運動と医学の出版社の方々にはこの本の出版までに大変な尽力を頂きました。心より御礼申し上げます。

平成29年1月　園部 俊晴

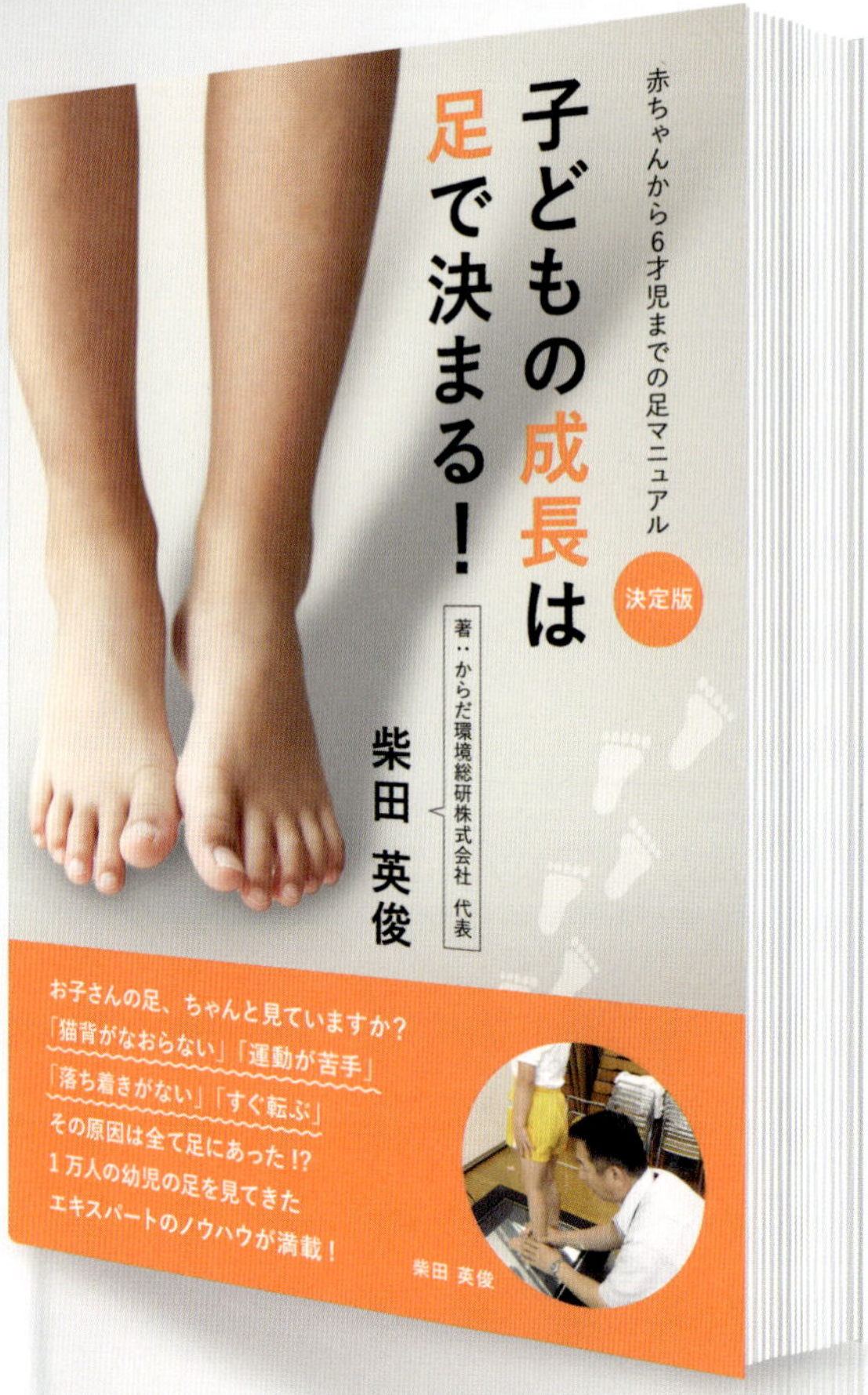


《健やかと素敵なわが子への第1歩はこの本の中にあります！》

# 『子どもの成長は足で決まる！』

著：からだ環境総研株式会社 代表　**柴田 英俊**

**定価 1,400円（税抜）　発刊：株式会社 運動と医学の出版社**

お子さんの足、ちゃんと見ていますか？

「猫背がなおらない」「運動が苦手」「落ち着きがない」「すぐ転ぶ」

その原因は全て足にあった!?

1万人の幼児の足を見てきたエキスパートのノウハウが満載！

# 本作の著者：園部俊晴

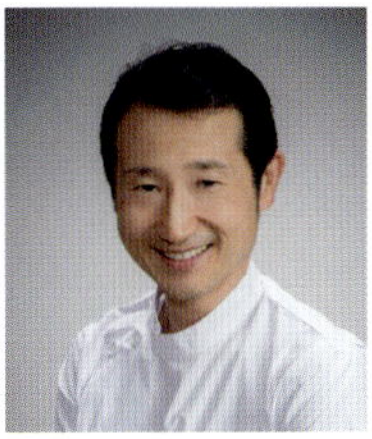

コンディション・ラボ 所長

**出身** 神奈川県横浜市出身

**性格** 明るい努力家、働きもの

**資格** 理学療法士（国家資格）

**肩書き** 理学療法士、動きと痛み Lab（旧：臨床家のための運動器研究会）代表
入谷式足底板インストラクター、実践リハビリ研究会学術顧問
文京学院大学保険医療科学研究科（大学院）・特別講師
昭和大学保健医療学部理学療法科（理学療法科 4 年）・講師

**経歴**

| | |
|---|---|
| 1991 年 4 月 | 関東労災病院リハビリテーション科勤務<br>同年理学療法士（国家資格）取得<br>同年より入谷誠の師事のもと足底板療法を学ぶ<br>以後、同病院 26 年間勤務 |
| 2006 年 6 月 | 秩父宮スポーツ医科学賞奨励賞 |
| 2010 年 10 月 | 動きと痛み Lab 代表理事 |
| 2017 年 3 月 | 26年間勤務した関東労災病院を退職 |
| 2017 年 4 月 | コンディション・ラボ（インソールとからだコンディショニング専門院）を開業。同時に㈱運動と医学の出版社 代表取締役 社長に就任。 |


リハビリの先生が教える
**健康寿命が10年延びるからだのつくり方**

2017 年 2 月 15 日　第 1 版第 1 刷発行
2019 年 11 月 15 日　第 1 版第 2 刷発行

■ 著者　園部 俊晴
■ イラスト　谷本 健
■ 表紙・本文デザイン　河村 洋嗣（POST GRAFF）
■ 発行者　園部 俊晴
■ 発行所　株式会社 運動と医学の出版社
〒216-0033　神奈川県川崎市宮前区宮崎 2-7-51-203
ホームページ　https://motion-medical.co.jp/
■ 印刷所　シナノ書籍印刷株式会社
ISBN　978-4-904862-24-7
C2077